全国名老中医药专家学术传承系列案例教材

跟国家级名老中医毛德西做临床

主编 禄保平

全国百佳图书出版单位

中国中医药出版社

·北京·

图书在版编目（CIP）数据

跟国家级名老中医毛德西做临床 / 禄保平主编 . —北京：
中国中医药出版社，2022.1
全国名老中医药专家学术传承系列案例教材
ISBN 978-7-5132-7355-8

Ⅰ．①跟…　Ⅱ．①禄…　Ⅲ．①中医临床—经验—中国—现代
Ⅳ．① R249.7

中国版本图书馆 CIP 数据核字（2021）第 260598 号

中国中医药出版社出版

北京经济技术开发区科创十三街 31 号院二区 8 号楼
邮政编码　100176
传真　010-64405721
河北品睿印刷有限公司印刷
各地新华书店经销

开本 710×1000　1/16　印张 18.5　字数 271 千字
2022 年 1 月第 1 版　2022 年 1 月第 1 次印刷
书号　ISBN 978-7-5132-7355-8

定价　68.00 元
网址　www.cptcm.com

服 务 热 线　010-64405510
购 书 热 线　010-89535836
维 权 打 假　010-64405753

微信服务号　zgzyycbs
微商城网址　https://kdt.im/LIdUGr
官 方 微 博　http://e.weibo.com/cptcm
天猫旗舰店网址　https://zgzyycbs.tmall.com

如有印装质量问题请与本社出版部联系（010-64405510）

全国名老中医药专家学术传承系列案例教材

《跟国家级名老中医毛德西做临床》编委会

前　言

　　中医学作为中华民族的瑰宝，源远流长，博大精深，具有独特完整的理论体系和卓越的诊疗效果，为维护我国人民健康和民族繁衍作出了卓越的贡献。名老中医学术经验是中医学宝库中的璀璨明珠，对于名老中医学术经验的传承与发展是提高我国卫生健康保障水平和发展中医学术的重要支撑。如何有效、完善地传承与发扬名老中医学术经验，是当前亟需解决的重要研究课题。

　　河南是医圣张仲景的故乡，人杰地灵，名医荟萃。河南中医药大学创建于 1958 年，是全国建校较早的高等中医药院校之一，也是河南唯一的中医药高等院校。学校拥有一批以国医大师、全国名老中医等为代表的国家级名老中医，他们以精湛的医术和独特的诊疗经验在全国享有较高声誉，为我校宝贵的资源和财富。将名老中医药专家宝贵的学术经验作为教学素材，采用全新的教学方法，将其纳入教学计划并有效实施，对于深化教学改革、促进中医药学术的传承与创新具有十分重要的学术价值和现实意义。

　　随着教育教学改革的不断深化和新的国际化教育理念的引入，我国高等教育在教学内容、教学方法和教学手段等方面的改革不断创新。为进一步深化教学改革，突出办学特色，依托我校特有的资源和优势，我们组织编写了"全国名老中医药专家学术传承系列案例教材"，并在人才培养方案中设置"名老中医学术经验传承课程模块"，构建了"基于名老中医学术经验传承的案例式教学体系"。在教学实施过程中，采取以问题为中心的案例式教学方法，实现教学内容和教学方法的有效契合，达到跟名医做临床的良好效果，使名老中医学术思想和临床经验得到有效传承。

在本系列教材编写过程中，所有参编的老师们付出了大量的心血和汗水，在此表示感谢！限于编者的能力与水平，本套教材难免存在不足之处，敬请同行专家提出宝贵意见，以便再版时进一步修订完善。

全国名老中医药专家学术传承系列案例教材编审委员会

2021 年 3 月

编写说明

　　毛德西教授是首届"全国名中医"，第三批、第六批全国老中医药专家学术经验继承工作指导老师，全国名老中医药专家传承工作室指导老师。毛德西教授从事中医临床工作60余年，通晓经典，熟悉流派，勤于临床，乐于笔耕。总结出"辨证论治八要"，即明理、识病、辨证、立法、拟方、鉴药、养生、甄误。提出"补而不腻，攻而不破；温而不燥，寒而不凝；攻补兼施，寒热并融；升清降浊，勿伐中气；燮理阴阳，平和为期"的辨治思路。

　　本案例教材以"毛德西全国名中医传承工作室"为依托，对毛德西教授主要学术思想和临证典型医案进行收集、归纳和整理。在编写体例上，以毛德西教授学术思想为主线，以典型案例为主题，以问题为中心进行编撰，力求概念明确、重点突出、思路清晰、简明准确、深入浅出、启迪思考，着力于中医思维能力的培养，实现毛德西教授学术思想和临床经验的有效传承。

　　本教材分为上、下两篇。上篇毛德西学术思想，重点介绍毛德西教授学术思想的整体特点及其对疾病诊疗的思路与经验；下篇跟师临证，分为肺系病证、心系病证、脾胃病证、肝胆病证、肾系病证、气血津液病证、妇科病证及疑难杂病，每个医案均按照诊疗的时间、次序、过程进行叙述，并在诊疗过程中提出相关问题以启迪学生思考，最后针对相应问题进行解析。本教材的特色之处在于将毛德西教授的学术思想贯穿于每个医案的诊疗过程中，充分体现以问题为中心的教育理念；通过学习，可使学生有效掌握毛德西教授临证辨治的思路和方法，达到跟名老中医做临床的良好效果，为今后从事临床打下良好的基础，同时亦为临床医师提高业务水平提供一部良好的参考素材。

由于编写时间仓促及编者水平所限，不足之处敬请专家、同道提出宝贵意见，以便再版时修订和完善。

《跟国家级名老中医毛德西做临床》编委会

2021 年 5 月

毛德西简介

毛德西（1940—），男，河南巩义人，中共党员。河南省中医院（河南中医药大学第二附属医院）主任医师、教授、硕士研究生导师、中医师承博士研究生导师。首届"全国名中医"，第三批、第六批全国老中医药专家学术经验继承工作指导老师，全国名老中医药专家传承工作室指导老师，全国首届百名中医药科普专家，"全国中医药科学普及金话筒奖"、河南中医事业终身成就奖获得者。曾任河南省中医院心内科主任、内科门诊主任、内科教研室副主任，河南省中医高级职称评审委员会委员、中医评卷组组长等职。

毛德西教授治学严谨，明辨善思，谙熟经典，旁及各家，对中医内科疾病尤其是心脑血管疾病、脾胃病等体验尤深。对于疑难杂症，敢于承担，善于承担，常用轻剂治愈危难之疾。他常说，只有尊重经典、尊重患者、尊重学术、尊重同仁，才能有广阔的思路和解决疑难杂症的办法。

毛德西教授从医60年，坚持临床60年，坚持读书60年，坚持笔耕60年。他说：坚持是需要，坚持是快乐，坚持是事业！他常引用唐代诗人吕岩的两句诗："莫言大道人难得，自是功夫不到头。"何谓到头？活到老，学到老。学习无止境，把脉看病也无止境。

毛德西教授是一位虚心好学的长者。2012年8月成立全国名老中医药专家传承工作室以来，他带领弟子们南下北上，先后拜访了邓铁涛、李振华、周仲瑛、张学文、刘尚义、张震、张磊等国医大师，并认真书写拜访笔记，后又亲笔撰写大师们的学术思想和临床经验，分别在中医权威学术报刊上发表，以鼓励年轻人走"读经典、拜名师"的道路。他善于总结临床经验与教训，常常笔耕不辍，已出版学术专著 30 余部，发表论文 200 余篇。他说：写文章是为了发展中医学术，更好地为患者解除痛苦，舍此别无他图。

毛德西教授至今仍然是上午坐诊看病，下午读书看报，晚上打开电脑，撰写学术论文或总结临床经验。他常讲，医生是患者健康之所系，生命之寄托，不但要尽心，更要细心、耐心。唯此，才会在生命终结时，带着"无愧于心"之魂，飘然而去。

目　录

上　篇　毛德西学术思想

下　篇　跟师临证

上 篇
毛德西学术思想

第一章 毛德西学术思想整体特点

毛德西教授学术思想的整体特点主要包括以下五个方面。

一、尊崇经典，旁涉各家

毛德西教授对于医学经典著作的学习非常重视，认为经典就像阳光、水和空气，是须臾不能离开的。回顾中医发展史，许多名医都非常重视经典的学习，他们活到老，学到老，矢志不移。中医大师蒲辅周先生初出茅庐时，求诊患者很多，然亦有不效者。为此，蒲老毅然闭诊，关门读书3个月，将中医经典反复钻研、揣摩。之后他复出悬壶，临证遂能得心应手，效如桴鼓。著名中医学者秦伯未先生指出，要成为一名好医生，每年要拿出3个月时间温习经典。当代名老中医任继学先生说："不到六十不懂中医。"此话颇耐人寻味，不仅是谦辞，更多的是启迪后人。

中医书籍浩如烟海，据最近调查认定，古代中医书目有12000种。我们一个人一生不可能也不必要全部去阅读，但读经典却是最基本的要求。经典著作对于各专业、各学科都是必需的科目，在读经典的基础上，再结合自己的专业、学科，选择阅读其历史文献及近现代教学、临床、科研的新成果新进展。既然选择走中医之路，就要以中医学科为主，踏踏实实，坚持不懈地去读经典，用经典。最近几年，刘力红的《思考中医》能风靡全国，影响较大，其原因就是他在阅读经典、学用经典方面走了一条与人不同的路，即还其庐山真面目。他对经典的诠释基本观点正确，对年轻人颇有启发性。

中医学四大经典，即《黄帝内经》（简称《内经》）和《伤寒论》《金匮要略》《神农本草经》，是学习中医的基本功，应反复阅读，熟练背诵，甚至必须终生去读、去思考。诚如国医大师邓铁涛教授所言，"四大经典是根，各家学说是本"。读经典，就是求本探源。正像长江黄河一样，不知源，怎么去治理、利用和发展。历代名医，没有不熟读经典的。张仲景就是在"撰用《素问》《九卷》《八十一难》《阴阳大论》《胎胪药录》"的基础上，撰写《伤寒杂病论》的。清代名医徐大椿所著《医学源流论》中有一篇"医学渊源论"。他要求医家要参考《本草》，穷《内经》，熟《金匮》《伤寒》，特别要重《内经》之学。秦伯未先生提出："余之教人也，先之《内》《难》《本经》，使知其本也；次之以《伤寒》《金匮》，使知变也；次之以诸家之说，与以博也；终之以诸家医案，与以巧也。"岳美中先生也提出温课与自律规划，他自己以 5 年为期，温习了《内经》和清代各家温热名著及历代其他各家专著。

读经典的关键在于有恒心、有计划、有笔记，形成天天读经典、天天有体会的习惯。毛德西教授学习经典的方法是"抓住要点，结合临床，由粗到细，缜密思考"。"抓住重点"，就是要结合自己的专业有选择性地去读。如研究中医基本理论，应多读《素问》"阴阳应象大论""五运行大论""异法方宜论""六微旨大论"等；研究中医脏腑学说，应多读《素问》"灵兰秘典论""六节藏象论""五脏生成论"，《灵枢》"营卫生会"等；研究中医养生学，应多读《素问》"上古天真论""四气调神大论""生气通天论""金匮真言论"等；研究针灸，则须多读《灵枢》。这些篇章并不是孤立的，它们互相交叉，既有独立性，又有连贯性。"结合临床"，就是学习不要落空，结合临床理解深，有的放矢记得牢。"由粗到细"，是讲先统看，后细读，"一目十行"是读书之大敌。"缜密思考"，是讲学习要用脑子，正面、反面都要考虑到。

毛德西教授对经典的学习是这样讲的，也是这样做的。例如学习《伤寒论》，他认为从方证学入手是一个好办法，一个方证一个方证地去探索。而对每一个方证，都要搞清楚它的形成原因、证候特点、药物性能、配伍结构、适应病证、病势转归等等，而要明白这些问题，先要搞清楚它的语言逻辑特点。毛德西教授喜用半夏泻心汤治疗消化系统疾病，而为了掌握半夏泻心汤的方证特点，曾花费了半个月的时间，查询有关质料，写了八千字的读书笔记，这只能算是初步学习。

除了重视"读经典"外，毛德西教授也不忘学习其他医家的著作，以达到"博极医源""博采众长"之效。他认为，常读的书还应包括以下几大类：

1. 学派类 如刘河间《素问玄机原病式》、张子和《儒门事亲》、李东垣《内外伤辨惑论》、朱丹溪《格致余论》等。对于各家医学流派，应取其长而补其短；不可偏激一方，而排斥另一方。既不能用李东垣的补土派否定朱丹溪的滋阴派，更不能用扶阳方药替代其他流派的经验。

2. 温病类 如吴又可《瘟疫论》、叶天士《温热论》、吴鞠通《温病条辨》、王孟英《温热经纬》、薛生白《湿热病篇》、杨栗山《伤寒瘟疫条辨》、田净意《瘟疫安怀集》等。对于温病学说，要全面了解，它可以用于治疗温热病，也可以治疗其他多种疾病，更可以治疗疑难病。

3. 全书类 如《景岳全书》《陈修园医学全书》《医学衷中参西录》《医宗金鉴》《四圣心源》等。阅读全书类书籍要注重其实用性，不要把时间过多地放在纯理论方面。

4. 大师类 如《岳美中全书》《蒲辅周医疗经验》《赵锡武医疗经验》《秦伯未医学全书》《王绵之方剂学讲稿》《施今墨临床经验集》等。此类书籍以近现代为主，这些大师们谦虚好学，经验丰富，且与时代同步，不可不读。

5. 医论类 如裘沛然之《壶天散墨》，是当代中医议论文的顶级作品；赵守真之《治验回忆录》，是经方实验录；任应秋之《中医各家学说讲稿》，乃是解疑篇、治学篇；《名老中医之路》则是求学之明灯，登堂入室之引路者。

6. 医案类 如江瓘《名医类案》、魏之琇《续名医类案》、叶天士《临证指南医案》、王孟英《回春录》、徐衡之《宋元明清名医类案》、曹颖甫《经方实验录》等。医案是临床之纪实，是"原生态"，应当多读、常读，对开拓临床思路大有裨益。

7. 工具及文史类 如《说文解字》《辞源》《中国医学大词典》等。没有工具书籍，许多书无法读下去。"文是基础医是楼"，故还应经常阅读文史类书籍，这也是诸多大师的亲身体会。

二、天人合一，整体思维

每当谈到中医整体观，毛德西教授就会给我们讲起国学大师季羡林先生《谈国学》中的一段话："东方的思维模式是综合的，西方的思维模式是分析的。勉强打一个比方，我们可以说：西方是一分为二，而东方是合二为一。再用一个更通俗的说法来表达一下：西方是头痛医头，脚痛医脚，只见树木，不见森林；而东方则是头痛医脚，脚痛医头，既见树木，又见森林。说得再抽象一点：东方综合思维模式的特点是整体观念，普遍联系；而西方分析思维模式正相反。"季先生对东西方哲学思维的分析恰如其分，非常精辟。如果将这一段话用来解析中医与西医对生命科学的认知，也是异常贴切的。

整体观是中国古人对大自然的认知论，早在《易经》等古文化著作中就有论及。到了战国时期的文人学士，将其较为完整地收集在《内经》中加以阐述，历代医家对其不但遵循之、继承之、应用之，而且有所发挥。

1. 天人合一论 "天人合一"所说的"天"，在这里是指大自然。《周易·乾卦·文言》曰："大人者与天地合其德，与日月合其明，与四时合其序。"此文是讲大凡圣人能顺从自然，能与日月之变化同显示，与四季之寒凉同有序，这是亘古不变的道理。老子说："天大，地大，道大，人亦大。域中有四大，而人居其一焉。"不但强调了人类与天地是和谐统一的，也在说明人类与天地是平等的。庄子说："天地与我共生，万物与我为一。"认为天地万物与"我"是共命运的，是统一和谐的有机整体。《素问·宝命全形论》云："夫人生于地，悬命于天，天地合气，命之曰人。人能应四时者，天地为之父母；知万物者，谓之天子。"《灵枢·岁露》云："人与天地相参也，与日月相应也。"《素问·离合真邪论》则云："夫圣人之起度数，必应于天地，故天有宿度，地有经水，人有经脉。天地温和，则经水安静；天寒地冻，则经水凝泣；天暑地热，则经水沸溢；卒风暴起，则经水波涌而陇起。"《素问·阴阳应象大论》则从东西南北中不同区域的不同自然环境，讲述人的生理现象。以上均说明人是离不开天地的，人赖天地而生存，天地四时的变化对人有直接影响。

中医在诊治疾病时，首先要明确当年的五运六气，"必先岁气，无伐天和"（《素问·五常政大论》）；其次，观察患者的气色、神情，"见其色，知其病，命曰明"（《灵枢·邪气脏腑病形》），"五色微诊，可以目察"（《素问·五脏生成论》）；了解患者是何地人，曾经在哪里居住，"医之治病也，一病而治各不同，皆愈何也？岐伯对曰：地势使然也"（《素问·异法方宜论》）；询问发病时间，发病节气，"春秋冬夏，四时阴阳"（《素问·络脉别论》）；生活中有何特殊习惯，睡眠如何，"食饮有节，起居有常"（《素问·上古天真论》）；最后"按其脉，知其病"（《灵枢·邪气脏腑病形》）。这种程序源于《内经》，历经千年传承不衰。这不是单刀直入地单纯查看生化检查单、影像片来诊断疾病，这些思路与方法都与自然、社会有着密切关系。有人把中医的整体观看成是落后的、保守的，这是对中医的误解。现今西医学也越来越重视从整体研究人的健康问题，认为医学是身心社会医学，是生理、社会、自然医学。

"天人合一"论是中医学辨证论治的基础。中医学所说的证候，包括病因、病位、病势等内容，其中病因就包含着与大自然相关的各种致病因素。《素问·阴阳应象大论》就是讲述阴阳五行与人体相应的各种关联模式，"上古圣人，论理人形，列别脏腑，端络经脉，会通六合，各从其经。气穴所发，各有处名；溪谷属骨，皆有所起；分部逆从，各有条理；四时阴阳，尽有经纪；外内之应，皆有表里。其信然乎？"

2. 形神相应论　有人认为，中医学不懂解剖，只重视"气"，而"气"是肉眼看不见的，所以就说中医学是"伪科学"。中医学真的不重视解剖吗？非也。古代中医学所讲的解剖，不是单纯的西方医学解剖刀下的实物，而是内观解剖学。这种内观解剖学是通过直观、体验而获得的。由此所获得的是形体与精神的协调相应，或者说是脏腑经络之"形"与功能所现之"神"的有机结合。《灵枢·九针十二原》云："粗守形，上守神。"这里谈到了高明医生与一般医生的区别。粗工只限于形体之知，仅能处置形体之苦；而上工却能够达于神气之和，从而将形体之苦与神气之逆统一把握与处置。

"形恃神以立，神须形以存"（《养生论》）。人的形与神是相互依存、对立统一的，亦即人们常讲的"形神兼备"。《灵枢·外揣》曰："远者司外揣内，近者司内揣外。"其意思是以整体观为依据，通过外部的体征可以了解内部脏腑的变化规律，从而为医生提供正确的诊断信息。正如《灵枢·本脏》所云："视其外应，以知其内脏，则知所病矣。"古代中医学虽然没有精密仪器为其提供内脏的微观变化，但医者却可通过外部形态（包括肢体、五官、毛发、皮肤、精神、语言、舌象、脉象、爪甲、分泌物等）来辨别脏腑的生理、病理状态。《素问·阴阳应象大论》云："善诊者，察色按脉，先别阴阳；审清浊，而知部分；视喘息，听音声，而知所苦；观权衡规矩，而知病所主；按尺寸，观浮沉滑涩，而知病所生。以治无过，以诊则不失矣。"这里所说的"审、视、听、观、按"就是医生的诊察手段，也就是我们常说的"望、闻、问、切"四诊。观察这些表露于外的印迹，就可以获取疾病的很多信息，以便为治疗提供可靠的遣方用药依据。

中医学认为形体与精神密不可分，强调生理与心理的协调协同关系，重视生理与心理的相互影响。现在的临床医生几乎每天都会遇到形与神共病之患者，许多神经系统、免疫系统及无法归类的疾病，都与神有关。《素问·疏五过论》云："故贵脱势，虽不中邪，精神内伤，身必败亡。始富后贫，虽不伤邪，皮焦筋屈，痿躄为挛。"说的是地位跌落、财富破产而使情志发病。西医学常按抑郁症治疗，而中医通过调气血、精神治疗，原来所患形体之疾也会得到改善或痊愈。

3.脏腑相关论　脏腑相关论是在整体观的基础上对人体自身的再认识。这一点在《内经》中论述得最为清楚。在《素问》"金匮真言论""阴阳应象大论""灵兰秘典论""六节藏象论""五脏别论"，以及《灵枢》"经脉""经水"等篇中，均有不同层次的叙述。中医学认为，人是一个有机整体，内有五脏六腑，外有四肢百骸，它们之间息息相通。这种相通是通过经脉中的元气周流而生生不息的。古人用形象思维的方法，将人比喻为自然界的一部分，或曰"小天地"。这个"小天地"同大自然一样，也是阴阳五行的结合体。五脏为阴，六腑为阳；而五脏六腑又以木、火、土、金、水五种材料组成。它们之间有生有克，有相互生长，也有相互约束。这种关系无太过，无不及，是平衡和谐的，从而使人体保持着健康无病的状态。中医学据此认知，对疾病的诊断与治疗也是有着明显的脏腑相关论。如肺系的咳嗽，"五脏六腑皆令人咳，非独肺也"（《素问·咳论》），故治疗咳嗽亦非清肺一法也，而有清肠而泻肺（肺与大肠相表里）、清肝而肃肺（木火刑金所致）、培土而生金（虚则补其母）、滋水而润肺（水涸则伤金）、泻南补北（清心火而补肾水，不使火伤金）等法。

《素问·五常政大论》有"气反"一词。何为"气反"？就是病变发生在甲脏腑经络上，而症状却表现在乙脏腑经络上。前人根据这一特点，从病变相反部位去施治，往往能取得较满意的疗效。由此而创立了"病在上，取之下；病在下，取之上；病在中，旁取之"（《素问·五常政大论》）；进而又有"从阴引阳，从阳引阴，以右治左，以左治右"（《素问·阴阳应象大论》），以及内病外治、外病内治、脏病治腑、腑病治脏等治法。例如胸痹心痛病（以冠心病为主），中医在治疗上不仅有针对心脏的活血化瘀法、祛痰宽胸法，还有从肝气论治的疏肝理气法、从胃论治的辛开苦降法、从肺论治的益气肃降法、从肾论治的温阳散寒法等。这种从整体上把握胸痹心痛病论治的思路，是治本之法，是长效之法。

国医大师邓铁涛曾提出"中医五脏相关理论"。他认为，中医学在实践中超越了原始五行学说的局限，而将五脏六腑之间的影响归纳为促进、抑制与协同三种关系，这样就从多角度阐明了中医整体观与联系观的内涵。

有一种观点认为，整体观是在当时社会文化、科技水平等条件下产生的一种思维方式，有很大的局限性，现今已明显不合时宜。这种观点还是片面的。当今西医学的医学模式已由生物医学模式转变为生物－心理－社会医学模式。世界卫生组织关于健康的定义是：健康不仅指一个人身体有没有出现疾病或虚弱现象，而是指一个人生理上、心理上和社会上的完好状态。这些都反映了整体观的正确性与生命力。

中医的基本功不是简单地认药记方，而是要"上知天文，下知地理，中知人事"，就是要讲究因人、因地、因时制宜的整体思维方式。要达到这种境界，就要边学习、边临床、边总结，从实践到理论，再从理论到实践地不断反复。正如吴鞠通在《温病条辨》自序中所说："进与病谋，退与心谋，十阅春秋，然后有得。"这种"仁心仁术"，只有毕其一生之精力或有所得。

三、辨证论治，博采众方

辨证论治是中医学的主要特点，起源于《内经》，完成于张仲景的《伤寒杂病论》，丰富于金元四大家，发展提高于明清时期的温病学家。

辨证论治这个学术用语，最能反映中医学的特点，也是区别中医与西医思维方法的着眼点。辨证论治的核心是从整体上去分析疾病、治疗疾病和预防疾病。如果不是从整体上去诊治疾病，就会陷入"头痛医头，脚痛医脚"的困境，也就失掉了中医学的精髓。

辨证论治的前提是"辨证"，这就需要明确"证"的含义。20世纪80年代，毛德西教授参与了卫生部"中医证候"相关课题的研究，并参与《中医证候鉴别诊断学》和《中医证候辨治规范》的编写与统定稿工作，与许多前辈一起商讨证候规范问题。当时对证候概念的定义为：证候是疾病发展过程中某一具体阶段的本质反映，亦即是这一阶段的主要矛盾；它由若干个具有内在联系的、可以揭示疾病本质的症状所组成；每一个证候都有不同的表现形式和一定的层次结构，它是疾病所处一定阶段的病因、病位、病性、病势等的病理概括；在疾病的进退过程中，证候是动态变化的，证候变化首先是主症变化，辨证必须从主症入手。例如泄泻（肠炎），一开始伴有表证者为葛根黄芩黄连汤证，表热罢是黄芩汤证，热证俱退、脾虚失运是参苓白术散证，再后伤及脾阳者是理中汤或附子理中汤证，肾阳虚者是四神丸证。

可见，"证"就是疾病本质，是一个关于疾病病因、病性、病机的综合概念，是对疾病在发生、发展过程中某一个剖面的实质性的反应词。通过"证"的分析，就可以明白疾病现阶段的状态，拟定出正确的治疗方案和方药，并且可以预测到疾病的发展和转归。而"论治"则是"辨证"的目的，是解决问题的具体手段与方法。如果把"辨证"作为理论上的"虚"，那么"论治"就是临床上的"实"。"虚"是基础，"实"是实施，只有"基础"厚实，实施才能取得效果。这就是老一辈学者所说的，"用药容易认证难"。

现在许多年轻人读经典不够，记的方药也不多，所以开起方来只能是"临阵磨枪"。方剂和药物，犹如打仗的武器一样，只有记得多、记得熟，才能对付各种复杂病症。记得少，临阵只能孤注一掷，应付了事。毛德西教授不仅能背诵许多经方和时方，还记录许多民间验方，在遣方选药时，常能随手拈来，运用自如。

在临床跟师学习中，多数学生常感到毛德西教授的经验难学，方药思路难循，但患者常说"疗效好！"其中缘由是与辨证思维密不可分的。无论经方时方，都不宜照搬照用，要善于加减化裁，使之与病情环环相扣。前人已效之方，不一定合今人之病，要善于结合刻诊病证，选用最合适的方药，这就是中医的"方证学"。即使是自拟方药，只要能治愈疾病，亦是创新。60 年来，毛德西教授融汇各家之长，师古而不泥古，处方用药形成了一套自己独特的思路，创新经验方就有百余首，在临床治疗中发挥着不可替代的作用，效果令人满意，求诊者盈门。

四、中和之道，以平为期

和谐社会首先是要求一个"和"字。《淮南子·泛论训》曰："天地之气，莫大于和。"东汉许慎《说文解字》这样解释："和，相应也。"相应，就是相适应、相回应，要求人的行为不可过激、过偏，己欲立而立人，己所不欲勿施于人，做到互爱互信、互尊互谅，人得其所、事得其宜，则社会和谐，生活幸福。毛德西教授认为，看病开方，也要行"中和之道"。他所开的处方，力猛量大的药物几乎见不到，多是平常大家所常用的药。贵重稀罕之物他几乎不用，即使需要大辛大热之附子，也是由 3 ～ 5g 开始，根据患者的情况逐渐加量。特别是在退休之后，很少用孟浪之药，不轻易应用大黄、牵牛子、番泻叶之类峻药，更不会跟风跑。一张处方，药味一般在 6 ～ 12 味之间。这种治法思维反映在《内经》中，就是"平衡"。毛德西教授常引用《素问·至真要大论》中的一段话："谨察阴阳所在而调之，以平为期。"所谓"以平为期"，就是"中和"，就是阴阳平衡，即中和之道。这是中医治疗学的总则。一个人的健康是阴阳平衡的表现，而阴阳失去平衡，就表现为疾病。使阴阳恢复平衡，是治法的总则。在遣方用药时，将各种不同性味、归经的药物配伍在一起，以求纠正疾病的阴阳之偏，这就是"中和之道"。这种观点与实施方法在《伤寒杂病论》中可以说比比皆是。临床中多出现相兼证候，如寒热错杂、虚实俱现、升降失序、气滞血瘀、大实有羸状、至虚有盛候等，在纠正这些证候时，所采用的平调寒热、补消兼施、升降有序、气血并举、攻补并用等，都是中和之法。

中和之道是总的原则，在具体应用时，即实施具体治法时，还要依据证候的性质及所用药物的性能，进行药物的量化。例如黄连汤中的黄连与干姜，桂枝汤中的桂枝与白芍，大黄附子汤中的附子与大黄，小青龙汤中的姜、细、味等，都包含着中和之道的思维。但这些药物的配伍是否有效，还要取决于药物的"量"。"量变则质变"，这是符合辩证法的。经方中的药量更是有严格要求的。例如把桂枝汤中的桂枝量加大就是桂枝加桂汤，把芍药量加大就是桂枝加芍药汤，这就是经方魅力的特点。

毛德西教授特别偏爱经方中相反相成的配伍方法，对此多有研究。相辅相成的配伍，比较简单，也比较直观，例如大黄配芒硝、黄连配黄芩、黄芪配人参等，但对疑难杂病远不如相反相成的配伍。为此他深入研究了《伤寒论》中相辅相成的配伍方法，在20世纪70年代末所写的《〈伤寒论〉相反相成配伍的探讨》一文，就是利用中和的思维对《伤寒论》药物配伍的深入研究，在有关《伤寒论》学术领域影响很大，至今还常被《伤寒论》学者所引用。

五、发展中医，贵在创新

毛德西教授对中医的发展非常关心，在几次学术讲座中指出："中医要与时俱进，走现代化道路，这是必然的。纵观中医发展史，都是与当时的科学技术与人文科学密切相联的。时代在发展，人民群众对中医事业的要求也会随之提高。首先要从理论上有所突破，要吸取信息论、控制论、系统论中的合理部分。中医理论中微观概念说理不足，这样治疗的针对性就会笼统模糊。对于现代科学与西医学中有益于诊断鉴别的技术，要学习，要吸收。但要提倡多元化发展，提倡学术争鸣。特别是对于走传统中医学道路的人才，要鼓励和支持他们成为'铁杆中医'。我们可以学习广东省中医院的经验，'中医水平站在前沿，现代医学跟踪得上'。制定每个病种的临床思路表，经过专家评价，分阶段在病区试用。这样经过反复努力，几年后，医院的专科专病特色就会显露头角，就会使医院的整体诊治水平有明显的提升。"

"君子忧道不忧贫"，这是中华民族的优良传统。什么是中医之"道"？毛德西教授指出："《内经》是中医之'道'，《伤寒杂病论》是中医之'道'，辨证论治乃是中医'道'之本，中药、针灸乃是中医'道'之术，这都是我们应当继承发扬的国宝。"他认为，当前最主要的是继承、学习，继承要从青年学生抓起，继承的方法是背诵、是跟师、是临证。这些年来，我们把中医的"道"丢得太多了，大的药方多了，经方用得少了；贵重药方多了，惠民药方少了；不伦不类的药方多了，君臣佐使、结构严谨的药方少了；有的凑上几味药，贴上"祖传秘方"的标签，在那里贩卖非驴非马的东西，对中医声誉影响极坏。我们必须正本清源，真正把宝库中的东西学到手，继承在身。在当今市场经济、商品意识充斥各个角落的形势下，青年一代中医必须坚持中医之"道"，发挥中医之"道"，创新中医之"道"，离开这个"道"的任何说教，都是变味的侈谈。

中医现代化是这些年来叫得最响的口号。什么是"中医现代化"？没有人说得很清楚，但与现代科技相结合，却是时代的要求，是社会发展的必然趋势。我们要认清足下的道路，找好切入点，结合自身的专业性质，从一个病种，或从一个证候，或从一首方剂，或从一味中药，或从一个治法，结合现代科学，进行深入探索。坚持中医的整体思维体系，坚持中医辨证论治体系，坚持中药特别是复方汤剂的传统疗法，坚持以临床疗效为考核标准。把几千年传承至今的宝贵经验继承下来，把现代科学有机地结合上去，中医的特点就会更加丰满，中医的生命力就会变得更强，中医药伟大复兴的时代就会迎面走来。

第二章 毛德西疾病诊疗思路与方法

第一节 辨证论治八要素

在长期临床实践中，毛德西教授总结出"辨证论治八要素"，于理论纲举目张，于临床证治有序。

一、明理

春秋战国时期哲学家子华子有言："医者，理也，意也。盖理明则意得，意得则审脉处方，无所施而不中。"（《程杏轩医案》程序）明·张介宾《景岳全书》开篇即言"明理"，谓："万事不能外乎理，而医之于理为尤切。"清·俞廷举在《金台医话》中说："医者理也，士不博极群书，无以明理，理之不明，何以认证，证之不明，何以立方？"国医大师裘沛然先生说："医学是小道，文化是大道，大道通，小道易通。"中医学是自然科学与人文科学的结合体，深含中国古代哲理与文理。如清·徐灵胎《医学源流论》所云："盖医之为道，乃通天彻地之学，必全体明，而后可以治一病。"

《内经》就是这样一部富含文理和哲理的医学典籍。继承中医学的精髓，必须从此类经典入手，以明中国文化之理，明中国哲学之理，明中医学基本理论之理。只有"明理"，才会"明医"，进而才能成为名医。不明理，思路就会远离中国文化，中医学的继承与发展就会成无源之水、无本之木。而要明理，就必须熟读中医经典，日月有进，终生不辍。国医大师邓铁涛说："四大经典是根。"这是经过数千年临床实践所证明了的至理名言，所以做医要"明理"，"明理"就要读经典，不只是读中医经典，还要读中国文化之经典。"文是基础，医是楼"（清·林则徐语），文理不通则医理难明，只有根基扎牢了，才能枝叶繁茂，开花结果。

二、识病

有人认为中医只讲辨证，不讲辨病，这种说法是不全面的。毛德西教授认为，病证并提是中医学对疾病认知的特点。早在东汉时期，医圣张仲景就提出"辨某某病脉证并治""某某病脉证治"。《金匮要略》中的每一篇都是以病为辨治单元，每种疾病都有证候、主症、主方等。隋·巢元方《诸病源候论》全书 50 卷，更是以"病"为纲，叙述了各种疾病的病因、病理、证候等。此后历代医家著作亦多病证并提。

随着医学的发展，西医学病名逐渐进入中医学领域，被许多中医同仁所接受，例如冠心病、高血压病、慢性胃炎、溃疡性结肠炎、支气管哮喘、类风湿性关节炎等。这些病名已为患者知晓，医者怎能拒之门外？在临床中，有些疾病可以直接引用西医的病名，然后写明中医病名，以便从中医典籍中悟出治疗的捷径。这就要求医者首先要认识疾病、明确疾病的诊断，不仅要有中医望、闻、问、切四诊的本领，还要多学习现代医药科技，掌握西医相应的诊断技术。如果完全照搬古代病名，不借助现代科技的检查，不但会影响医学知识的传播，更会影响中医临床的研究，阻碍中医学的发展与走出国门的步伐。

三、辨证

辨证是治疗的前提，是维系中医基本理论与临床的思维过程。清·叶天士《临证指南医案》说："医道在乎识证、立法、用方，此为三大关键。一有草率，不堪为司命……然三者之中，识证尤为紧要。"清·林珮琴《类证治裁》谓："司命之难也，在识证；识证之难也，在辨证。"如果认证不准，其所拟方药就会离题千里，所以前人有"用药容易认证难"之说。中医辨证起源于《内经》；确立于张仲景，《伤寒杂病论》提出了八纲辨证、脏腑辨证、六经辨证、经络辨证等；后世由此发挥有三焦辨证、卫气营血辨证、病因辨证，以及气血津液辨证等；近年来有人提出体质辨证、时间辨证和方证学对应等。

辨证的核心是因人、因时、因地、因势（病势）而异，其中因人而异是最重要的。2016 年 12 月国务院发布的《中国的中医药》白皮书在提到中医药特点时，将"个体化"作为辨证的主要内容。中医必须掌握这种辨证方法，做到四诊细致，一丝不苟，胸有成竹，由繁化约，对每一个患者都要做出病因、病性、病位、病势的证候诊断，才能为治法提出正确的依据。

四、治法

通过识病、辨证，对疾病的性质就会有初步的认知。这种认知是在明确疾病本质的前提下，确定疾病的证候性质。法因证立，证候性质确定后，就有了治法的依据。治法是理论与方药衔接的重要环节，如果没有治法这个环节，其遣方用药就是无目的性的或仅为经验式的。虽然这种用药也可能取得疗效，但那是盲目的，无纲领性的。治法最好用文字表达出来。毛德西教授指出，将治法写出来、讲出来，其思路就会自然地转移到对应的遣方用药上来。

需要注意的是，治法是依证候性质拟定的，脱离证候性质的治法，是狭隘的经验，而不少医者不注重这个环节，全凭个人的经验去治疗，仔细分析却与证候性质相悖。更不可思议的是，当前中医有"西化"的倾向。其治法每以炎症、病毒、支原体、肿瘤标志物等为依据，这种西医学思维方式指导下的治法与中医的基本思路完全不同，据此而遣方用药也就完全变了味。这是当前中医同仁应当亟须注意和避免的问题。

五、拟方

中医方剂有经方、时方、验方及单方、秘方之不同。毛德西教授在拟定主方时，首先考虑的是经方，然后是时方，再后是经验方，经验方包括个人经验方及其他名家的经验方。他将这种思考顺序概括为：经方为先，时方为续，验方创新。毛德西教授强调：个人的经验方脱离不了经方与时方的指导。经方是最具生命力的，只有掌握了经方，才能使处方有章法、有规范、有实用性。如果仅以个人的经验方为主，"各承家技，终始顺旧"（《伤寒论·序》），治疗一种疾病总是某个方子，这样的治疗实为画地为牢，不可能有新意，也不可能有新的提高。

方随法出，拟方即是落实理与法的灵魂的过程。拟方有误，可谓一误百误。而拟方必须在明确证候、拟定治法之后，学会抓主证、抓主方。抓住主方，就抓住了治疗的纲，纲举则目张，选药也就有了方向。毛德西教授在临证时善于抓主证、抓主方、抓主药，善于汲取医家经验，融会新知，创立新方。如治疗冠心病，以气阴两虚夹瘀立论，创五参顺脉方；治疗消化性溃疡，以脾胃虚寒夹滞立论，创安胃清幽方；治疗慢性肝炎，以清补淡渗立论，创肝达舒方；治疗咳喘病，以肺燥脾湿立论，创麻黄九味汤；等等。

六、鉴药

鉴药之要，必先明其药性。四气五味、升降浮沉、归经等，以及其新的药理研究，均当明了。如苦参、甘松之整心律；生地黄、黄连之降血糖；山楂、荷叶之降血脂；红景天、茶树根之抗缺氧；桉树叶、半枝莲之抑制泌尿感染等，不但要明了药性之正面，还要知晓药性之反面。有的人用药往往只知其正面，而忽视了它的反面，这样很容易出现毒副作用。如活血化瘀药有耗气之弊，燥湿化痰药有耗阴之虞，辛温扶阳药有散血之嫌，滋阴养血药有腻膈之害，等等。

鉴药还包括药物的炮制、配伍等，都要了然胸中。只有明了药物的性能，才能选好药。前人说：选药如对弈，一着得当，满盘皆活。一张处方，应做到"无毫发之差，无一味泛用之药"（清·徐灵胎语）。有的医生制药不如法，煎药不合度，开起方来任意掂拿，少则十几味，多则二三十味，甚或四五十味，岳美中先生称其为"开药医生"。鉴药不是一朝一夕的事，既要全面，又要入细，细极毫芒，重在实践。

七、养生

随着物质生活与文化水平的提高，以及近年来中医养生知识的宣传，患者对养生保健知识的要求越来越高。《素问·上古天真论》云："法于阴阳，和于术数，食饮有节，起居有常，不妄作劳。"这是中医养生学的总则。毛德西教授在临床中，经常结合患者体质，因人而异地给患者讲解养生知识，包括饮食、药物、体质、经络、节气、起居、心理、运动等。诊疗工作之余，他还编撰出版了《365天养生趣谈》《名老中医话说中药养生》《名老中医谈养生之道》等著作，受到患者青睐，认为这是中医养生学的"百科全书"。

毛德西教授认为，医生不能只治病、不防病，应大力提倡"治未病"，这是辨证论治的重要内容，应当在高等院校中宣讲中医养生学，从学生抓起，这样就能使中医养生学得到普及，从而提高全民健康意识。毛德西教授经常被学校、机关及一些企事业单位邀请去讲解养生知识，而亲自到他诊室请教养生知识者更是络绎不绝。

八、甄误

所谓"甄误"，是指对既往诊治过的病例进行反思，特别是对那些服药后效果不显，或有不良反应者，要认真思考，找出症结所在，提出解决问题的办法。徐灵胎在《慎疾刍言》中说："况医之为道，全在自考，如服我之药，而病情不减，或反增重，则必深自痛惩，广求必效之法而后已，则学问自能日进。"清·程钟龄之《医学心悟》，开篇即是"医家误"，言医家误有20种。在"医家误"中，他从认证、用药、诊断等诸方面提出医家误的缘由，要求医家应"病有根源仔细看""举手须知严且慎""劝君举笔须留意""谦恭退位让贤能"等，要杜绝不明证候、不分经络、辨脉不真、药不中的等弊端。

南宋著名理学家、教育家朱熹有句名言："为学须觉今是而昨非，日改月化，便是长进。"毛德西教授常以此警示自己并启迪年轻人。他说只有经常反思自己的过去，知其不足，才能及时纠正自己认知与治法上的缺憾，为进一步提高学术水平与治疗效果积累正能量。

第二节　中医临证"六个必须"

吴鞠通《温病条辨·自序》言："瑭进与病谋，退与心谋，十阅春秋，然后有得。"毛德西教授指出，这句话强调了理论与实践结合的重要性。所谓"与病谋"，即多临证；"与心谋"，即多读书。若只"与病谋"而不"与心谋"，则是单纯的治病工匠；若只"与心谋"而不"与病谋"，则是彻头彻尾的空头理论家。读书的目的是临证，是为患者解决痛苦。因此，读书的同时一定要多临证，不断提高疗效。中医的优势在疗效，疗效才是硬道理。

关于如何临证和提高疗效，毛德西教授提出了"六个必须"。

一、必须用中医基本理论指导临床

扁鹊说："医之所病，病道少。"这里所说的"道"，包括医理之道和医术之道。我们必须认识到，中医基本理论是科学的、有用的，是有强大生命力的。它是经过数千年的临床锤炼所产生的，是直接为诊疗和养生服务的。毛德西教授说，当前有一些资历不深的医生，学了中医却不信中医理论，往往用西医的观点来指导临床。如治疗冠心病，只知道用活血化瘀方药；治疗前列腺炎，只知道用清热利湿方药；治疗糖尿病，只知道选择具有降糖的方药，这都是落入了"主流医学"的窠臼，或者说只治其标，罔乎其本。

毛德西教授指出，我们必须扎扎实实地用中医理论指导临床，用阴阳五行、辨证论治、天人合一、脏腑经络、四气五味、五志七情、标本独并、治未病等思维方法来指导临床。这种思维模式是整体观，是科学的。北京大学哲学教授楼宇烈提出："要坚持中医文化主体，不要去附会西方话语，要用我们自己的话语，不要怕别人听不懂。"凡是否定中医的人，都是从中医理论上先否定，实际是"废医存药"。如果学中医而忘了中医基本理论，用西医理论来解释中药、方剂、治未病等，岂不是南辕北辙，无的放矢！

二、必须坚持辨证论治

讲到辨证论治，毛德西教授曾为我们讲过一个故事。20世纪六七十年代，北京中医学院在河北某地办学，为"西学中"班授课。有一天，该市某军工厂突然失火致军火库爆炸，数十人中毒住院。当时请了北京、天津等地的西医专家前来救治，结论是某种化学物质弥漫中毒，但西医对此无药可治。他们得知这里有北京来的中医老师，即请会诊。伤寒大家刘渡舟先生带了几位年轻老师前去会诊。在车上西医专家介绍了中毒患者的情况，刘老一言不发。到了医院，刘老看了几位患者，多是发热呕吐，就对着郝万山的耳朵说："呕而发热者，小柴胡汤主之。"又说："正在心下，按之则痛，脉浮滑者，小陷胸汤主之。"于是郝万山就开出柴胡2000g，半夏1000g等，用大铁锅煎熬，让患者直接喝或打进胃管。第二天多数患者即好转，最后全部治愈。西医专家很奇怪，郝万山就把刘老的话复述了一遍，并将以上两条经文写了出来。西医专家问："为什么这些药物能治中毒呢？"郝万山说："这就是中医的辨证用药和对证用药。"

辨证论治的核心是"辨证"。证候不明确，就谈不上辨证论治。20世纪80年代，毛德西教授参与了卫生部"中医证候"相关课题的研究，并参与《中医症状鉴别诊断学》和《中医证候鉴别诊断学》的编写与统定稿工作，与许多前辈一起商讨证候规范问题。当时对证候概念的定义为：证候是疾病发展过程中某一具体阶段的本质反映，亦即是这一阶段的主要矛盾；它由若干个具有内在联系的、可以揭示疾病本质的症状所组成；每一个证候都有不同的表现形式和一定的层次结构，它是疾病所处一定阶段的病因、病位、病性、病势等的病理概括；在疾病的进退过程中，证候是动态变化的，证候变化首先是主症变化，辨证必须从主症入手。例如，咳嗽是一个全身性疾病，它既是肺系病变，又与脾胃、肝胆及肾等脏器有密切关联。它可以表现为肺经风热、肺经风寒，又可以表现为肝火犯肺（木火刑金）、脾湿痰阻和肾水上犯等。这些证候名称包括了病位、病因、病性及病势等。又如泄泻（肠炎），一开始伴有表证者为葛根黄芩黄连汤证，表热罢是黄芩汤证，热证俱退、脾虚失运是参苓白术散证，再后伤及脾阳者是理中汤或附子理中汤证，肾阳虚者是四神丸证。再如"诸风掉眩，皆属于肝"这句名言，"风"是病因，"掉眩"是症状，"肝"是病位。但临床上决不可单用"肝阳上亢"四字概括，还有痰热上扰（胆胃湿热）、中气虚馁（脾胃气虚）、肾阴亏虚、瘀血阻络（心肝肾）等。更何况有"无风不作眩""无痰不作眩""无瘀不作眩""无虚不作眩"等之说。

这种包括病位、病性、病因、病势等证候名称的表述，具有继承性、实用性、准确性等特点。例如高血压病，有收缩压高者，有舒张压高者，有两者均高者。西医对高血压病有一套治疗方案，但对收缩压效果较好，而对舒张压效果不明显。有的患者来看中医，一开口就说其"低压"高，听说中医有好办法，而来求治。毛德西教授说，中医没有什么药物可以治收缩压高或舒张压高，怎样解决这个问题呢？还是辨证论治。从中医学角度上讲，收缩压高心肝火旺，或肝阳上亢，或肝风内动者较多；舒张压高则与肺、脾、肾三脏功能失调有关。肺、脾、肾三脏均与水液代谢有关。《类经》曰："上焦不治，则水泛高原；中焦不治，则水留中脘；下焦不治，则水乱二便。"水湿留于下焦，即腰以下的地方，患者多伴下肢瘀胀，甚觉下肢如灌铅般沉重。对此不能用治疗收缩压高的那些方药，如天麻钩藤饮、镇肝熄风汤、六味地黄丸等，而要用三仁汤、五苓散、五皮饮、大橘皮汤等。这类方药有肃肺、健脾、化气、利水的作用。当然也要加一些活血化瘀的药，以利于水湿的消散。经方中比较对证的是当归芍药散，其中有健脾渗湿之白术、茯苓，导水湿下行之泽泻，以及活血化瘀之当归、芍药、川芎，药虽六味，但功效突出，是临床常用的方剂。

三、必须尽力发挥中医学的优势

中医学的优势是什么？是治疗慢性病、疑难病和养生保健"治未病"。治疗手段是药物、针灸、推拿、外治等。不论是治疗慢性病，或是治疗疑难病，都可以从《伤寒杂病论》中找答案。这就是把脏腑辨证、六经辨证、八纲辨证及温病的卫气营血辨证结合起来。这些辨证论治的特点是病位准确、病性明确。但是必须注意，证候是动态变化的，不是一成不变的。

对于证候的定性与定位等问题，毛德西教授非常注意症状与脉舌之间的关系。症状以主诉为主；对于脉象与舌象，则更重视舌象。例如，两个慢性胃炎患者，均脉象细弦，一个舌质红赤，舌苔少而干；一个舌苔白腻而厚。其证候性质就绝对不同，前者是胃阴虚亏，后者为湿热中阻。

对于慢性病，毛德西教授主张轻灵取胜，一般不大补大攻、大辛大温、大寒大凉。这不仅表现在遣药用方上，也表现在药物用量上。对于疑难病，毛德西教授则主张分层次治疗，或者说是抽丝剥茧、逐个问题去解决。必须用《素问·至真要大论》和《灵枢·病本》等理论去指导。《内经》曰："谨守病机，各司其属，有者求之，无者求之，盛者责之，虚者责之，必先五胜，疏其血气，令其调达，而致和平。"又云："谨察阴阳所在而调之，以平为期，正者正治，反者反治""间者并行，甚者独行"，以及"大小便不利，治其标；大小便利，治其本"。清·吴鞠通则说："治外感如将，治内伤如相""治上焦如羽，非轻不举；治中焦如衡，非平不安；治下焦如权，非重不沉"等。我们应深刻领悟其内涵与本质。医生的责任是"疏其气血"，而治疗目的是"致和平"。不论机体的健康，或心理健康，都应该是"和平"状态。临床所用的方药、针灸、推拿、拔罐、刮痧、外敷、手术等，其目的就是"纠偏"，纠其太过与不及，达到"和平"状态，唯此而已。

四、必须兼收并蓄，不做"跟风派"

有人认为，熟练背诵 500 首方药就可以应对复杂疾病。毛德西教授指出，这种说法不现实。临证之时，疾病形式多样，千变万化，使人捉摸不定。因此，除坚持辨证论治、牢记经方时方外，必须尽量多地学习他人经验，记录大量不分流派的经验方，以应不时之需。当前，社会上"跟风派"多见。毛德西教授认为，这种现象不符合中医理论特点，不利于中医传承创新，必须予以扭转。作为中医人，凡有利于发展中医学术、有利于提高临床疗效的，我们都应该努力学习，虚心接受。

五、必须互相交流，取长补短，共同提高

毛德西教授认为，中医学不被"主流医学"所理解，或者说"主流医学"看不起中医学，有诸多复杂的原因，这些都不是我们能左右的。只有强化内功，加强交流，取长补短，解决实际问题，才能与"主流医学"共同发展与提高。中医队伍太不善于交流了，虽然全国性的学术会议每年不少，省内的会议也年年有，但实际效果要打一个大问号。毛德西教授说，这并不是我们不努力，而是缺乏真正有学问的专家来抓这个问题。学术会议必须有专题，有新内容，有名家讲座。离开名家，离开专题，就很难有什么效果。毛德西教授和医院的几位老专家曾有一个想法，拟请一位中年学者组织一个"中医沙龙"，但至今尚未实现。他仍在努力，希望能尽快促成此事，为中医的发展略尽绵薄之力。

六、必须与时俱进，汲取新知，发展自我

一是坚持"拿来主义"。尽量多地汲取现代科技成果，熟悉新的诊断方法，熟悉新的病种，将这些新知拿来为我所用，即"西为中用"。

二是坚持"跟名师"。尽量多地汲取名医大家的临床经验。可以走出去，也可以请进来。要向叶天士学习，"闻人善治某证，即往师之。凡更十七师，天资颖悟，故能淹有众长"。

三是重视他人经验。尽量多地汲取民间验方和他人的实际经验，包括患者带来的单验方。毛德西教授至今仍在不断记录、学习、背诵、运用他人的经验方，如治疗咳嗽的宣肺止咳汤、健脾消食的鸡矢藤、治疗乳腺炎的青皮粉、治疗泌尿系感染的桉树叶等。这些经验方在关键时刻，常能起到意想不到的效果。

国医大师邓铁涛说："中医犹如和氏璧，它的璀璨，需要和氏精神。"当前是中医药发展的最好时期，中医学应当形成"百家争鸣，百花齐放"的局面，从不同层次挖掘、整理诊疗经验。先以疗效定是非，不以门户为屏障。我们必须像毛德西教授那样，坚持边读书、边临证，学用结合，抓住要害，凸显

特色，持之以恒，锲而不舍，共同促进中医药的继承、发展、创新、提高。

第三节　经方应用思路

"经方"的概念可以追溯到东汉著名史学家班固的《汉书·艺文志》，其中提到经方家与医经家，经方之名由此而生。但当时的"经方"并非经典之方，乃是经验之方。时间上提出经方（经论方）是在宋代以后，因为注解、研究《伤寒论》是从宋代开始的，成无己是第一人，宋以前并没有把张仲景尊为医圣。宋代才开始有"经方"与"时方"两大壁垒。宋以后直至现在，"经方"就成为指代张仲景方剂的专有名词了。

经方具有如下特点：组方严谨，立意明确；主次有序，方证相应；重视配伍，守中有变；调和阴阳，方简效显等。这些特点是辨证论治的精髓。而要掌握这些特点，就必须有一个正确的思路，这个思路就是整体观念与方证学的结合。不明确这个原则，就会导致思路错位，所用经方就会失去原义。

一、整体观念是根本

任应秋先生说："一个名医的临床，关键在于思路。"治疗疾病是用辨证的思路，还是用辨病的思路？这是用好经方的关键。《素问》提出"治病求本"，辨证的精神就是求本。什么是"本"？"证"就是"本"，代表病的本质。用经方必须用辨证的思路，即整体观的思路。把人与自然界联系起来的思路，把一个病作为人体功能失调来对待，这就是中医的思路。例如冠心病，字面上看是由冠状动脉粥样硬化引起的，其着眼点在冠状动脉的硬化，病位在冠状动脉，病性是硬化。而中医学称之为胸痹，用张仲景的话说就是："夫脉当取太过不及，阳微阴弦，即胸痹而痛，所以然者，责其极虚也。今阳虚知在上焦，所以胸痹、心痛者，以其阴弦故也。"其病位在胸，病性是痹，病机是太过与不及。中医学认为，胸中不但有心脏，还有肺脏，心主血脉，肺主宗气，还有"胃之大络，名曰虚里，出于左乳下"等。可见胸痹不单纯是心脏病变，还有肺脏病变；不单纯是血脉之病，还有宗气之病，还涉及胃腑等。引起胸痹的原因也不单是太过，还有不及，即气阴两虚。再说太过，不仅仅限于血瘀，还有气滞、痰阻、寒凝、食滞等诸多因素，这就涉及肝、脾（胃）、肾等脏器。用这样的思路去考虑冠心病，冠心病就是整体疾病在心脏的局部反应。张仲景治疗胸痹，并不单纯活血化瘀，还采用宽胸、化痰、通痹、理气、扶阳等诸多方法。诸如宽胸宣痹的栝楼薤白剂、扶阳散寒的乌头赤石脂丸、心胃同治的橘枳姜汤、心肺同治的茯苓杏仁甘草汤、温阳利水的真武汤、益阴扶阳的炙甘草汤等。

用辨病的思路就是头痛医头，脚痛医脚，就会陷入只知活血化瘀而不知扶正祛邪的困境。毛德西教授在诊治冠心病时，首先想到的是《金匮要略》胸痹心痛短气病篇及《伤寒论》的有关篇章，还有当代医家治疗冠心病的经验，以及自己的经验教训，此乃"勤求古训，博采众方"，并凭脉辨证的整体思路。

二、方证对应是关键

《伤寒论》中的证候非常明确。有以六经命名的，如太阳证、阳明证；有以病位与病性命名的，如外证、表证、阳证、热证等；有以方证命名的，如桂枝证、柴胡证等；而后人命名的则有太阳表虚证、太阳表实证，阳明经证、阳明腑实证，少阳经证、少阳腑证等。

著名中医学家岳美中说：《伤寒论》言证候不言病理，证候是客观存在的，至今已一千五百多年，证候不变；出方剂不言药性，由实践而来，有是证，用是药。""有是证，用是药"，就是方证对应。临床上所碰到的是活生生的患者，人与人的区别是个体化。证候既有共性，又有个性。医者必须掌握证候的共性，然后结合个性进行遣方用药。而每个方证都有其特点，如桂枝汤证"恶风，脉缓"，麻黄汤证"恶寒无汗"，白虎汤证"高热汗出"，大承气汤证"痞满燥实坚"，小青龙汤证"咳喘，痰液稀薄"，大青龙汤证"高热恶寒无汗"，五苓散证"小便不利"，柴胡桂枝汤证"发热恶寒，肢节烦痛"，炙甘草汤证"脉结代，心动悸"，真武汤证"恶风寒而身眴动"，厚朴麻黄汤证

"咳喘,心悸"（夹杂干湿啰音,赵锡武先生经验）,理中汤证"脐腹痛而下利",半夏泻心汤证"胃脘痞满,腻苔",黄连汤证"热呕寒痛",柴胡加龙骨牡蛎汤证"胸满烦惊",栀子厚朴汤证"心烦,腹满,卧起不安",乌梅丸证"腹痛、烦躁止而安宁"等。只有掌握经方证候的特点,才能在临床上进行对应治疗。正如朱肱所说:"仲景伤寒方一百一十三首,病（注:这里指证）与方相应,乃用正方,稍有差别,即随证加减。"（《类证活人书》）如果脑海里没有这个"方证谱",就谈不上对经方的正确使用。

方证学应当是《伤寒论》的精髓,它不是简单的"方剂"与"证候"的对照,而是"方剂"与"证候"有机的内在联系。这种表现本质的症状需要从《伤寒论》中揣摩,更需要从不间断地把脉看病中体验和总结。方证学不是一个方对应一个症状,而是对应一个证候,这一点要搞清楚。如果把一个证候拆开来对待,那只能是一个可以出现在任何证候里的症状,单独的一个症状是不可能反应疾病本质的,因此也就不能为遣方用药确立依据。

三、相反相成是精髓

《伤寒论》的配伍大致分为三大类:一是相辅相成配伍,二是相反相成配伍,三是相反相成与相反相成配伍的结合,重点是前两者。相辅相成即协同作用,如桂枝配麻黄,石膏配知母,大黄配芒硝,柴胡配黄芩,附子配干姜等。相反相成是取其拮抗作用,不易掌握,但它是经方的精髓,如寒热互济的大黄配附子,黄连配干姜,麻黄配石膏;散收平调的桂枝配白芍,柴胡配白芍;升降有序的栀子配豆豉,代赭石配人参;补泻兼施的甘遂配大枣,厚朴配人参,当归、白芍配通草、细辛,葶苈子配大枣等。

相反相成配伍多用于复杂证候,如寒热夹杂,热寓湿中,升降失序,阴阳俱虚,或大实有赢状,或至虚有盛候。后世医家对此非常重视,并有所发展,如寒热相济的左金丸,收散结合的五味子汤,攻补兼施的黄龙汤,阴阳互济的二仙汤等。张仲景将这些药性及作用相反的药物配伍在一起,是借其长而避其短,是一种激化作用。老子《道德经》中有一句名言:"反者道之动。"此正彼负,此阴彼阳,阴性药物在阳性药物作用下,变得活跃而有生机；阳性药物在阴性药物作用下，变得柔和而绵长。明代医家张景岳对此体验颇深，提出："善补阳者，必于阴中求阳，则阳得阴助而生化无穷；善补阴者，必于阳中求阴，则阴得阳升而泉源不竭。"已是正确立法拟方的重要思路。

相反相成配伍主要取决于证候性质。证候性质的相互对立，决定了药物组合的相反相成，如果不明了证候性质，不假思索地拿来两味不同性质的药物，岂不是无的放矢！张仲景为什么用麻黄配石膏治疗"热喘无汗"证，而不用麻黄配大黄？这是因为"热喘无汗"在经不在腑，大黄虽能清热但不能解肌透表。为什么用附子配大黄治疗寒疝，而不用麻黄配大黄？这是因为病在下不在上，在里不在表。又如桂枝汤是一张散收并用的方子，散性的桂枝与收性的白芍是解决营卫不和的主要药对。生姜虽能发散，但远不及桂枝的宣卫通阳之力，故不能将生姜与白芍看成是相反相成配伍。

相反相成配伍通常是指在一张方子内起主要作用的药物，即解决主要矛盾的药物，也即前人所说的君药和臣药。把疾病中的各种证候搞明白了，将药物性能搞明白了，加上自己的细心琢磨，反复总结，自然会掌握经方的配伍。

四、经方创新在实践

传统的经方是否可以创新、发挥？当然可以。近代伤寒学大家曹颖甫说："足见治危急之证，原有经方所不备，而借力于后贤之发明者，故治病贵具通识也。"六味地黄丸是对金匮肾气丸的发挥；复脉汤是对炙甘草汤的发挥；达原饮是对小柴胡汤的发挥；清暑益气汤是对半夏泻心汤和小柴胡汤的综合发挥；黄龙汤及宣白承气汤、牛黄承气汤、导赤承气汤等，是对承气汤的发挥；温胆汤是从小半夏加茯苓汤加味而来；叶天士的椒梅汤、连梅汤是乌梅汤的变方。

要熟练应用经方，并有所发挥，就必须大量阅读前人的著作。毛德西教授说，临床医生要更多地阅读近现代医家的著作。"与君一席话，胜读十年书""熟读王叔和，更要临证多"，前一句是捷径，后一句是实践。他经常读的书有《岳美中医学文集》（其中《岳美中医案集》尤为重要）及《蒲辅周医疗经验》《赵锡武医疗经验》。这三位前辈对经方的理解与应用至精至微，"精"是理说得很透、很明白，"微"是用得很巧、很灵活。例如岳美中对炙甘草汤的解读，赵锡武对真武汤的解读，蒲辅周对六气致病的解读等。还有曹颖甫的《经方实验录》、赵守真的《治验回忆录》，都是活用经方的典范。曹颖甫将经方比拟为奇花异草，他说"欲尽奇花异草，请读《伤寒》《金匮》"。《治验回忆录》案例中用经方的案例很多，语言简练，词达文显，可谓学习经方的引路者。近年来出版的《名师经方讲录》，里边有许多名家应用经方的思路与经验，贴切临床，实用性强，是一部融合集体智慧的好书。

当然，经方的发挥不是简单地照搬照抄。因为证候的复杂性决定了应用经方的不易性。疑难病的证候多是复合证候，二合一、三合一的证候比比皆是。这种复合证候在心脑血管病、肿瘤病、肝脏病、肾脏病、神经系统疾病等中比较多见。而经方的应用也可以二合一、三合一。如治疗痰瘀互结腹腔包块，用苓桂术甘汤合当归芍药散；治疗肺心病心衰，用小陷胸汤合葶苈大枣泻肺汤；治疗肿瘤放疗化疗后，用桂枝汤合黄芪桂枝五物汤合小柴胡汤等。

"纸上得来终觉浅，绝知此事要躬行。"清·柯韵伯在《伤寒论注》自序中说："夫仲景之道，至平至易；仲景之门，人人可入。"学习、应用经方，有了正确的思路，就能抓住疾病的本质，经过反复临证与体验，"虽未能尽愈诸病，庶可以见病知源"，这样用起经方，就会收到事半功倍之效。

第四节　治咳八法

咳嗽虽似小恙，但治之不逮，则会入内而成痼疾，故有"百病唯咳嗽难治"之说，提示对咳嗽要及早治疗，不留宿患。本节将毛德西教授临证治咳心得介绍如下。

一、宣法

宣法有宣散风寒与宣散风热两种。凡是风寒郁闭而致肺气失宣，症见咳嗽鼻塞、痰涕清稀者，可用宣散风寒法，取小青龙汤治之。应用此方，干姜、细辛、五味子不可少。考《伤寒论》真武汤及小柴胡汤、四逆散的或然症加减法，凡咳者要加入干姜、细辛、五味子或干姜、五味子两药。干姜、细辛、五味子气味功能与肺气开合相吻合，有人不明此义，应用此方时随意减去，这是不妥的。清·陈修园论及咳嗽时说："姜细味，一齐烹，长沙法，细而精。"此语颇为中肯。若风热犯卫而致肺气失宣，症见咳嗽气急、痰稠苔黄者，则宜宣散风热法，拟桑菊饮变通治疗。毛德西教授常加入鱼腥草、金荞麦根、黄芩等；并指出原方中薄荷不可轻视，其味辛性凉，可使风热从肌表而散。

二、清法

清法是针对肺热咳嗽而设。凡素有肺热，或表邪入里化热而咳者，皆可用清法治之。证候特点为咳嗽口干、痰黄黏稠，或痰带腥味不易咯出等。取泻白散加味治疗，拟方：桑白皮、瓜蒌皮、地骨皮、芦根、百部、黄芩、薄荷、金银花等。另用粳米包煎入药，意在养护肺络，不使灼伤。另外，临证还不时见到肝火犯肺证的咳嗽，症见咳而胁肋疼痛，或胀满不舒，每遇忿事而发，治宜清肝泻肺，可在泻白散的基础上增加数味，药如桑白皮、地骨皮、鱼腥草、败酱草、葶苈子、苏子、龙胆草等；咳甚者，可加入青黛、蛤粉冲服，仍用粳米包煎入药。

三、润法

燥胜则干，当用润法。燥性咳嗽有两类：一是外燥伤肺，肺气急而不展；二是内燥灼肺，肺叶干而不润。外燥多发于秋季，有明显气候因素；内燥多由郁怒而发，有七情失和之因。两类均表现为咳嗽声嘶，口燥无痰，或有少量黏性白痰而带少许血丝，苔薄少津，唇赤干裂。治宜润肺清燥，常用方剂依次为清燥救肺汤和沙参麦冬饮。但在具体应用时，还要依体质之肥瘦而酌情加减。肥人可加瓜蒌、天竺黄、决明子等，瘦人则加玉竹、知母、白芍等。痰带血丝可加鲜小蓟、藕节、白茅根、三七、白及等，止血药不宜过早使用。

四、降法

痰气上壅，肺气失肃，症见咳嗽不止、痰涎壅盛、头胀目眩、面部浮肿或郁胀者，当用降法。俟上逆之气清肃下行，则咳嗽自平。毛德西教授常将葶苈大枣泻肺汤、苏子降气汤、三子养亲汤三方合并化裁，药用炒葶苈子、炒苏子、炒莱菔子、炒白芥子、炙前胡、橘红、法半夏、厚朴花、生姜等。肺部听诊闻及干湿啰音者，可加射干、百部、鱼腥草、草河车。不可过早加入补药，以防壅滞留邪。

五、通法

通法治疗咳嗽，前人论及不多。凡咳嗽兼便秘者，可考虑用通法治之。通者，通导腑气之谓。肺与大肠相表里，大肠秘结，腑中浊气上迫于肺，使肺气不能清肃下行，故咳嗽与便秘并见。此类咳嗽，舌苔多黄腻而干。可选小陷胸汤加决明子、皂荚、冬瓜仁等。皂荚上可泻肺止嗽，下可泻腑通便，是治疗便秘咳嗽之良药，但用量不可过大，以 6～9g 捣碎入药为宜。

六、和法

和法含义较广，寒热兼容可和，补泻并施可和，散收有序亦可和。如寒包火咳嗽之麻杏石甘汤，气虚痰饮凝和之参苏饮，肺卫失护、痰气不散之桂枝加厚朴杏子汤等。毛德西教授喜用百部（温）与黄芩（寒）、桔梗（升）与葶苈子（降）、苏叶（散）与粟壳（收）三个药对。对于那些证候性质处于疑似状态的慢性咳嗽，确有和中止咳之效。

七、补法

大抵久咳，多属肾气亏损，且老人咳嗽亦不离乎虚字，故补益法治咳不容忽视。肺气虚者，咳而汗出，可用保元生脉饮；脾气虚者，咳而眩呕，取苓桂术甘汤合二陈汤；肾气虚者，咳而遗溺，拟七味都气丸加炒芡实、益智仁、补骨脂等。对于脾虚肾水上泛之咳喘气促、痰涎、舌面光红者，用金水六君煎常获良效，唯方中熟地黄要用砂仁拌和为宜。

八、涩法

久咳用涩法，前人视为常规。如金元医家朱丹溪认为，咳嗽"用粟壳不必疑"。常用方如清化丸、人参宁肺汤、九仙散、细辛五味子汤等。毛德西教授习用粟壳治疗久咳，每收覆杯咳止之功。但用量要掌握恰当，凡久咳痰少、舌苔薄而有津者，用3g即可；若阵发性频咳不止、舌红苔少而缺津者，可用10g，配以麦冬30g、北沙参30g；若咳剧难以安卧者，可以用到15～20g。涩法止咳，毛德西教授还喜用九仙散（乌梅、粟壳、党参、麦冬、五味子、桑白皮、贝母、瓜蒌、阿胶），该方涩中有散，补中寓润，对于气阴两虚之久咳，临证收验颇多。

第五节　冠心病证治轨范

冠心病是一种非常古老的疾病，早在汉代张仲景对此病就有典型症状的描述及相应的治疗方法，长沙马王堆汉墓女尸乃是世界医学史上第一例经病理学证实的冠心病患者。20世纪60年代以前，中医治疗该病的临床资料甚少；20世纪70年代以后，随着诊断技术的提高，特别是中医疗效的显著优势，中医学对本病的研究逐渐步入轨范。目前，这种研究正处于认识深化与治疗升华阶段。毛德西教授从《金匮要略·胸痹心痛短气病脉证治》篇谈起，对冠心病的病机进行了再认识，并结合临床探讨了其证治轨范。

一、胸痹病机回溯

1994年国家中医药管理局发布的《中医病证诊断疗效标准》（以下简称

《标准》),将冠心病归属于"胸痹心痛"范畴。20世纪70年代初期,一些学者认为冠心病的基本病机是"气滞血瘀"。据1972年冠心病座谈会资料统计,治疗心绞痛50首方药中,以活血、温通、宣痹为主的就有41首之多,且治疗途径也无扶正之法。这种立法用药虽然以冠心病为主症,以"心胸闷痛"为依托,但也明显受传统观念"不通则痛"的约束。

随着治疗的深化与对无效病例的分析,单纯用"通"法的局限性日趋显露。有学者对此提出异议,认为冠心病多发生于中老年人,"年四十,而阴气自半也,起居衰矣";指出冠心病的机理,"虚"是根本,不能只着眼于"实"而忽略了"虚",即舍本求末。如任应秋先生所言:"由于心的功能首先是主阳气,其次是主血脉,因而发生病变,亦首先是在于阳气方面的亏虚,其次才是血脉有所损害。有了这一概念,对于冠心病的治疗才比较胸有成竹。"蒲辅周先生认为:"冠心病属虚者多,而属实者少,也有虚实互见,寒热错杂的。"并依此拟双和散,是以补为主,以通为用。岳美中先生则指出:"冠心病的病机可能与胸阳衰弱,浊阴干犯清阳有关。"他在用通心阳之栝楼薤白剂的同时,拟人参、三七、琥珀末,按照2:2:1比例配服,具有益心气、通脉络之功效。这些由虚致瘀的认识和治法,来源于实践,贴切临证,已成为医家共识。与"不通则痛"相论,此可谓"不荣则痛"。这两种认识在临床证治中的有机结合,就构成了能够揭示冠心病实质的完整概念——本虚标实论。

二、阳微阴弦探源

据对近年来发表的学术资料分析,冠心病的病机为"本虚标实"已无可置辩。奇妙的是,当把这种发病机制放回到历史文献中稽考时,方知张仲景关于"胸痹心痛"的病机"阳微阴弦"乃是这种认识的渊薮。张仲景云:"夫脉当取太过不及,阳微阴弦,即胸痹而痛,所以然者,责其极虚也。今阳虚知在上焦,所以胸痹、心痛者,以其阴弦故也。""阳微阴弦",即上句"太过不及"之意。前人认为关前为阳,关后为阴;微为不及,弦为太过。就病机而言,"阳微"即是本虚,"阴弦"即是标实。"阳虚知在上焦",就是心阳(气)虚弱;"阴弦",凡指血瘀、痰阻、寒凝、气滞等诸因素。这里的阳与阴，不能狭义地解释为"阳气"与"阴寒"，而应理解为导致冠心病的正气与邪气。

有学者指出："阳微是指胸阳不振，阴弦是指阴邪反盛（阴邪，指痰饮、气滞、虚寒等）。"此说较为合理。《标准》的证候分类有六，其中本虚证有三，即心气虚弱证、心肾阴虚证、心肾阳虚证；标实证亦有三，即心血瘀阻证、寒凝心脉证、痰浊内阻证。就病机而言，此处舍气滞证不妥。郁虽有六，然因思虑恚怒致气郁者多。气郁则血瘀、则痰郁、则食郁，此为诸多医家所论及。冠心病尤应重视气滞证。经对 2406 例冠心病证型分析，其中气滞证 124 例，占标实证总数的 11.9%。毛德西教授认为，张仲景在治疗胸痹心痛病时，选用枳实、橘皮、厚朴、杏仁等，已注意到气滞证这个问题了。因此，"阴弦"包括气滞是无可非议的。

三、整体恒动观察

《金匮要略》对证候的认识，既有整体论，又有恒动观。既然冠心病的病机为"本虚标实"，这种虚实的概念就带有宏观的认识。虚的本质在于心阳（包括心气）不足，其次为脾、肾二脏之虚。特别是肾与心关系最为密切。心为阳中之阳，肾为阴中之阴；心火下交于肾，肾水上济于心，水火相交，阴阳平衡，自无胸痹心痛之虞。且心火亦赖肾阳之温养。若肾中真阴真阳有一病及于心，就可能引起心痛。前人所说"欲养心阴，必滋肾阴；欲温心阳，必助肾阳"，确为心肾相关之要言。邪实的病位则游离于肺、肝、脾三脏。三脏有疾，或气虚，或气滞，或痰阻，均可影响到心脉而发生疼痛。若抛开五脏之间的整体关系，只着眼于"心"，那就是只见树木不见森林了。

在这种整体观念指导下，还要用动态的眼光去观察证候变化，胸痹心痛篇原文充分显示出这一点。原文谓："胸痹，心中痞气，气结在胸，胸满，胁下逆抢心，枳实薤白桂枝汤主之，人参汤亦主之。"本条明确显示，胸痹心痛有虚实之分，前者为痰浊阴弦之实，后者为心脾阳微之虚。用药之法，前者选薤白、厚朴、枳实以散之，后者选人参、干姜、白术以温之。正如《医宗金鉴》所云："实者用枳实薤白桂枝汤主之，倍用枳朴者，是以破气降逆为主也。虚者用人参汤主之（即理中汤），是以温中补气为主也。由此可知，痛有补法，塞因塞用之义也。"仲景用药，全凭乎证，方随证转，药随法变。如瓜蒌薤白剂三方，临证不能单以"心痛彻背"概括之，应抓住痰浊内阻的"心胸闷痛，苔腻脉滑"为主症。但解胸痛，通阳散结，用瓜蒌薤白白酒汤；后添不得卧，水饮上冲之证，则添一味半夏以降水饮；后又添出胸痞满症，则加枳实以泄胸中之气；因"胁下逆抢心"，故以厚朴泄胁下之气。仲景凡胸满多加枳实，凡腹满均加厚朴。此例即可佐证。

当冠心病在发展过程中，出现危急证时，仲景亦有应急之方。如原文："胸痹缓急者，薏苡附子散主之。"这里的"缓急"，是缓解期中的急性发作，偏意在"急"，非时缓时急之义。司马迁《史记·扁鹊仓公列传》中有"生子不生男，缓急无可使者"，其中"缓急"亦即"急"之义。《金匮要略·胸痹心痛短气病脉证治》："心痛彻背，背痛彻心，乌头赤石脂丸主之。"其意也在救危。上述两首方药均用附子，不但指明了胸痹心痛的恶化趋势，而且对该病的急性之重证也标明了用药大法，即"振阳气而逐阴邪"。

四、临证体验心得

冠心病虽有三虚三实证候模式（按《标准》而言），但临床上见到的并非都是纯虚证或纯实证，本虚标实的复合证候并不少见。毛德西教授曾对237例冠心病患者进行证候分类统计，标实证112例（占47%），其中心血瘀阻证42例，寒凝心脉证9例，痰浊内阻证30例，气滞证31例；本虚证71例（占30%），其中心气阴两虚证47例，心气虚弱证18例，心肾阳虚证4例，心脾阳虚证2例；本虚标实证54例（占23%），其中心气阴两虚伴气滞血瘀证41例，阳虚血瘀证5例，心肾阴虚伴血瘀证4例，心肺气虚伴痰瘀互结证4例。综上可知，冠心病证候有规可循，但又是错综复杂的。毛德西教授说，绝对的虚证或实证是不存在的。即使是处于相对稳定状态的时候，也常有与证候本质相悖的症状。

与证候动态变化相应的治法，单纯补法与通法也是不多的。较多的则是先补后通，或先通后补，或补通兼施。在遣方用药方面，毛德西教授喜用生脉散（或保元生脉散）补益心脏气阴，大凡心气虚者用党参，心气衰者用红参，心气欲脱者用高丽参，而气阴两虚者用黄精、太子参、西洋参。痰浊内阻、胸阳不展者用瓜蒌薤白剂，毛德西教授常将三方揉为一首，即全瓜蒌、薤白头、法半夏、嫩桂枝、炒枳实、厚朴花等。心血瘀阻者用冠心Ⅱ号，或丹参针、脉络宁、川芎嗪静脉滴注。寒凝血脉者常用古方哭来笑去散所衍化的宽胸丸取效，是方由荜茇、良姜、檀香、延胡索、细辛等组成，对心绞痛起效快、止痛时间长是其他活血散结药所不能比拟的。若是心肾阳虚证则拟真武汤，此方附子用量非常重要。有位老前辈曾说："附子是心脏之毒药，又是心脏之圣药。"说明心脏病必用附子时又要慎用附子。由于附子最佳有效量与中毒量非常接近，使得医生必须慎之又慎。若是气滞证，则常用三合汤（由丹参饮、百合汤、金铃子散组成）化裁治之，或可以良附丸易金铃子散调理。

五、小结

"阳微阴弦"作为冠心病的病机，有着揭示疾病本质和立法依据的作用。毛德西教授认为，遵循《标准》并结合临床实践，对冠心病证治轨范有以下几点应当强调：

1. 阳微阴弦，字面上是言脉象，其实质乃是病机内涵的潜词。

2. 中医冠心病研究者认为，立论于气虚血瘀病机，立法于益气活血为主，辅以调整阴阳、化痰理气的治则，是与西医学认为冠心病因动脉粥样硬化而致心肌缺血缺氧，进而造成心功能减退的病理生理特点相吻合的。这是近代中医防治冠心病的重大发展。特别是"气虚血瘀论"，可以看作是对"阳微阴弦"的最新解释，实用价值很高，应当作为冠心病证治轨范进行深入探索与研究。

3. 冠心病的证候分类应以《标准》为轨范，超出《标准》的证候应以临证实践为基础。随意扩大证候范围，使中医证治始终约束在"各承家技"的小圈子内，中医学术就难以互相交流、共同提高。

第六节　痰湿证辨治思路

人之脏腑经络、四肢百骸，津液无处不泽，若津液运化失常，便会产生痰湿，痰湿可随经络上下游离，发生许多疾患，故有"痰生百病""百病多由痰作祟"之说。痰湿性黏腻、重浊，缠绵交结，难以速愈。毛德西教授对痰湿论治有独到见解，临床治疗痰湿证各种疾病，疗效突出。

一、分三焦辨证而重视中焦

毛德西教授辨治痰湿常以三焦区分而总不离中焦。他指出，痰湿既是病理产物，又是致病因素。痰湿的形成与五脏、三焦等脏腑有关，各脏腑气化功能失常、水液代谢障碍，均可产生痰湿，尤以肺脾肾关系最为密切。《不居集·痰证扼要》曰："虚损之痰，总不离脾肺肾三经之不足也……故痰之来者，无不在于肺；而痰之化也，无不在于脾；若论痰之本，又无不在于肾。"肺为水之上源，主宣发肃降，肺失宣肃，津液输布失常，停为水湿，聚而为痰。脾主运化水湿，位于中焦，是气机升降之枢纽，饮食、忧思、劳倦等损伤脾胃，脾失健运，水湿运化失常，变生痰湿。肾主水，肾的气化功能是津液代谢的动力，肾气虚弱，气化失常，津液运行失常，聚生痰湿。无论有形、无形之痰，居于三焦，均可引起相关疾病和症状。

毛德西教授指出，痰湿蕴居上焦，引起心肺病证，如胸痹心痛、心悸、失眠、咳嗽、喘证、哮证、肺痿等病，出现胸闷如窒、胸胁满闷、心悸不安、心烦失眠、多梦等心系症状，咳嗽、胸闷、气喘等肺系症状；而且上焦痰湿常易化热，出现痰热扰心、痰热蕴肺等证。痰湿蕴居中焦，引起消化系病症，如胃痛、胃痞、呃逆、呕吐、腹痛、腹泻、胁痛、肝着、噎膈、癥瘕、积聚等病，出现纳差、反酸、烧心、恶心、呕吐、腹胀、泄泻、胁胀、口干、口苦、便秘等症状，中焦痰湿可从热化或寒化。痰湿蕴居下焦，主要引起肾、膀胱病证，如腰痛、肾着、淋证、癃闭等病，出现腰痛、腰胀、小便淋沥、小便灼热等症状,热化居多。三焦之痰湿,舌苔均表现为厚腻、腐苔等,化热则黄腻。脏腑之中,"脾为生痰之源",表明痰湿的生成均与脾胃有关。或脾胃本身病变,导致痰湿生成,或他脏病变影响脾胃,产生痰湿。脾为"后天之本""气血生化之源",痰湿困脾,脾胃虚弱,一方面导致痰湿生成,形成恶性循环;另一方面气血生化不足,后天失养,常引起变证。因此,脾胃在痰湿中的地位尤为重要,脾升胃降功能正常,痰湿易除不易生;反之,则易生不易除。

二、注重芳香化湿药物的应用

毛德西教授对痰湿病的治疗遵循"上焦清热燥湿,中焦芳香化湿,下焦淡渗利湿"的总原则。因上焦痰湿多热化,临床常用黄连、黄芩、苦参等苦寒清热燥湿药物;痰湿困顿中焦,常用藿香、佩兰、砂仁、白豆蔻、厚朴(花)、苍术、代代花等芳香化湿药物,尤喜以藿香、佩兰、砂仁配伍,或厚朴花、代代花等搭配;痰湿流注下焦,常以薏苡仁、茯苓、猪苓、泽泻、车前子等淡渗利湿药物。

毛德西教授认为,中焦是痰湿产生的根本,因而治疗痰湿应不离脾胃。一要恢复脾胃功能,断其痰湿生成之源,化除已有痰湿;二要防止脾胃的进一步损伤,包括药物、饮食、情志、劳倦等。医者尤不能以药物损伤脾胃,所以用药要轻灵。芳香化湿药物多辛温,入脾胃经,无大寒大热之性,符合"病痰饮者,当以温药和之"的原则,既可温化痰湿,又无助湿生热,更无寒凉伤气之癖,对中焦痰湿尤为适宜。痰湿本应温化,即使痰湿化热,也可应用芳香化湿药物断其根源。再者,芳香化湿药物有健脾、行气、止呕等功效,有助于恢复脾胃功能。临床中,治疗痰湿证者,方中常以藿香、佩兰、砂仁为伍;对体弱年高者,更取厚朴花、代代花等芳香花类药物醒脾化湿,徐图其功。

三、少佐温阳药以祛顽痰湿浊

部分痰湿证者,病久反复,成顽痰湿浊,临床治疗棘手。毛德西教授认为，此类多为久病患者，或病情复杂、脏腑功能失调，或失于治疗，或用药不当，或日日为情志所伤者。痰湿蕴结体内，并绵绵而生，日积月累，痰湿胶着而成顽痰湿浊痼疾。临床常见痰湿之腻苔逐渐消退，甚或遗留部分腻苔不易退去，且常位于中后部，治疗时间达数月或更长。痰湿治疗的根本原则是"温化"，但对于此类，普通辛温化湿药物往往难达理想效果，可在组方中稍加附子、肉桂、干姜等辛热药物，以化其痰湿胶着状态。但用量不可过大，一般以 3～6g 为宜，甚至更少。在应用桂附之类药物时，毛德西教授常加入沙参、麦冬，以防辛燥伤阴。对于此类痼疾，宜缓功渐进而不可求速。

第七节　肝气证治

"肝气"一词出自《内经》。其义有二：一是生理名词，指肝的生发之气，即生理功能，如《灵枢·脉度》曰："肝气通于目。"二是疾病名词，指肝脏病气，即病理状态，如《素问·玉机真脏论》云："怒则肝气乘矣。"又如《史记·扁鹊仓公列传》言："臣意切其脉，得肝气。"后世医家多将"肝气"作为病名沿用，民间俚语亦称"肝气病"。但文献中以"肝气"立名者较少，多在"郁证"或有关病证中叙述。毛德西教授认为，肝气与郁证（肝郁）其实是有区别的。本节将其对肝气为病的证治规律介绍如下，以冀在实践中学习交流。

一、病机释义

肝气主要是指肝脏的作用太强及由其产生的一类病证。肝为风木之脏，以血为体，以气为用，主藏血而司疏泄，喜条达而恶抑郁，因血属阴而气属阳，故医家将肝脏的生理功能称为"体阴而用阳"。肝脏的作用为何会太强呢？这主要责之于五志过极。《灵枢·百病始生》云："忿怒伤肝。"若平素气恼不已，就会使肝气疏泄有余，作用太过，出现上冲、下逆、横克有关脏腑的症状，遂而产生"肝气病"。亦有因外邪引起的。《素问·阴阳应象大论》云："风气通于肝。"若外风过急，使人怒气不平，亦可发生"肝气病"，但为数较少。而肝郁则是作用不及，疏泄减弱，其气消沉，多由思虑不解引起。肝气与肝郁虽然均为气分病，但肝气为气分有余，或称木气太过，若横逆脾胃，可以用木克土来解释；而肝郁影响到脾胃，乃属"木不克土"了。肝郁可以发展为肝气，而肝气已经横逆，不可能再转变为肝郁。

二、症状分析

肝气的临床表现与其生理特点和经脉循行有密切关系。清·林佩琴《类证治裁》谓："凡上升之气，自肝而出。肝木性升散，不受遏郁，郁则经气逆，为嗳，为胀，为呕吐，为暴怒胁痛，为胸满不食，为飧泄，为癥疝，皆肝气横决也。"它的主要症状为胸胁胀满作痛、少腹胀痛、睾丸坠胀，或妇女乳房胀痛等。其症状以作胀为主，遇怒即发或加重为特征。这是由于肝气疏泄太过，使足厥阴肝脉经气不能正常舒展所致。先以气机阻滞而作胀，继而不通则痛，故肝气病以胀为主，有胀而不痛的，但没有痛而不胀的。它的发病部位多从本脏本经部位开始，以两胁及少腹最为明显；然后循经扩散，上及胸膺、咽喉，下及股阴、前阴等。横逆脾胃，即出现"木克土"之候。若肝气亢而不平，上于头目，还会出现肝火证候，即"气有余便为火，"这时的肝气病已转化为火邪，其主要症状也会变为"气火偏旺"之候。

三、证治概要

肝气为内科常见杂病，尤以妇女罹患者为多。清·李冠仙《知医必辨·论肝气》云："人之五脏，惟肝易动而难静。其他脏有病，不过自病，亦或延及别脏，乃病久而生克失常所致。惟肝一病，即延及他脏。"又云："五脏之病，肝气居多，而妇人尤甚。"此处所言"肝气居多"，不仅指肝气病，亦包括肝郁及由肝气而产生的肝火、肝风等病证。但由肝气演变的肝火、肝风等，其性质与肝气有本质区别，故本节不做阐述。

1.肝气内结证　症见胁肋胀满作痛，或少腹胀痛，或妇女乳房胀痛，不思饮食，常气恼急躁；舌苔薄白，脉弦。此乃肝气太过，内结厥阴本经，致使肝区、少腹等部位胀痛不解，为肝气病的基本证候。治宜疏肝理气法。药选柴胡、香附、苏梗、青皮、橘叶、佛手、麦芽等。方选《景岳全书》柴胡疏肝散（柴胡、陈皮、川芎、白芍、枳壳、香附、甘草），或《济生方》推气散（枳壳、郁金、桔梗、陈皮、肉桂、甘草）。兼寒者，加吴茱萸、细辛；兼热者，加牡丹皮、山栀子；兼痰者，加半夏、贝母。

2. 肝气上冲证　症见头胀而痛，头晕目眩，昏厥，吐血，脐下动气筑筑，气冲咽喉不得息，心悸少寐；舌质淡红，苔白或黄，脉弦劲。此由大怒伤肝，肝气暴胀，升发太过，气逆于上而致。治宜降逆平肝法。药选枳实、苏梗、橘络、川楝子、白蒺藜、炒杏仁、全瓜蒌等。方选《医方集解》五磨饮子（沉香、木香、槟榔、枳实、乌药），或《金匮要略》奔豚汤（甘草、黄芩、川芎、芍药、当归、半夏、生姜、葛根、李根白皮）。心悸少寐者，加酸枣仁、山栀子、竹叶；吐血者，加代赭石等。

3. 肝脾不和证　症见胁腹胀痛，善太息，腹泻肠鸣，纳呆，食入不化，心烦易怒；舌苔白腻，脉弦。此由肝气太过，克伐脾土，脾失健运所致。治宜抑肝扶脾法。药选人参、白术、茯苓、木香、防风、陈皮、白芍等。方选《妇人良方》六君子汤（人参、茯苓、白术、甘草、陈皮、半夏），可加吴茱萸、白芍、木香；或《丹溪心法》痛泻要方（白术、白芍、陈皮、防风），可加木香、乌药。

4. 肝胃不和证　症见脘腹胀满隐痛，连及两胁，食后不化，嗳气泛酸，呕吐；舌淡苔白，脉细弱。此由肝气太过，致胃气失和，气机升而不降所致。治宜疏肝和胃法。药选陈皮、半夏、木香、砂仁、蔻仁、川楝子、生麦芽等。方选《伤寒论》四逆散（柴胡、枳实、白芍、甘草）合《丹溪心法》左金丸（黄连、吴茱萸）。食后胃满者，可加神曲、内金；脘腹胀满甚者，可加莱菔子、莪术等。

5. 肝气冲心证　症见胸胁胀痛，心胸憋闷，甚则痛闷欲绝，手足指（趾）冷，每遇怒气而作；舌苔白腻，脉弦紧。此由肝气疏泄太过，上冲于心，使心经脉络郁闭所致。治宜柔肝理气法。药选白芍、柏子仁、木瓜、当归、牛膝等。方选《素问病机气宜保命集》金铃子散（川楝子、延胡索）合《太平惠民和剂局方》失笑散（蒲黄、五灵脂）。兼热者，加天冬、生地黄；兼寒者，加肉苁蓉、肉桂。

6.肝气夹痰证　症见咽中梗阻，如有炙脔，咳之不出，咽之不下；或颈部漫肿或结块，但皮色不变，缠绵难消，且不溃破；舌苔薄白腻，脉弦紧。治宜理气化痰或理气消痰法。药选半夏、橘核仁、苏叶、乌药、香附、夏枯草、浙贝母、海藻、麦芽等。方选《金匮要略》半夏厚朴汤（半夏、厚朴、茯苓、生姜、苏叶），或《医宗金鉴》海藻玉壶汤（海藻、昆布、海带、陈皮、青皮、连翘、浙贝母、当归、川芎、独活）。

7.肝气下逆二阴证　症见胁连少腹攻冲胀痛，下扯二阴，且前阴有坠胀痛感，急躁易怒，夜寐多梦；舌苔薄白而腻，脉沉弦。此由肝气有余，疏泄过强，使其所过之胁、少腹、前阴等气结不展，形成病势向下的过激症状。治宜柔肝理气、苦辛散结法。药选白芍、柏子仁、木瓜、青皮、川楝子、木香、大黄、附子等。方选《止园医话》外疝方（川楝子、山楂核、荔枝核、橘核仁、青皮、茴香、干姜、延胡索、大黄、炮附子等）。

8.肝气下逆任冲证　症见两胁连及少腹胀痛，月经不调，或有痛经、流产、不孕等；舌苔薄白偏干，脉弦紧。此由肝气太过，下逆冲任而致，冲为气海，任主胞胎，冲任受损，必致妇女发生经、孕、产等疾病。治宜柔肝理气、调理冲任法。药选柴胡、乌药、青皮、香附、陈皮、麦芽、荔枝核、龟甲、鳖甲等。方选《太平惠民和剂局方》逍遥散（柴胡、当归、白芍、白术、茯苓、薄荷、甘草）。郁热者，加牡丹皮、山栀子；血虚者，加熟地黄、鸡血藤。

根据肝气病的临床特点，其证候多见于慢性肝炎、慢性胃炎、慢性胆囊炎、胃与十二指肠溃疡、小肠疝、胃肠神经官能症、慢性阑尾炎、慢性盆腔炎、月经不调等。毛德西教授指出，若能坚持辨证论治的原则，探讨肝气病的发病机制与证候演变规律，选择最有效的方药去治疗，对于研发新药，甚至提出新的证候理论，肯定是大有裨益的。

第八节 五郁证治

《素问·六元正纪大论》云："木郁达之，火郁发之，土郁夺之，金郁泄之，水郁折之。"这是关于"五郁"治法的最早记载。五郁发病，与五脏密切相关，但所呈现的证候又与相表里的腑有关。因此，在临证时，要从脏腑学说上去考虑，方能不顾此失彼。

一、木郁证治

木郁之病，乃肝胆之郁也，多表现为两胁不适，胃脘痛，咽膈不通，饮食不下，甚则耳鸣眩晕，目不识人，或有突然仆地等。这是由于肝气郁结，日久不解，上于头目，横逆脾胃，甚则脑络不通所造成的。治宜疏肝理气，健脾和胃。

"木郁达之"，达者，舒达也。方选柴胡疏肝散（《统旨》方，药用柴胡、陈皮、川芎、芍药、枳壳、香附、炙甘草）、丹栀逍遥散（《证治准绳》方，药用当归、白芍、茯苓、白术、柴胡、薄荷、炙甘草、牡丹皮、栀子）等，药物如柴胡、陈皮、青皮、香附、川楝子、佛手、香橼、生麦芽等。

二、火郁证治

火郁之病，乃心与小肠之郁也，多表现为目赤心热，疮疡痈肿，胸背胀痛，血溢精少，甚则神志异常，心中懊恼，救治失时，或则暴死。这是由于炎火太过，伤及阴血，火毒内攻，郁而不解，甚则攻心或攻脑所造成的。治宜清泻火毒，疏通经络。

"火郁发之"，发者，发越也，使火毒外泄之义。方选大青龙汤（《伤寒论》方，药用桂枝、麻黄、杏仁、炙甘草、石膏、生姜、大枣）、火郁汤（《兰室秘藏》方，药用升麻、葛根、柴胡、炙甘草、防风、白芍）等，药物如麻黄、桂枝、生石膏、生姜、葛根、升麻、柴胡、防风等。

三、土郁证治

土郁之病，乃脾与胃之郁也，多表现为心腹胀满，两胁苦闷，肠鸣腹泻，呕吐霍乱，身体困重，下肢浮肿，痰饮口腻，小便频数。这是由于脾胃不和，湿浊不运，积于脘腹，并流注下焦，旁及两胁所造成的。治宜通腑导下，祛其湿邪。

"土郁夺之"，夺者，取也，使其改变原来的郁结状态。方选承气汤（《伤寒论》方，药用大黄、厚朴、枳实、芒硝、甘草），中满分消汤（《兰室秘藏》方，药用青皮、当归、生姜、麻黄、柴胡、干姜、荜澄茄、薏苡仁、半夏、茯苓、升麻、黄芪、吴茱萸、草豆蔻、黄柏、木香、黄连、乌头、人参、厚朴、泽泻）等，药物如大黄、芒硝、枳实、厚朴、半夏、木香、泽泻、猪苓、茯苓等。

四、金郁证治

金郁之病，乃肺与大肠之郁也，多表现为咳嗽气逆，呕吐，心胸满闷，发作时牵引少腹痞满，咽干，面如灰尘，卧不能转侧，甚则心胸暴痛，不能忍受。这是由于肺气郁结，失于肃降，痰液阻络，并影响气机升降所造成的。治宜肃肺降气，祛痰通络。

"金郁泄之"，泄者，发散、发泄也。方选葶苈大枣泻肺汤（《金匮要略》方，药用葶苈子、大枣）、厚朴大黄汤（《金匮要略》方，药用厚朴、大黄、枳实）等，药物如葶苈子、厚朴、大黄、杏仁、苏子、莱菔子、白芥子、生姜、丝瓜络、橘络等。

五、水郁证治

水郁之病，乃肾与膀胱之郁也，多表现为心胸寒痛，腰间憋闷而痛，大关节不利，四肢厥逆，腹满痞坚，行走不便。这是由于肾阳虚馁，阳气失于温煦，阴寒沉积所造成的。治宜温阳化气，利水祛浊。

"水郁折之"，折者，断也，断其病路之谓。方选牡蛎泽泻散（《伤寒论》

方，药用泽泻、蜀漆、葶苈子、商陆、海藻、牡蛎、瓜蒌根）、十枣汤（《金匮要略》方，药用芫花、大戟、甘遂、大枣）等，药物如泽泻、猪苓、茯苓、葶苈子、商陆、瓜蒌根、海藻、牡蛎等。

第九节　疑难病证辨析思路

疑难病证是指病因复杂，疑似难辨，不易用常规方法治疗的诸多病证之总称。如何辨析疑难病证，乃治疗之关键。《临证指南医案》指出："医道在乎识证、立法、用方，此为三大关键……然三者之中，识证尤为紧要……若识证不明，开口动手便错矣。"毛德西教授擅长治疗疑难病证，其辨证灵活，施治有序，或内外合治，或针药兼施，多收事半功倍之效。

疑难病证既有贯穿于疾病全过程的"病"，也有表现为疾病进程某一阶段的"证"。其疑难程度，不但取决于正气虚实、邪气兼夹等因素，而且与医生的学术水平和临证经验有着密切的关系。毛德西教授认为，疑难病证辨证之难，难在病证表象的多样性和疑似性，实质还是医者对病证认识的水平。

毛德西教授对疑难病证的辨析思路可归纳为以下六法。

一、综合脉证

由于疑难病证的病情复杂，不能用单一的方法去甄别，因此，要选择性地运用八纲辨证、脏腑辨证、气血津液辨证、病因辨证、六经辨证、卫气营血辨证、三焦辨证等方法，进行综合分析。诸种辨证方法的基本法则是寻位、求因、定性。

1.寻位　任何一种疾病的发生变化，其存在形式都依附于内脏及其所属的组织。因此辨证的首要任务就是寻求疾病的位置。《素问·至真要大论》中所说的"必先五脏"，就是寻求疾病在五脏的位置。除五脏六腑外，其所属的经络、筋、骨、脉、皮、肌肉和五官、二阴等，都是致病因子的归宿。疾病的位置是相对稳定的，但证候的位置却随着疾病的进展而变化不定。例如肝硬化，疾病的位置在肝，但证候的位置却有肝脾、肝胃、肝肾及在气、在水、在血之不同。这种寻位法是辨证论治的基础，不可不细审之。

2.求因 病起有因，不可不察。凡有明显致病因素者，如起居、衣着、饮食、劳逸、情绪、外伤，以及气候、地理环境对人群的影响等，一目了然，辨别较易。而对那些不能提供明确病因的患者，就要采用审证求因法去分析证候性质。基本方法应当是询问起病时间，追问发病症状，分析个体差异，研究心身喜恶。如起病时间与发病季节和时辰有关，发病症状与七情变化有关，个体差异与体质因素有关，心身喜恶与虚实寒热有关。特别是那些由内风、内寒（阳虚）、内湿、内火、内燥、食滞、痰饮、瘀血所致的病证，大多是由审证求因而得知的。这种求因法对选择用药颇有对应性。

3.定性 《素问·至真要大论》所说的"有者求之，无者求之，盛者责之，虚者责之"，就是要求对证候作出性质（病性）的判断。如果我们把病位、病因作为"目"，那么病性就是"纲"。一般疾病的常见证候，病位与病因的有机组合可以表达证候的性质，如感冒的表寒证、表热证、表湿证等，"表"为病位，"寒、热、湿"为病因。但对于疑难病的兼夹证候、中间证候与变异证候来说，证候性质的内容就比较复杂。例如肺癌晚期的"肺肾阴虚，热毒燔灼证""痰热结肺，饮停胸中证"，均涉及两个脏器、两种致病因素或体质因素等，这还不包括"量"的因素。可见对于疑难病的证候定性，并不是简单地组合，而是对多种辨证方法的高度概括。《素问·至真要大论》的"病机十九条"，就是古代医家对诸多证候性质的初步归纳。

二、辨别动态

疾病在发生发展过程中，总是处于一种动态变化中。因此，医家在诊查疾病时，要注意证候的主次、病势的趋向及病症的缓急。如此，才能把握证候的本质。

1.审主次 疑难病证除常见证候外，还不时出现兼夹证候、中间证候和变异证候，有的疾病初期就出现复合证候，对此，医者必须分清主次。审主次，应在全面搜集病证资料的基础上深入细致地进行，不可主观臆断妄加分析。有的患者在叙述病情时往往喧宾夺主，给审证带来许多不便。因此，在审证主次时，不但要运用中医"四诊"去搜集资料，必要时还要用现代科技手段去掌握疾病的微观变化。《伤寒论》云："伤寒中风，有柴胡证，但见一证便是，不必悉具。"这是从纷纭症状中抓主症的范例。对于脉症不相一致时，过去有"伤寒从症不从脉，杂病从脉不从症"之说。这种说法就显得有些呆板不活，不可妄从。实际上症与脉相比，症状是主要的，它的舍从也要根据病情的变化而确定。

2. 察趋势 趋势是指疾病转机的苗头。我们不但要洞察疾病恶化的预兆，而且也要有预见转愈的灵感。前者可以防患于未然，后者不至于用重剂劫正。前人对诊察疾病趋势非常重视，张仲景的小承气汤试探法可为先例。刘河间在《素问病机气宜保命集》中所列中风先兆，为预防中风的发生提供了防范依据。李时珍在《濒湖脉学》中叙述代脉时说："五十不止身无病，数内有止皆知定……"是以脉象的歇止次数来测定凶吉，对于心脏病尤为重要。审察疾病发展趋势，必须具有了解该疾病全过程的眼光。疾病在治疗过程中，往往会有相对静止的状态，正是这种静止状态，蕴涵着不被人们重视的变化征兆。征兆的表现，或见于脉或见于舌，或见于面或见于肢体，医者要有见微知著的敏锐观察力，正确迅速地作出判断，从而在治疗中参之截断疗法，以杜病情恶化。

3. 明缓急 如果两种证候重叠出现在一种疾病中，而且这两种证候并非互相派生的产物，在辨证时就要注意何缓何急。《伤寒论》中关于"下利清谷"与"身疼痛"的救治法，虽然是讲救表救里之先后的，但若不能辨明证候之缓急，则不能施之以正确的治法。许多疑难病包含着急缓两种证候，或先患痼疾后染卒疾，或两证并存其中一证骤见恶化。大凡变化快者为急证，固定少移者为缓证；关乎元气存亡者为急证，损伤元气不多者为缓证；九窍闭而不通者为急证，神清便通者为缓证。不辨证候的缓急，就不可能正确实施"急则治其标，缓则治其本"的治疗大法。

疑难病证的多变性、复杂性，给辨证定性带来了一定困难。正确的辨证非一朝一夕之功，既要求有扎实的理论基础，又要求有踏实的临床实践。故医者应持"读书多而临证少，则胸中了了，指下难明；临证多而读书少，则大海茫茫，望洋莫辨。是以读书临证，两不可废"（程芝田《医法心传》）之精神，唯有如此，才能做到张仲景所说的"观其脉证，知犯何逆，随证治之"。

下　篇
跟师临证

第三章 肺系病证

第一节 感 冒

感冒是感受触冒风邪或时行病毒，引起肺卫功能失调，出现恶寒、畏风，或已发热，或未发热，鼻塞、流涕、咳嗽、头身疼痛、全身不适等临床症状的一种外感疾病。其又有中风（伤风）、伤寒、冒寒、重伤风、风温、风热、湿温等名称。

本病相当于西医学的流行性感冒、病毒性感冒、上呼吸道感染等疾病。

【辨治思路】

毛德西教授认为，临床上感冒最能体现中医辨证理念，伤寒六经辨证和温病卫气营血辨证，是中医发展史上体现辨证论治原则的两大典范。其中，有太阳中风证、太阳伤寒证，选用经方往往效如桴鼓；亦有风热为患，使用时方银翘散、桑菊饮等可收良效；但若合并湿邪，或经失治误治，伤及正气，无力托邪外出，则病情复杂，单用辛凉或辛温剂难以奏效。

毛德西教授临证治疗感冒以六经辨证、卫气营血辨证及八纲中的虚实辨证为主线，重视六经表里，兼顾风、寒、暑、湿、燥、火等病邪性质，着眼于顾护正气，灵活选用经方、时方、自拟方，疗效突出。经方治感冒，太阳经治以麻黄汤、桂枝汤，少阳经治以小柴胡汤，阳明经治以白虎汤等。风温初起，可选银翘散、桑菊饮；湿温合邪，多选达原饮；气虚感冒，主选人参败毒散。临证灵活变通，有的放矢，才能取得良好效果。

【典型医案】

病例 1 李某，男，49 岁。2013 年 1 月 8 日初诊。

［主诉］恶寒、发热、汗出 4 天。

［病史］患者平素体健，4 天前受凉后感畏风恶寒，微汗出，汗出不爽，恶寒重而发热轻，伴鼻塞、咽痒、咳嗽、痰色稀白而少，持续不缓解。

［现症］畏风恶寒，低热，微汗出，鼻塞、咽痒、咳嗽，痰色稀白而少。舌苔薄白，脉弦细而紧。

问题

（1）从主诉判断，病邪的性质是什么？

（2）恶寒重发热轻、汗出，可判断是哪一经发病？

（3）鼻塞、咽痒、咳嗽，提示病邪波及哪一脏腑？

（4）本案宜选取何种治法？选用哪些方剂？

［治疗过程］

初诊方药：桂枝 10g，炒白芍 10g，炒杏仁 10g，陈皮 10g，清半夏 10g，茯苓 15g，浙贝母 10g，射干 10g，甘草 10g。3 剂，水煎服，日 1 剂，分温再服，姜枣为引，后啜热粥以助药力。嘱患者忌生冷油腻、辛辣厚味，避风寒，勿劳累。

二诊：1 月 12 日。服药后患者畏风恶寒减轻，汗出减少，仍有咳嗽，咳痰色白，量少。舌质淡红，苔薄白稍腻，脉弦细。守上方，改陈皮为橘红 12g。7 剂，水煎服，日 1 剂，分温再服。

问题

（5）处方中所选用的主方是什么？如何理解主方配伍？

（6）方中加减法有何寓意？

（7）二诊为何改用橘红？橘红与陈皮有何异同？

病例 2　郑某，男，19 岁。1996 年 10 月 12 日初诊。

［主诉］恶寒、身痛、鼻塞 10 余天。

［病史］患者为学生，内蒙古人，初到中原，生活环境不适宜，常患感冒，呈现发热、恶寒、咳嗽、流鼻涕等症状，在学校医务室作对症治疗，无明显好转，故来求治于中医。

［现症］衣着较厚，鼻塞流涕，面色憔悴，乏力，不思饮食，阵阵咳嗽，身痛不舒，体温 37.8℃。舌苔薄白润，脉浮而滑。

问题

（1）患者常患感冒这一病史特点，对辨证有何帮助？

（2）患者面色憔悴、乏力、不思饮食，提示病及何脏腑，病性为何？

（3）衣着较厚，在望诊里体现了什么要点？

（4）身痛不舒，体现了何种发病机制？

［治疗过程］

初诊方药：党参 15g，桔梗 10g，柴胡 15g，前胡 10g，炒枳实 6g，羌活 5g，独活 5g，川芎 6g，薄荷 6g（后下），茯苓 10g，生甘草 10g，生姜 5 片，大枣 5 枚（切）。3 剂，水煎服。

二诊：10 月 16 日。服用 1 剂后，患者发热已退，咳嗽减轻，鼻塞通畅；3 剂后，感冒告愈。因患者常有恶风汗出症状，容易感冒，故求预防之法。拟玉屏风散合桂枝汤加减，方药组成：生黄芪 60g，炒白术 30g，防风 30g，桂枝 30g，炒白芍 30g，生甘草 30g，大枣 30 枚（去核），补骨脂 30g，五味子 15g，穿山龙 30g。共为细末，每日 10g，分 3 次冲服。

服用 1 个月，未见感冒，且身体状况有明显好转。后又按上方服用 1 个月，至翌年暑假，亦未感冒。后每年秋季开学时，按上方配服 1 剂，均无伤风感冒之虞。

问题

（5）处方中的主方是什么？如何理解处方配伍？

（6）二诊拟预防感冒之方，针对的辨证要点是什么？

（7）二诊中取丸散剂的用意是什么？

病例 3 蔡某，男，21 岁。1996 年 9 月 13 日初诊。

［主诉］发热半月余。

［病史］患者发热半月余，医院按一般感冒治疗，用中西药物均无效果。查阅过去所服之药，多为银翘散、桑菊饮、柴葛解肌汤类方，而西药多是常用抗生素及抗感冒药。曾作胸部 X 片、脑 CT、痰细菌培养、类风湿因子等项检查，均无异常，唯血中白细胞（WBC）在（10 ～ 13.2）×10^9/L 之间。

［现症］发热，微恶风寒，无头身疼，无咳嗽，但头胀、身困乏力，大便干结，小便黄赤。舌质红赤，舌苔黄白厚腻，上浮腐苔；脉弦滑数。体温 39.8℃。

问题

（1）发热久治不愈，需考虑哪些因素？

（2）大便干结、小便黄赤、舌质红赤、舌苔黄白厚腻，提示病邪性质为何？

（3）舌苔上浮腐苔，体现了中医什么病邪特点？

［治疗过程］

初诊方药：槟榔 10g，草果 10g，厚朴花 10g，柴胡 15g，知母 15g，黄芩 10g，生白芍 10g，青蒿 30g，白薇 30g，生大黄 6g，生甘草 5g。3 剂，水煎服，日 1 剂。

二诊：9月17日。服用3剂后，患者体温已降至37.6℃，大便每日2次，排便通顺，头胀身困亦得到缓解。舌苔退去大半，呈薄腻苔，脉象已转弦滑和缓。继用上方3剂。

三诊：9月20日。服第5剂后，患者体温已降至36.8℃，临床症状消失，WBC 6.4×10^9/L。嘱清淡饮食，如冬瓜汤、西红柿汤、大米粥、面汤、果汁、面条等，暂不宜膏粱肥厚食物，忌酒烟，慎房事。

后随访两次，患者身健无恙。

问题

（4）处方中选用的主方是什么？如何理解处方配伍？

（5）发热患者用槟榔、草果、厚朴等辛温之品，如何理解？

（6）热病恢复期的调护要点是什么？

【问题解析】

病例1

（1）患者主诉为"恶寒、发热、汗出4天"。《伤寒论》曰："太阳病，发热，汗出，恶风，脉缓者，名为中风。"故本病为太阳中风，为感受风寒之邪致病。

（2）太阳经发病。太阳又称巨阳，统摄营卫，主一身之大表，故太阳居三阳之首，为六经藩篱。风寒袭表，太阳首当其冲。正邪交争于表，故见恶寒发热。

（3）病邪波及于肺。《灵枢·经脉》云："肺手太阴之脉，起于中焦，下络大肠，还循胃口，上膈属肺，从肺系（气管、咽喉）横出腋下……"故肺经受邪，失于宣肃，出现鼻塞、咽痒、咳嗽之症。

（4）本案诊断为太阳中风证，治以辛温解表，调和营卫，兼宣肺止咳。选用桂枝汤合二陈汤加减，酌加宣肺止咳之品。

（5）主方为桂枝汤。方中桂枝散寒解肌为君；芍药敛阴和营为臣；生姜助桂枝解肌祛邪，大枣助芍药和里营，并为佐药；甘草益气和中，调和诸药为使。诸药合用，共奏解肌发汗、调和营卫之功。

（6）该案除营卫不和见证外，尚有咽痒、鼻塞、咳嗽等肺失宣肃之象，故加用杏仁、射干以宣肺止咳，陈皮、半夏、茯苓、浙贝母以化痰止咳。

（7）二诊时，患者舌苔偏腻，腻主痰浊较重，故改用橘红以燥湿化痰。其中，陈皮功能为理气、燥湿、化痰，脾胃气滞湿阻所致的胸腹胀满、不思饮食、呕吐哕逆、咳嗽痰多等常用之；橘红温燥之性胜于陈皮，功能为利气、消痰，并兼发表散寒，故外感风寒、咳嗽痰多者用之为宜。

病例 2

（1）患者常患感冒，"久病多虚"，易反复罹患感冒，说明正气不足。

（2）患者面色憔悴，乏力，不思饮食，提示病及脾胃，中气虚弱，正气不靖。

（3）衣着较厚，在望诊中提示畏风、恶寒，多为虚证、寒证表现。

（4）身痛不舒，是太阳表证未去之征象，提示正邪交争于肌表。

（5）主方是人参败毒散。该方出自《小儿药证直诀》，本为小儿外感病证而设。因小儿元气未充，故用少量人参培补元气，以羌活、独活、川芎、柴胡解表散寒、祛湿止痛以"败其邪毒"，故名人参败毒散。本方补而不留邪，发表不伤正，为扶正祛邪之代表方。后世医家推而广之，用于老年、产后、大病后元气未复及素体虚弱而易感风寒湿邪者，往往有良好效果。方中人参不全在补气，而在于扶助机体驱邪外出，古人谓"领邪外出"。本例有习惯性感冒病史，发热不甚，寒象明显，正是气虚感冒的特点。毛德西教授年轻时曾跟岳美中先生学习。当时有一位进修生患感冒数日不愈，低热恶风，鼻流清涕。毛德西教授请教岳老，岳老当即答曰："人参败毒散证。"患者服用 1剂，果然而愈。后再问之，岳老说："感冒数日不愈，又无高热，当考虑虚证感冒，故用人参败毒散治疗虚人感冒，常能应手而效。"

（6）易感冒是正气虚馁，卫气不固之象，故辨证要点需着眼于本虚。预防感冒方中选用玉屏风散和桂枝汤，即突出该辨证特点。

（7）"丸者，缓也。"该患者外邪已去，正气不靖，平素易于感冒。二诊时取丸、散，亦即缓缓调补之意。

病例3

（1）发热久不愈，一则考虑虚，正气虚弱，难以抗邪外出；二则考虑湿，湿邪黏腻，迁延不愈。

（2）大便干结、小便黄赤、舌质红赤、舌苔黄白厚腻，提示病邪性质为湿热，且热重于湿。

（3）腐苔，多因胃中阳气有余，蒸发胃中浊腐之气上升而成。若苔色晦暗垢浊，或白或黄，称为浮垢苔；常见于食积、痰浊、湿热之证，提示浊气不化；法当辛温开结，芳香化湿。

（4）主方为达原饮加味。达原饮原名达原散，出自明·吴又可《温疫论》。方用槟榔辛散湿邪，化痰破结，使邪速溃，为君药。厚朴芳香化浊，理气祛湿；草果辛香化浊，辟秽止呕，宣透伏邪，共为臣药。以上三药气味辛烈，可直达膜原，逐邪外出。凡温热疫毒之邪，最易化火伤阴，故用白芍、知母清热滋阴，并可防诸辛燥药之耗散阴津；黄芩苦寒，清热燥湿，共为佐药。配以甘草生用为使者，既能清热解毒，又可调和诸药。全方合用，共奏开达膜原、辟秽化浊、清热解毒之功，可使秽浊得化、热毒得清、阴津得复，则邪气溃散，速离膜原，故以"达原"名之。所加青蒿、白薇，是毛德西教授治疗高热常用药物，可内透筋骨，外达皮毛，对于湿温病证，既可透发湿浊，又可清热解肌。桑菊饮与银翘散亦是退热良剂，但药力在气分，不能入于阴血，更不能入于膜原，故用治本例无效。

（5）此例属于湿温，从舌苔上即可看出。毛德西教授在长期临证中体会到，凡发热不退，舌苔见厚腻者，应从湿温考虑，多能获得良效。最初在应用达原饮时，对于方中的槟榔、草果、厚朴这三味辛温药，毛德西教授亦不理解，不敢大胆使用；即使用，量也较小。后经多次临床实践，才认识到缺少这三味药，没有了辛温药物的辛散、温开，就不可能起到"能使邪散速离窝"（《瘟疫安怀集》）的作用。

（6）热病恢复期应忌膏粱厚味。《素问·热论》云："病热当何禁之？岐伯曰：病热少愈，食肉则复，多食则遗，此其禁也。"

【学习小结】

从本节病案可以看出，感冒这一疾病变化多端。有病情轻浅者，遵六经辨证，数剂而愈；有误治、失治，导致正气亏虚者，需虚实兼顾；也有兼夹暑湿之邪者。本节数则案例，充分体现了毛德西教授临证重视辨证、用药灵活的特点。方证相应，故能取得良好的效果。

【课后拓展】

1. 熟读背诵《伤寒论》太阳病、少阳病相关条文。

2. 查阅人参败毒散、达原饮的出处，并正确理解其方义。

3. 了解西医学对本病的认识及研究进展。

4. 参考阅读：

（1）中医古籍《伤寒论》《温疫论》。

（2）禄保平，毛开颜，毛峥嵘，等. 中国现代百名中医临床家丛书：毛德西 [M]. 北京：中国中医药出版社，2013.

第二节　咳　嗽

咳嗽是指外感或内伤等因素，导致肺失宣肃，肺气上逆，冲击气道，发出咳声或伴咯痰为临床特征的一种病证。历代将有声无痰者称为咳，有痰无声者称为嗽，有痰有声者谓之咳嗽。临床上多"痰、声"并见，很难截然分开，故以咳嗽并称。

咳嗽是内科最为常见的病证之一，可见于西医学的上呼吸道感染、支气管炎、支气管扩张、肺炎等以咳嗽为主症者。据统计，慢性咳嗽的发病率为3%～5%，在老年人中的发病率可达10%～15%，尤以寒冷地区或季节发病率更高。

【辨治思路】

毛德西教授认为，咳嗽的临床辨治关键在于首先鉴别外感、内伤。外感咳嗽可选六经辨证、卫气营血辨证，内伤咳嗽首选八纲辨证、脏腑辨证。八纲辨证可区分表里、虚实、寒热，脏腑辨证以明确病位和五行生克。

咳嗽的病位，主脏在肺，无论外感六淫或内伤所生的病邪，皆侵及于肺而致咳嗽。故《景岳全书·咳嗽》说："咳证虽多，无非肺病。"这是因为肺主气，其位最高，为五脏之华盖，又开窍于鼻，外合皮毛，故最易受外感、内伤之邪；肺又为娇脏，不耐邪侵，邪侵则肺气不清，失于肃降，迫气上逆而作咳。如《医学三字经·咳嗽》所说："肺为脏腑之华盖，呼之则虚，吸之则满。只受得本然之正气，受不得外来之客气。客气干之，则呛而咳矣。亦只受得脏腑之清气，受不得脏腑之病气。病气干之，亦呛而咳矣。"

《素问·咳论》说："五脏六腑皆令人咳，非独肺也。"说明咳嗽的病变脏腑不限于肺，凡脏腑功能失调影响及肺，皆可为咳嗽。肺主气，咳嗽的基本病机是内外邪气干肺，肺气不靖，肺失宣肃，肺气上逆，迫于气道而为咳。《医学心悟·咳嗽》指出："肺体属金，譬若钟然，钟非叩不鸣。风、寒、暑、湿、燥、火，六淫之邪，自外击之则鸣，劳欲、情志、饮食、炙煿之肺体属金，譬若钟然，钟非叩不鸣。风、寒、暑、湿、燥、火，六淫之邪，自外击之则鸣，劳欲、情志、饮食、炙煿之。"提示咳嗽是肺脏为了驱邪外达所产生的一种病理反应。

外感咳嗽的病变性质属实，为外邪犯肺、肺气壅遏不畅所致，其病理因素为风、寒、暑、湿、燥、火，以风寒为多，病变过程中可发生风寒化热，风热化燥，或肺热蒸液成痰等病理转化。

内伤咳嗽的病变性质为邪实与正虚并见。他脏及肺者，多因邪实导致正虚；肺脏自病者，多因虚致实。其病理因素主要为"痰"与"火"，但痰有寒热之别，火有虚实之分，痰可郁而化火，火能炼液灼津为痰。他脏及肺，如肝火犯肺每见气火耗伤肺津，炼津为痰。痰湿犯肺者，多因脾失健运，水谷不能化为精微上输以养肺，反而聚为痰浊，上贮于肺，肺气壅塞，上逆为咳。

若久病，肺脾两虚，气不化津，则痰浊更易滋生，此即"脾为生痰之源，肺为贮痰之器"之理。久病咳嗽，甚者及肾，由咳致喘。如痰湿蕴肺，遇外感引触，转从热化，则可表现为痰热咳嗽；若转从寒化，则表现为寒痰咳嗽。肺脏自病，如肺阴不足，每致阴虚火旺，灼津为痰，肺失濡润，气逆作咳；或肺气亏虚，肃降无权，气不化津，津聚成痰，气逆于上，引起咳嗽。

外感咳嗽与内伤咳嗽可相互影响为病。外感咳嗽如迁延失治，邪伤肺气，更易反复感邪，而致咳嗽屡作，转为内伤咳嗽；肺脏有病，卫外不固，易受外邪引发或加重，特别在气候变化时尤为明显。久则从实转虚，肺脏虚弱，阴伤气耗。由此可知，咳嗽虽有外感、内伤之分，但有时两者又可互为因果。

【典型医案】

病例 1 赵某，男，43 岁。1995 年 5 月 8 日初诊。

［主诉］发热、咳嗽 7 天。

［病史］患者因恶寒发热，伴咳嗽胸痛而入院。住院后查血常规：白细胞 10.8×10⁹/L，中性粒细胞占比 83%。胸透示右下肺可见片状阴影。诊为大叶性肺炎。经用抗生素与解热剂治疗，症状无明显改善，3 天后出院，改寻中医诊治。

［现症］急性病容，面色红赤，呼吸气粗，频繁咳嗽，咳则胸痛甚，咳黏稠黄痰。舌苔黄腻，脉弦滑偏数。体温 38.6℃，咽部充血，两肺呼吸音粗糙。

> 问题
>
> （1）从主诉判断，病位在何脏？
>
> （2）频繁咳嗽、咳则胸痛，提示病机如何？
>
> （3）咳黏稠黄痰，提示病邪性质是什么？
>
> （4）本案宜选取何种治法？选用哪些方剂？

［治疗过程］

初诊方药：桑叶 15g，白菊花 15g，连翘 15g，桔梗 10g，芦根 30g，炙麻黄 10g，生石膏 30g，炒杏仁 10g，薄荷 30g（后下），生甘草 10g。水煎服。

医嘱：忌荤腥，避风寒，多饮温开水。

二诊：5月12日。上方服用3剂，患者体温降至36.8℃，咳嗽、胸痛有所减轻。舌脉如前。上方加鱼腥草30g，黄芩10g。5剂，水煎服。

三诊：5月18日。服用5剂，患者症状消失，除口咽干燥外，别无不适。胸透复查，炎症已吸收。予滋阴润燥小方：麦门冬15g，北沙参30g，桔梗10g，射干10g，生甘草10g。3剂，水煎服。后复诊，诸症消退。

问题

（5）初诊组方的基础方是什么？如何理解方药配伍？

（6）二诊加入鱼腥草、黄芩，有何用意？

（7）三诊处方用药体现了何种治疗思路？

病例2 李某，男，65岁。2007年7月2日初诊。

［主诉］恶寒、发热、咳嗽、咳痰3天。

［病史］有慢性咳嗽病史6年余，每至冬季发作。3天前因起居不慎而发寒热，咳嗽，咯清稀痰。

［现症］恶寒、发热，咳嗽、咳稀白痰，伴有干呕，纳呆。舌质淡红，苔薄润，脉浮小滑。体温37.6℃。

问题

（1）从主诉看，病位为何？

（2）咳吐清稀白痰，提示病邪属性如何？

（3）干呕、纳呆，有何辨证意义？

（4）本案选取什么治法？选用哪些方剂？

［治疗过程］

初诊方药：炙麻黄6g，桂枝10g，炒白芍10g，细辛5g，姜半夏10g，淡干姜6g，五味子6g，炙甘草6g，芦根15g。水煎服。

二诊：7月6日。服药3剂，患者汗出热退，咳轻，痰转为白黏。守上方，加砂仁6g。

三诊：7月9日。咳痰消失，饮食增加。

> 问题
>
> （5）初诊的基础方为何方？如何理解方义？
>
> （6）二诊为什么加入砂仁？

病例3 徐某，男，23岁。1997年9月6日初诊。

[主诉] 低热、咳嗽半月余。

[病史] 患者低热、咳嗽半月余，伴有鼻咽干痛，鼻涕中或有血丝。自购清热解毒、抗感冒类药物治疗数日，不见效果，遂来就诊。

[现症] 发热，咳嗽，胸痛，咳痰不爽，汗出不畅。就诊时体温38.9℃，心率102次/分，肺部听诊无异常，白细胞计数$7.8×10^9$/L，中性粒细胞占比80%，淋巴细胞占比20%。胸透示右下肺炎症。舌质嫩红，苔薄白而燥，脉浮细而数。

> 问题
>
> （1）从主症看，病位如何判断？
>
> （2）鼻咽干痛，鼻涕带血丝，提示病邪属性是什么？
>
> （3）为什么选用清热解毒、抗感冒药物无效？
>
> （4）本案应选取什么治法？选用哪些方剂？

[治疗过程]

初诊方药：霜桑叶10g，炒杏仁10g，北沙参15g，浙贝母6g，淡豆豉6g，生扁豆10g，麦冬10g，玉竹10g，天花粉10g，荆芥6g，青蒿6g，白茅根15g，藕节15g，生甘草6g。水煎服。

二诊：9月10日。服用3剂，患者体温已降至36.8℃，心率82次/分，咳痰与胸痛亦有所减轻，痰中未见血丝。但舌质舌苔如旧，其燥邪仍未退净，肺阴尚未恢复，故拟清燥润肺，以复肃降之令。方药：北沙参30g，麦冬30g，芦根15g，炒杏仁10g，生百合30g，射干10g，生甘草10g。水煎服。

三诊：9月17日。服用7剂，患者病告愈。胸透示：两肺未见异常。嘱以白梨切片，煮汁，徐徐饮之，以滋阴复元。

> 问题
>
> （5）初诊基础方为何方？如何理解方中的加减药物？
>
> （6）与一诊相比，二诊选方用药有何变化？

【问题解析】

案例1

（1）主诉中主症是发热、咳嗽、胸痛，提示病位属肺。

（2）频繁咳嗽、咳则胸痛，提示邪干于肺，肺失宣肃。咳嗽伤及胸络，故咳时胸痛。

（3）咳黏稠黄痰，提示病邪性质为热邪。黄痰多热，白痰多寒；黄痰宜清金化痰，白痰宜温化痰饮。

（4）治宜祛风清热，化痰宣肺。可选用桑菊饮合麻杏石甘汤加味。

（5）初诊组方的基础方为桑菊饮合麻杏石甘汤。其中，桑菊饮外散风热，麻杏石甘汤清热肃肺，两方合用，具有较强的清热、止咳、化痰、消炎等作用。方中薄荷不可或缺，是透表解热的要药，其辛凉透表作用远大于桑叶和菊花。

（6）二诊加入鱼腥草、黄芩二味药物，是为了增强清肺的作用。若有便秘，还可加入大黄，冀釜底抽薪，加快肺热的清退。

（7）久咳伤肺阴，苦寒伤津，故肺热咳嗽后期，多有阴伤之余症，需小剂量养阴润肺，以复正气。

案例2

（1）主诉为恶寒、发热、咳嗽、咳痰。"有一分恶寒，就有一分表证"，恶寒发热，提示为太阳经病；咳嗽、咳痰，提示病位在肺；从病史言，既往有慢性咳嗽病史6年，为先有里病，后又有表证。《伤寒论》表里同病有三种治法，即先表后里、先里后表、表里同治。本例为表里同治的范例。

（2）咳吐清稀白痰，提示病性属寒。本例为寒饮蕴肺，治宜温化为先。

（3）干呕、纳呆，提示病变波及脾胃。胃失和降则干呕，脾虚失运则纳呆，痰湿不化。

（4）治宜散寒温肺，化饮止咳。可选用小青龙汤加味。

（5）初诊基础方为小青龙汤。小青龙汤为治疗"心下有水饮"，水饮上迫于肺的主方；辨证要点在于咳嗽伴痰涎稀薄。方中温肺化饮的主药为干姜、细辛、五味子。清·陈修园说："姜细味，一齐烹，长沙法，细而精。"可谓真谛之言。毛德西教授喜加用甘寒之芦根，以清肺降逆，又不助湿，且能避麻桂姜辛之燥性；若伴喘促，可加葶苈子以肃肺平喘。

（6）患者伴纳呆、干呕，初诊方中干姜温胃和中，半夏化痰降逆，在温化寒饮中已寓顾胃之义。二诊痰转白黏，痰由稀白转为黏稠，提示湿邪突显，故予砂仁以温化湿浊。

病案3

（1）主症为低热、咳嗽，兼有鼻咽部不适。鼻咽为肺系，所以病位在脏腑为肺，在卫气营血为卫分。

（2）鼻咽干痛，鼻涕带血丝，提示燥邪伤阴或风温伤阴，该症状对判断外感风寒、风热有一定参考价值。

（3）从问题（1）和（2）可知，病邪属性为风温或风燥伤阴。选用清热解毒药物，易苦寒伤阴；抗感冒药物也多不涉及燥邪因素，故效果不佳。

（4）本案应选取辛润、苦降、滋阴治法。可选用桑杏汤、沙参麦冬汤等方药。

（5）初诊时，见鼻咽干燥，带血丝，且有发热症状，考虑温燥伤肺，肺失肃降，且已伤及肺络，拟辛润、苦降、滋阴剂，选桑杏汤、沙参麦冬汤加味治之。秋燥是秋季常见的时令病，初秋多温燥，秋末多凉燥。本例为温燥，以化热伤阴为特点，治疗以辛凉甘润、清宣肺气为要旨。其治疗为常治法，唯所加药物为毛德西教授个人经验，如加用荆芥、青蒿是为了透热解肌，若单用辛凉之剂，则会使邪遏于内；白茅根与藕节都是凉性药物，一可止血，二可滋阴，三可使燥邪随大小便通利而有所缓解。吴鞠通将温燥立方之法概括为"辛凉滑润"四字，并针对桑杏汤云："轻药不得重用，重用必过病所"，提倡水煮一杯顿服之，重者再煮服之；若再煮必然变味，失其药效。这些用药经验是不可忽视的。

（6）一诊因合并反复发热，故桑杏汤和沙参麦冬汤合用。桑杏汤为辛凉解表之剂，偏透发外邪；且方中加荆芥、青蒿以解肌透热。二诊外邪已退，无发热，但燥邪伤阴之象仍存，故仅以沙参麦冬汤清润之品，清燥润肺。三诊用白梨切片煮汁，清润之力更缓，为善后调理之功。

【学习小结】

毛德西教授治疗咳嗽，首重鉴别外感、内伤。外感咳嗽遵六经辨证、卫气营血辨证；内伤咳嗽首选八纲辨证、脏腑辨证，八纲辨证分表里、虚实、寒热，脏腑辨证定病位和五行生克。所选典型病案多为外感，有偏寒、偏热、偏燥的区别。应早期施治，准确辨证，避免失治、误治，以免迁延为祸。

【课后拓展】

1. 背诵《素问·咳论》相关条文。

2. 学习《伤寒论》《金匮要略》中与咳嗽相关的内容。

3. 通过对本病的学习，写出学习心得。

4. 参考阅读：

（1）中医古籍《温病条辨》。

（2）清·陈其昌著，索红亮整理. 寒温穷源 [M]. 郑州：中原农民出版社，2017.

（3）清·叶天士. 临证指南医案 [M]. 北京：中国中医药出版社，2017.

（4）毛德西. 毛德西方药心悟 [M]. 北京：人民卫生出版社，2015.

第三节　哮　病

哮病是一种发作性的痰鸣气喘疾患，发时喉中有哮鸣声，呼吸气促困难，甚则喘息不能平卧。其又有"伏饮""哮吼""呷嗽""哮喘"等名称。

本病相当于西医学的支气管哮喘、哮喘性支气管炎，或其他急性肺部过敏性疾患引起的哮喘。

【辨治思路】

临床哮喘多并称，"哮必兼喘"，故一般统称"哮喘"，而简名"哮证""哮病"。古有"外科不治癣，内科不治喘"之说，毛德西教授认为哮病多反复发作，治疗难度较大，应发挥中医优势，精准辨证用药，并结合西医学知识，明确病因，综合施治。

《金匮要略·肺痿肺痈咳嗽上气病脉证治》云："咳而上气，喉中水鸡声，射干麻黄汤主之。"明确指出了哮病发作时的特征及治疗，并从病理上将其归属于痰饮病中的"伏饮"证。元·朱丹溪提出"哮喘"命名，认为"哮喘必用薄滋味，专主于痰"，提出"未发以扶正气为主，既发以攻邪气为急"的治疗原则。毛德西教授认为，本病之轻者，病位在肺脾两脏，治宜宣肃肺气、健脾化痰，可选用射干麻黄汤、葶苈大枣泻肺汤等，并酌加健脾化痰之品。病之重者、久者，责之脾肾，土不生金，母虚则子羸；母病及子，肺肾两虚，肺失肃降，肾失摄纳，可选用都气丸加减，并酌加益肾纳气之品，如紫河车、蛤蚧等。

【典型医案】

病例 1 尹某，男，61 岁。2013 年 1 月 8 日就诊。

[主诉] 发作性喘闷、咳嗽、汗出 10 天。

[病史] 患者有支气管哮喘病史，反复发作，近 10 天加重，来我院求治。

[现症] 发作时哮鸣，现喘闷，伴咳嗽、汗出，夜间口干。舌质红，苔薄白，脉弦细无力。

问题

（1）从主诉如何判断病位？

（2）从患者病史中，如何区别咳嗽与哮病？

（3）依据哪些证候表现，可判断出病邪性质？

［治疗过程］

初诊方药：射干 10g，炒杏仁 10g，炒葶苈子 10g，炙百部 10g，地龙 10g，橘红 10g，浙贝母 10g，丹参 10g，赤芍 15g，降香 10g，浮小麦 30g，炒桃仁 10g，炙甘草 10g，车前子 30g（包煎）。10 剂，水煎，早晚分服。

二诊：1 月 17 日。服上药后患者咳嗽、闷气好转。舌苔薄白润，脉弦细。1 月 8 日方加枸杞 10g，麦冬 30g。14 剂，水煎，早晚分服。

三诊：1 月 30 日。患者咳嗽、气喘均有减轻，夜间汗出。舌苔薄腻，脉弦滑。1 月 17 日方加桑叶 30g，红景天 10g。20 剂，水煎，早晚分服。

问题

（4）如何理解主方配伍？

（5）方中丹参、赤芍、降香是何用意？

（6）二诊加枸杞、麦冬有何作用？

（7）三诊加桑叶用意是什么？

病例 2　徐某，女，48 岁。2001 年 11 月 12 日初诊。

［主诉］喘促、咳嗽 20 余天。

［病史］患者患支气管哮喘 8 年，近年反复发作，最近 20 余天加重。查呼吸 25 次/分，心率 112 次/分，胸部对称呈桶状。听诊：两肺可闻及干湿啰音。心电图示右心肥大（肺型 P 波）。西医诊为支气管哮喘、肺气肿。

［现症］喘促咳嗽，自汗，心悸，吐大量白色黏液痰，难咯出，大便秘结。舌苔薄白腻，脉弦细。

问题

（1）心悸、咳吐大量白色黏液痰，对辨证有何帮助？

（2）现症中哪些表现可以为疾病定位提供帮助？

（3）西医学诊查手段与中医四诊怎样结合？

（4）尝试在辨证的基础上模拟处方，你认为应以何方为主加减？

［治疗过程］

初诊方药：茯苓 10g，生白术 20g，桂枝 5g，炒葶苈子 10g，炙甘草 10g，大枣 5 枚（切），太子参 15g，炙麻黄 5g，炙桑白皮 10g，薤白 10g。5 剂，水煎服。

二诊：11 月 19 日。上方服用 5 剂后，患者喘咳减轻，黏痰易吐，大便通顺。随症加入瓜蒌仁、白果、鱼腥草等药物，病情得到明显缓解。

三诊：11 月 26 日。予经验方"益肾平喘方"（紫河车、沉香、地龙、侧柏叶各等分，研末，装胶囊），早、中、晚各服 5 粒，温开水送服，10 日为 1 个疗程。服药期间忌猪肉，禁烟酒，慎房事。服用 5 个疗程，至今未再发作。

问题

（5）处方中的主方是什么？如何理解处方配伍？

（6）二诊加用瓜蒌仁、白果、鱼腥草，有什么用意？

（7）三诊中取丸散剂装胶囊服用的用意是什么？

病例 3 王某，男，8 岁。2009 年 9 月 16 日初诊。

［主诉］阵咳、喘息、痰鸣 1 周。

［病史］患者夙患支气管哮喘 5 年，冬季较重，夏季处于缓解期。现已进入秋季，近 1 周受凉后诱发，每于晨起发作，阵咳、喘息、痰鸣。

［现症］喘息发作，喉有痰鸣音，每天早上起床时阵阵作咳。舌淡白，苔白滑，脉稍弦有力。

问题

（1）现症中对定位有帮助的症状有哪些？

（2）本例舌脉在诊断、治疗中有何价值？

（3）你认为应以何方为主加减治疗？

［治疗过程］

初诊方药：桂枝 10g，炒白芍 10g，厚朴 8g，炒杏仁 8g，炒葶苈子 5g，穿山龙 30g，炙麻黄 6g，地龙 3g，炙甘草 6g，生姜 3 片，大枣 3 枚。10 剂，水煎服。

二诊：9 月 28 日。患者喘息已消，仍有痰鸣，晚上鼻塞。舌淡白，苔白腻，脉稍弦有力。守上方加辛夷 10g，炒白芥子 6g，白果叶 5 张。10 剂，水煎服。

三诊：10 月 12 日。上方略作加减，以护卫健脾为法，制成膏滋剂。服用 3 个月，病情稳定，未见复发。

问题

（4）处方中的主方是什么？如何理解处方配伍？

（5）二诊加用辛夷、白芥子、白果叶，有什么用意？

（6）三诊中取膏滋剂服用的用意是什么？

【问题解析】

病例 1

（1）主症为发作性喘闷、咳嗽、汗出；病位在脏腑辨证为肺，在三焦辨证为上焦，在卫气营血辨证为气分。

（2）咳嗽有急性、慢性之别，但总以反复咳嗽为主。哮病特征性表现为间歇发作，突然起病，迅速缓解，喉中哮鸣有声，有时可有以咳嗽为主症的咳嗽变异性哮喘，但发作特点符合哮病规律。

（3）喘闷、咳嗽，为肺失宣肃，气机升降失序；有支气管哮喘病史，则久病多瘀多虚；夜间口干，考虑瘀阻征象，往往兼口干不欲饮；汗出、脉细无力，为肺卫不固，久汗伤阴之象。

（4）本例患者选用毛德西教授自拟平喘咳验方，方中以杏仁宣肺，射干、葶苈子肃肺，百部止咳、地龙平喘，橘红、浙贝母化痰，药味平淡，但有升有降，有散有收；并酌加活血祛瘀、敛汗之品。

（5）方中丹参、赤芍、降香为活血化瘀常用药，主要是考虑患者存在哮病夙根，病久多瘀，抑或合并有冠心病等瘀阻病变。

（6）二诊所加枸杞、麦冬，为补肺肾之阴药物。肺主呼吸，肾主纳气，肺为气之主，肾为气之根，故加用两药，意在固本扶正。

（7）桑叶为临床常用的敛汗药物，盗汗、自汗均可应用。清代名医陈士铎在《石室秘录》"敛治法"中收载有三个用桑叶的止汗方：第一个是无方名，将桑叶誉为"收汗之妙品"；第二个是遏汗汤；第三个是敛汗汤。

病例 2

（1）心悸、咳吐大量白色黏液痰，说明疾病以痰饮为患，水饮凌心射肺。《金匮要略·痰饮咳嗽病脉证并治》云："水在心，心下坚筑，短气，恶水不欲饮""水在肺，吐涎沫，欲饮水""水在肾，心下悸"。

（2）患者症见咳嗽、咳痰、便秘、心悸，说明病位在肺与大肠，并涉及心、脾。

（3）西医学的胸部正侧位片、胸部 CT、内镜等检查，可为中医望诊之延伸，有助于确诊或排除肺部肿瘤、肺水肿、间质性肺炎等疾病；听诊有助于加强中医闻诊、切诊能力，尤其是心肺疾病，双肺呼吸音之高低、粗糙与否，以及有无干湿性啰音等，有助于对疾病的诊断及预判，从而为中医辨证及用药提供依据。

（4）"病痰饮者，当以温药和之。"拟方应以苓桂术甘汤类方为主，以温化痰饮、肃肺平喘。

（5）主方为苓桂术甘汤合葶苈大枣泻肺汤，酌加平喘之蜜麻黄、白果，通痹之瓜蒌、薤白。其中，苓桂竹甘汤为健脾化痰之正方，葶苈大枣泻肺汤为肃肺、泻肺、平喘主方，方小力宏，心、脾、肺兼顾；麻黄是治咳喘最重要、最有效的对症药物之一。哮病、喘病，其本在肾，其标在肺，故有"发时治上（肺），未发治下（肾）"之说。徐某患喘证 8 年，此次发作，取健脾肃肺、化痰降逆之法，使病情得到控制。后以益肾平喘方善其后。

（6）二诊加用瓜蒌仁，意在加强化痰、润便、宣痹之效；加用白果，与麻黄共为定喘汤之君臣药对，可提高平喘效果；加用鱼腥草，是因为毛德西教授认为该药是中药中的"抗生素"，对于肺炎急性期，可起到清肺热、抑细菌的作用。

（7）"丸者，缓也。"三诊取丸散剂，是徐徐图之、补肾治本的给药方法。方中紫河车补肾，沉香纳气，地龙平喘，侧柏叶清肺。该方是在 20 世纪 70 年代拟定的，毛德西教授曾用其治疗 18 例哮喘患者，包括慢性支气管炎、肺气肿、支气管哮喘等，其中 10 例病情得到明显控制，5 例显效，3 例改善。此方不含抗生素和激素，服用方便，疗效较稳定，有一定的推广价值。

病例 3

（1）患者症见咳嗽、喘息、痰鸣，显系一派肺系症状。"五脏六腑皆令人咳，非独肺也。"咳嗽者，虽不止于肺，亦不离于肺。五脏六腑皆令人咳，总是通过影响肺之功能，使肺之宣肃失常而致。

（2）患者舌淡白，苔白滑，脉稍弦有力。舌质淡白为肺脾虚的表现，舌苔白滑为痰饮或水饮见症，不腻不黄，说明热象不显。

（3）从症状、舌脉看，辨证属痰饮阻肺，肺失肃降，因感寒、受凉诱发，兼有表证。可选用桂枝加厚朴杏子汤合葶苈大枣泻肺汤。

（4）主方是桂枝加厚朴杏子汤合葶苈大枣泻肺汤。毛德西教授认为，小儿哮喘多与体质和护卫不当有关，治疗小儿咳喘，不能仅以成人的观点和方法去考虑。《伤寒论》第 18 条云："喘家作桂枝汤，加厚朴、杏子佳。""喘家作"中的"家"就是体质问题，说明是宿疾，是旧病复发，是卫外功能失调，所以用桂枝汤调和营卫，增强抗病能力。但桂枝汤的肃肺降气力度不够，故合葶苈大枣泻肺汤，又加入治标的麻黄、地龙、穿山龙三味，可使喘息很快得到平息。需要注意的是，应用麻黄、地龙类药物时，用量要小，否则会伤及肺脏的气阴，导致出汗、心跳加快等。

（5）二诊加用辛夷、白芥子，是因为患者出现鼻塞症状。辛夷辛温，入肺胃经，能通鼻窍；白芥子豁痰利气，性走窜，亦可开鼻窍。白果叶即银杏叶，能够加强平喘作用，对于喘咳痰嗽诸症，效果颇佳。

（6）哮喘发作，多病久累月，加之护卫失当，更难速除。俗语"内科不治喘"，乃言其难治，但并非不治矣。膏滋剂性质温和，小量久服，可缓缓补之、化之，使肺气肃降，肾气归根，哮喘自能平息。

【学习小结】

毛德西教授认为哮病多反复发作，应充分发挥中医药优势，更精准地辨证用药，并结合西医学知识，明确病因，综合施治。从所选病案可以看出，毛德西教授喜用经方、善用经方，但也不排斥时方。其用药轻清灵活，辨证准确，故能使疾病迅速向愈。

【课后拓展】

1. 熟读背诵《伤寒论》中太阳病相关条文。

2. 了解射干麻黄汤的出处、方药组成及方义解析。

3. 查阅西医学对本病的认识及研究进展。

4. 参考阅读：

（1）中医古籍《金匮要略》"肺痿肺痈咳嗽上气病脉证治"篇。

（2）毛德西．毛德西方药心悟 [M].北京：人民卫生出版社，2015.

第四节　喘　证

喘即气喘、喘息。临床表现以呼吸困难，甚至张口抬肩，鼻翼扇动，不能平卧为特征的病证，谓之喘证。喘证的症状轻重不一，轻者仅表现为呼吸困难，不能平卧；重者稍动则喘息不已，甚则张口抬肩，鼻翼扇动；严重者喘促持续不解，烦躁不安，面青唇紫，肢冷，汗出如珠，脉浮大无根，发为喘脱。

本病可见于西医学的肺炎、喘息性支气管炎、肺气肿、肺源性心脏病、心脏性哮喘、肺结核、矽肺，以及癔病等发生呼吸困难时。

【辨治思路】

喘证是以症状命名的疾病，既是独立性疾病，也是多种急、慢性疾病过程中的症状。其名称、症状、病因、病机等最早见于《内经》。《灵枢·五阅五使》曰："肺病者，喘息鼻张。"《灵枢·本脏》云："肺高则上气，肩息咳。"均是对喘证症状表现的描述。《金匮要略·肺痿肺痈咳嗽上气病脉证治》中记载的"上气"，即指气喘、不能平卧等证候。金元明清时期的医家对喘证也多有发挥。如刘完素认为："病寒则气衰而息微，病热则气甚而息粗……故寒则息迟气微，热则息数气粗而为喘也。"明·张景岳把喘证归纳成虚实两大证，他在《景岳全书·喘促》中云："实喘者有邪，邪气实也；虚喘者无邪，元气虚也。"提出了喘证的辨证纲领。清·叶天士《临证指南医案·喘》指出："在肺为实，在肾为虚。"

喘证首先应辨别虚实。实喘需辨外感、内伤。外感者起病急，病程短，多有表证；内伤者病程久，反复发作，无表证。虚喘责之于肾，兼心肺疾患。肾虚者，"肾不纳气"，故静息时亦有气喘，动则更甚，伴有面色苍白，颧红，怕冷，腰酸膝软；肺虚者，"肺卫不固"，劳作后气短不足以息，喘息较轻，常伴有面色㿠白，自汗，易感冒；心气阳两虚者，"火衰水泛"，多为心衰后期表现，喘息持续不已，伴有发绀，心悸，浮肿，脉结代。

毛德西教授认为，急（实喘）则治上（肺），以祛邪利气为主，分别采用温化宣肺、清化肃肺、化痰理气等方法；缓（虚喘）则治下（肾），以培补摄纳为主，或肺脾双补，或脾肾双补，阳虚则温补之，阴虚则滋养之。由于喘证多继发于各种急、慢性疾病，如肺心病心衰、左心衰竭等，故不能见喘治喘，需首先纠治病因。另外，若见喘脱等危重证候，需注意回阳救逆。

【典型医案】

病例1 黄某，女，51岁。2003年3月12日初诊。

[主诉] 咳痰喘1个月余。

[病史] 患者咳痰喘1个月余，曾服麻杏石甘汤数剂，咳嗽稍减，但汗出绵绵，恶风，且咯痰、喘促不减。追问病史，言每次感冒多有上述症状。

[现症] 时时喘促，汗出绵绵，恶风，伴咳嗽、咯痰。舌体胖大、质暗，苔白薄润，脉浮而细。

问题

（1）从证候信息中看，按六经辨证，本例属何经疾病？

（2）从病例看，喘证常见的发作或加重的诱因是什么？

（3）咳痰喘、恶风、汗出，提示病位在哪里？

（4）本案宜选取何种治法？选用哪些方剂？

[治疗过程]

初诊方药：桂枝10g，炒白芍10g，厚朴6g，炒杏仁10g，生姜6g，大枣3枚（剖开），炙甘草6g，炒白术10g，百部10g，炒葶苈子6g。3剂，水煎服，日1剂，分温再服，姜枣为引。

二诊：3月17日。患者服药3剂，咳嗽、咯痰、喘促均明显减轻，出汗减少。继服5剂而愈。

问题

（5）本例证型及治法是什么？选用经方的依据是什么？

（6）方中加白术，寓意是什么？

（7）方中加百部，有何用意？

病例2 汪某，女，48岁。2016年11月20日就诊。

［主诉］喘闷、咳嗽、发热1天。

［病史］患者4天前因感冒发热自服阿司匹林及羚羊感冒片，服后汗出热退，遗患轻咳，自不在意。昨天突发闷喘，咳嗽不爽，咳黄黏痰，又服紫花杜鹃片，未瘥，求中医诊治。

［现症］急性病容，面红气促。舌质赤，苔薄白而干，脉浮数。体温37.9℃，呼吸26次/分，右下肺可闻及细小湿啰音。

问题

（1）从病史及症状分析，突发喘闷加重的原因是什么？

（2）咳黄黏痰，提示病邪属性是什么？

（3）听诊右下肺可闻及细小湿啰音，在中医辨证论治过程中有何意义？

（4）舌脉对辨证有何帮助？

［治疗过程］

初诊方药：炙麻黄10g，生石膏30g，炒杏仁10g，炙甘草10g，百部10g，北沙参30g。3剂，水煎服。

二诊：11月23日。服药3剂，患者热退，咳喘减轻。上方加芦根30g，服5剂症状消失，右下肺啰音未闻及。

问题

（5）处方中的主方是什么？如何理解处方配伍？

（6）方中加百部、北沙参，有何意义？

（7）二诊中加芦根，用意是什么？

病例3　王某，男，53岁。2016年10月19日初诊。

［主诉］喘闷、咳痰1周。

［病史］患者罹患慢性支气管炎、肺气肿10余年，曾因咳喘住院3次。听诊：心音弱，两肺可闻及干、湿啰音。

［现症］闷喘不能平卧，张口抬肩，烦躁气促，频频咳嗽，痰多而稠。舌质暗，苔白滑润，脉浮大，重按无力。

问题

（1）如何理解喘证首先分辨虚实，本例如何从虚实辨证？

（2）舌苔白滑润，体现了病邪的属性是什么？

（3）脉浮大，重按无力，提示什么病机？

［治疗过程］

初诊方药：炙麻黄 10g，厚朴 10g，生石膏 30g，炒杏仁 10g，姜半夏 10g，淡干姜 6g，五味子 6g，细辛 5g，小麦 30g，百部 10g，全瓜蒌 15g。3 剂，水煎服，日 1 剂。

二诊：10 月 24 日。服用 3 剂后，患者咳喘略平稳，咳痰利，烦躁气促减轻。上方加葶苈子 12g，3 剂，水煎服。

三诊：10 月 28 日。继服 3 剂后，患者已能平卧，脉略有根，两肺啰音明显减少。后以上方量加倍，配制成蜜丸，每丸重 9g，每日 3 次，温开水送服，回乡调理。

问题

（4）处方中选用的主方是什么？有何选用依据？

（5）二诊加用葶苈子，用意为何？

（6）方中脉浮大，为何没有用补肾药物？

【问题解析】

病例 1

（1）从证候信息看，患者除咳痰喘外，伴汗出、恶风，六经辨证当属太阳表虚证。

（2）喘证常见发作或加重的诱因是外感风邪。

（3）咳痰喘，提示肺失宣肃；恶风、汗出，提示营卫不和。表里合病，在脏腑辨证为痰浊阻肺；在六经辨证为太阳表虚，营卫失和，卫外不固。

（4）治宜调和营卫，肃肺平喘；方选桂枝加厚朴杏子汤合葶苈大枣泻肺汤。

（5）本例证型是肺脾气虚，湿痰不运，营卫失和证；治需外调营卫，内益肺脾。经方的选择有两个原则：一是深刻理解经文及方义，从六经辨证入手选方用药；二是"但见一证便是，不必悉具"，符合条文论述即可试用经方。患者恶风、汗出，明显有中风表虚证迹象；见喘促不减，时有咳嗽，符合《伤寒论》第18条所云"喘家作桂枝汤，加厚朴、杏子佳"。本例咳喘兼有恶风、自汗，恰为桂枝加厚朴杏子汤之适应证；合葶苈大枣泻肺汤，意在增加肃肺平喘作用。

（6）患者舌质胖大，为脾虚征象；舌苔润，说明有痰湿，但无热象。因肺脾气虚，一则卫外不固而汗出，二则脾失健运而生痰，故加用炒白术以健脾化湿、益气固表。

（7）方中加入百部，意在润肺止咳，防止因汗出而伤及肺阴。

病例 2

（1）从病史可知，患者4天前感冒发热，经发汗后热退，遗留咳嗽，为外感余热未尽。或因阳盛体质，或因进食肥甘，热邪再发，内闭于肺，肺气上壅，故突发喘促，伴胸闷、咳嗽、发热。

（2）咳黄黏痰，提示病邪属性为热邪，痰热阻遏气机。

（3）听诊闻及细湿啰音，为肺泡或支气管分泌物增多的现象，中医提示痰饮为患。

（4）患者舌质赤，苔薄白而干，脉浮数。舌质红赤，为热性疾病表现；苔干少津，为热烁津液所致；脉浮，说明病邪属性在表，数则为热盛征象。

（5）主方为麻杏石甘汤加味。麻杏石甘汤为寒热相济之剂，其中麻黄辛温开泄肺气，石膏辛寒直清里热，麻黄得石膏则宣达肺气而不助热，石膏得麻黄则清泄里热而不遏肺气。两药相伍，对肺热郁闭之咳喘颇有卓效。在用量上，多数医家认为，若热重咳轻，石膏与麻黄比例为10：1；热轻咳重，石膏与麻黄比例则为5：1。此经验可资参考。

（6）方中加百部以润肺止咳，加北沙参以养肺阴而止咳，目的皆为防止热盛伤津。麦冬、沙参、天冬等药物，均为甘寒清润之品，剂量可以适当加大。

（7）芦根中空，其形象肺，性甘寒，入肺胃两经，可清透肺热，有排痈脓作用，可以防止热盛化痈。

病例3

（1）虚喘、实喘乃相对而言。喘证多本虚标实，往往急则治其标，缓则治其本。毛德西教授常说的"急则治上，缓则治下"，也是类似的说法。本例患者张口抬肩，喘促，烦躁，为实喘；但脉浮大，重按无力，又提示有本虚因素存在。

（2）舌苔白滑润，提示为痰湿之邪，尚未热化伤阴。遇此可用姜辛味（干姜、细辛、五味子）进行温化痰饮。

（3）脉浮大，重按无力，提示兼有本虚。应加用扶正之品，如小麦、山萸肉、蛤蚧等。

（4）主方是厚朴麻黄汤。《金匮要略·肺痿肺痈咳嗽上气病脉证治》云："咳而脉浮者，厚朴麻黄汤主之。"后人以此测证，将本方证扩充为喘逆倚息不得平卧，胸满气急，痰多而稠等。著名中医学家赵锡武先生指出："稀稠混合痰而听诊为混合啰音者，厚朴麻黄汤主之。"毛德西教授在治疗慢性支气管炎、肺气肿时，常配合听诊而选用之。此方证可概括为：①咳喘不得卧；②痰多黏稠；③两肺有干湿啰音；④脉浮而苔滑。

（5）取葶苈大枣泻肺汤之义，意在加强泻肺肃肺平喘作用，兼有利水功效。因慢阻肺后期，往往波及心脏，发展到肺心病，多有血瘀水停的病理因素，故加用本药，可兼顾心肺，强化平喘功能。

（6）毛德西教授认为，方中小麦即是扶正药，既能养心敛汗，又有促健运升降作用，不可随意去之。当然，也可视病情加用山萸肉、胡桃肉、蛤蚧等补肾纳气之品。

【学习小结】

从本节病案可以看出，喘证多是某一心肺疾病发展到一定阶段后的症状或病证，患者往往呼吸窘迫，病情急骤，若不及时缓解，有喘脱的风险，故治疗本病一定要仔细辨证，避免引起变证。同时，还需重视西医学病因，及时解除喘证发作的诱因，合理、正确地应用抗感染药物。

【课后拓展】

1. 了解典型医案中所用三个经方的出处、组方、释义。

2. 了解本病相关病种的鉴别诊断及相应处理措施。

3. 查阅相关文献，了解喘脱的症状表现和预后。

4. 参考阅读：禄保平、毛开颜、毛峥嵘，等．中国现代百名中医临床家丛书：毛德西 [M]．北京：中国中医药出版社，2013.

第五节　肺　痈

肺痈是肺叶生疮、形成脓疡的一种病证，属内痈之一。临床以咳嗽、胸痛、发热、咯吐腥臭浊痰，甚则脓血相兼为主要特征。

根据肺痈的临床表现，本病与西医学所称的肺脓肿基本相同。其他如化脓性肺炎、肺坏疽及支气管扩张、支气管囊肿、肺结核空洞等伴化脓感染而表现为肺痈证候者，亦可参考辨证施治。

【辨治思路】

肺痈之病名首见于张仲景《金匮要略·肺痿肺痈咳嗽上气病脉证治》，曰："咳而胸满，振寒脉数，咽干不渴，时出浊唾腥臭，久久吐脓如米粥者，为肺痈"；并认为其发病原因是"热之所过，血为之凝滞，蓄结痈脓"。未成脓时，治以泻肺去壅，用葶苈大枣泻肺汤；已成脓者，治以排脓解毒，用桔梗汤，并提出"始萌可救，脓成则死"的预后判断。孙思邈《备急千金要方》创用苇茎汤以清热排脓、活血消痈，成为后世治疗本病之要方；沈金鳌《杂病源流犀烛》力主以"清热涤痰"为原则；喻昌《医门法律》倡议"以清肺热，救肺气"为要；陈实功《外科正宗》根据病机演变及证候表现，提出初起在表者宜散风清肺，已有里热者宜降火抑阴，成脓者宜平肺排脓，脓溃正虚者宜补肺健脾等治疗原则，对后世分期论治影响较大。

该病主要见于大叶性肺炎，在古代无抗生素，故有"脓成则死"的预后判断。近现代因抗生素的广泛使用，肺痈典型成脓者已相对少见。毛德西教授主要选用两首方剂对肺痈进行辨治：一是葶苈大枣泻肺汤，"雄军直入夺初萌"；二是千金苇茎汤，"肺痈借此药力行"。如此也指明了肺痈分期诊治的要点。

【典型医案】

病例1 陈某，男，71岁。2015年9月7日初诊。

[主诉]咳嗽、咳脓痰10天。

[病史]患者既往有肺气肿病史10余年。10天前因受凉后诱发咳嗽，未予重视，咳痰日甚，兼脓痰，偶有血丝，故来寻求中医诊治。

[现症]咳嗽，咳稠脓痰，伴胃脘不适、痞闷。舌苔黄腻，舌下脉络迂曲，脉弦紧。

问题

（1）痰中带血丝，提示是什么病机？

（2）患者胃脘不适、痞闷，应如何认识？

（3）舌脉在本例患者辨证中有何作用？

[治疗过程]

初诊方药：炒葶苈子10g（包煎），白芥子10g，炒莱菔子10g，炒苏子10g，炙麻黄8g，炙百部10g，黄芩10g，炙冬花10g，清半夏10g，鸡内金

15g，鸡矢藤 10g，大枣 12g，赤芍 15g。10 剂。

二诊：9 月 21 日。患者症状好转，脓痰明显减轻，仍有咳嗽、汗出。舌薄白，脉弦细。上方去鸡矢藤，加射干 10g，牛蒡子 10g，穿山龙 15g，麦冬 30g，桑叶 30g。10 剂。

问题

（4）本例主方为何？方药配伍有何规律？

（5）二诊加射干、牛蒡子、穿山龙，寓意是什么？

（6）加用麦冬、桑叶，有什么含义？

病例 2 隋某，男，51 岁，1991 年 5 月 24 日就诊。

［主诉］咳嗽、咯痰半月余。

［病史］患者患支气管炎 20 余年，肺气肿 8 年，支气管扩张 3 年。半月来因外感而发热、恶寒、咳嗽、咳痰，且痰中带血丝。自服复方甘草合剂、支气管咳嗽痰喘丸、咳必清等，症状无明显改善。

［现症］咳嗽不止，气喘吁吁，大口咳痰，痰呈白色泡沫黏腻状，且夹带血丝。舌苔白腻，脉弦滑而数。

问题

（1）从提供的病史及症状入手，应如何进行辨证论治？

（2）为什么用复方甘草合剂、咳嗽痰喘丸、咳必清等药物无效？

（3）舌脉提示目前证候的关键是什么？

［治疗过程］

初诊方药：苇茎 30g，薏苡仁 30g，冬瓜仁 30g，桃仁 10g，炒杏仁 10g，黄芩炭 10g，藕节 30g，金银花 15g，葶苈子 15g，生甘草 10g。3 剂，水煎服。

二诊：5 月 28 日。服药 3 剂后，患者咳喘明显减轻，痰中仍有很少血丝。上方加仙鹤草 15g，白及 5g。5 剂。

三诊：6月3日。服药5剂后，患者痰中血丝基本消失，体力增强。继用养阴清肺汤加味，调整月余，症状得到控制。观察3个月，病情未复发，很少咳喘。

问题

（4）处方中的主方是什么？如何理解处方配伍？

（5）方中加黄芩炭、藕节，有何意义？

（6）二诊中加仙鹤草、白及，用意是什么？

（7）三诊为什么选用养阴清肺汤进行善后调理？

【问题解析】

病例1

（1）痰中带血丝，是反复咳嗽损伤肺络，或肺热炽盛伤及肺络的表现。

（2）胃脘不适、痞闷，可能为服药寒凉，伤及脾胃；亦可能为患者本身兼有急慢性胃炎。在繁忙的接诊过程中，案例记载有遗漏信息的可能。

（3）患者脉弦紧，舌苔黄腻，舌下脉络迂曲。脉弦紧为正邪交争之象；脉弦与老年人动脉硬化的基础有关，结合舌下脉络迂曲，考虑合并瘀血，故方中加赤芍以凉血活血；舌苔黄腻，为湿热阻肺之象。

（4）以葶苈大枣泻肺汤、三子养亲汤为主方，佐以麻黄平喘、款冬花肃肺，并加用"百芩片"（百部、黄芩，为治疗炎症性咳喘的有效对药）。要解决实喘患者的痛苦，非葶苈大枣泻肺汤莫属。方中葶苈子泻肺力急而强；恐伤及胃，故用大枣辅助正气，以安其中州之地，脾胃之气充实，则虽泻肺而无伤。本例因合并胃脘痞闷，故酌加半夏、鸡内金、鸡矢藤等和胃助运之品。

（5）二诊所加射干、牛蒡子、穿山龙，是毛德西教授常用的止咳化痰平喘药物组合。现代研究证实，穿山龙有镇咳、祛痰、平喘作用，且能入络，舒经活血，对缓解剧咳导致的胁肋部疼痛有良好效果。

（6）葶苈大枣泻肺汤为攻伐之品，久用会使痰湿祛而正气伤，加麦冬、大枣可佐制其燥烈之性，使邪去而正不伤；而桑叶具有疏风止咳敛汗的作用，可治疗咳嗽之余邪。

病例 2

（1）从病史可知，患者久患肺疾，反复发作，其痼疾为肺气虚弱，痰湿内蕴，久而化热；外受风寒，腠理郁闭，肺络受损；如此内外困顿，肺失清肃，痰阻气道，故现咳嗽痰喘等症。治宜清热化痰，肃降肺气，佐以滋阴凉血。可选用千金苇茎汤加味。

（2）复方甘草合剂是具有镇咳、化痰作用的中药提取物复合剂型；咳嗽痰喘丸为疏风清热、止咳化痰的中成药；咳必清为镇咳类西药。上述药物无效的关键，在于药证不符。患者咳痰带血，证候复杂，外有风寒化热，内有痰湿化热，内外合邪，热损肺络，导致诸症出现。单纯止咳化痰，实难兼顾全部病机，故难奏效。

（3）患者舌苔白腻，提示痰湿内盛；脉象弦滑而数，提示痰浊化热。

（4）主方是千金苇茎汤。千金苇茎汤是一首清热肃肺的良方，对于急性肺痈，或慢性呼吸道疾病急性发作，有咳、喘、痰症状者，具有起效快的特点。本例患者患有慢性肺气肿与支气管扩张，都是比较难治的疾患。毛德西教授在应用千金苇茎汤时，喜用金银花清热、葶苈子肃肺，使得外热易清、内浊易降。尤其葶苈子的作用不可忽视，一物而具有"抗菌、利尿、强心"的综合效应。

（5）方中所加黄芩炭、藕节，为防治咳痰带血的药对。黄芩清热，用炭则止血；藕节本身即有止血作用。

（6）二诊加仙鹤草、白及，以加强止血作用。毛德西教授认为，凡痰中有血丝者，加入仙鹤草与白及，血丝消失得快，对于恢复体力亦有裨益。

（7）养阴清肺方是清·郑梅涧《重楼玉钥》中主治白喉之阴虚燥热证的一首方剂。方歌曰："养阴清肺是妙方，玄参草芍冬地黄，薄荷贝母丹皮入，时疫白喉急煎尝。"用于此处，有扶助正气、滋润肺阴之效，对肺热伤阴有很好的调理作用。当然，也可选用麦门冬汤来清余热、养肺阴。

【学习小结】

古代因无抗生素，故对本病有"脓成则死"的预后判断，近现代对其预后则有所改善。但是，随着抗生素的滥用、耐药病菌的出现，中医干预本病的价值逐渐提高。毛德西教授认为，治疗本病需平衡辨证施治与清热解毒药物的关系；要施治于早期，避免脓成损肺。他所提出的"雄军直入夺初萌"的观点，是对本病治疗时机的重要贡献。

【课后拓展】

1. 熟读背诵《金匮要略》有关肺痈的条文。

2. 查阅文献，了解《抗感染药物临床应用指南》的相关内容。

3. 了解西医学对本病的认识及研究进展。

4. 通过对本病的学习，写出学习心悟。

5. 参考阅读：

（1）中医古籍《金匮要略》"肺痿肺痈咳嗽上气病脉证治"篇。

（2）毛德西.毛德西方药心悟 [M].北京：人民卫生出版社，2015.

第四章 心系病证

第一节 心 悸

心悸是患者自觉心中悸动，惊惕不安，甚则不能自主的一种病证，临床一般多呈反复发作性，每因情志波动或劳累而发作，且常伴胸闷、气短、失眠、健忘、眩晕、耳鸣等症。病情较轻者称为惊悸，病情较重者称为怔忡，可呈持续性。

本病相当于西医学各种原因（如心动过速、心动过缓、早搏、房颤、室颤、房扑、室扑、房室传导阻滞、预激综合征、病态窦房结综合征）所致之心律失常，以及心脏神经官能症等。

【辨治思路】

毛德西教授对本病病因病机的认识宗《伤寒杂病论》的论述，总结为虚实两端。"所以然者，尺中脉微，此里虚"，尺脉主里，脉微为阳气虚弱，即阳气内虚，心失所主是心悸发生的病机；"凡食少饮多，水停心下，甚者则悸"，水停心下，上逆扰心也是心悸发生的病机。正如成无己在《伤寒明理论》中所说："心悸之由不越两种：一者气虚也，二者停饮也。"毛德西教授把心悸的病机归属阳气虚弱和水饮内停，亦有如"炙甘草汤证"之阴血亏虚及阴阳俱虚者。

临证治疗心悸先辨惊悸与怔忡之不同，再辨虚实之有别。急性发作者应以西药为主，对于慢性相对平稳者可以辨病与辨证相结合。毛德西教授临证用药善用"对药"，如茯苓、桂枝温振心阳、化饮定悸，仙鹤草、大枣补益气血而复脉，苦参、甘松清热化湿而定悸，龙骨、牡蛎镇静安神定惊。他还独创"三味方"，以"君一臣二"而广泛应用于临床。如二仁欢心汤之酸枣仁、柏子仁、合欢皮，三药同用以养心疏肝而定悸；红茶松散之红景天、茶树根、甘松，三药合用以活血止痛、镇静安神；开窍醒神汤之菖蒲、郁金、远志，化痰开窍、醒神定悸。他把自己多年来对于心悸的治疗经验，高屋建瓴地总结为炙甘草汤治疗脉结代证、麻黄细辛附子汤治疗尺脉证、桂枝甘草龙骨牡蛎汤治疗脉律不整证等。

【典型医案】

病例1 李某，女，72岁。2010年10月9日初诊。

[主诉]心悸2年，再发2天。

[病史]患者平素体健，两年前无明显诱因出现心悸。心电图示：频发室性期前收缩。经口服药物治疗症状减轻，两天前再发来诊。

[现症]心悸，伴面黄少华，语音低微，气不接续，舌体小，质嫩。

[治疗过程]

初诊方药：炙甘草30g，人参15g，麦冬15g（先煎30分钟），生地黄30g（先煎30分钟），阿胶10g（烊化），火麻仁15g，桂枝10g，大枣10g，赤芍10g，苦参10g，山楂10g。10剂，以"清酒七升，水八升"煮之，每日1剂，分温再服。医嘱：忌生冷油腻、辛辣厚味，避风寒，勿劳累。

二诊：10月22日。服药后患者心悸减轻，脉结代减少，面黄少华好转，仍乏力，气不接续。守上方加黄芪15g，当归10g。服药20剂，心悸、结代脉消失。

问题

（1）如何选用本病的主方？

（2）如何理解主方配伍？

（3）何为结代脉，如何理解？

（4）方中是否可以去掉火麻仁，或用酸枣仁代替火麻仁？

（5）"炙甘草、生地黄、麦冬"用量为何要大？与"人参、桂枝"同用意义何在？

（6）"生地黄、麦冬"为何要先煎？为何要加入"山楂"？

（7）二诊时为何要加入"黄芪、当归"？

（8）炙甘草有副作用吗？

病例2　安某，女，32岁。2003年11月13日初诊。

［主诉］心悸半月。

［病史］患者半月前下班较晚，待骑车行至城郊时，突然被人从后摔倒，欲行不轨，后被人救下，送回家中。自此心悸、怔忡，睡眠不安，夜梦不断，总有恐惧之感。休息1周后症状如故，后到医院诊治。心电图检查：心率87次/分，窦性心律不齐。心肺听诊：无异常。给予心得安、谷维素及天王补心丹等治疗，效果不显，遂到我院就诊。

［现症］慢性病容，精神不振，叙述病情不连贯，语音低微，时手汗出。舌质淡暗，薄白苔，脉象弦细。

问题

（1）此患者为何证？治法是什么？选用何方？

（2）毛德西教授如何方解桂枝甘草龙骨牡蛎汤？

［治疗过程］

初诊方药：桂枝10g，生龙骨20g，生牡蛎20g，炙甘草20g，麦冬15g，五味子 6g。3 剂,水煎服,每日 1 剂。

二诊:11 月 17 日。患者夜眠渐安,恐惧感明显减退,表情有所振作。上方加酸枣仁 30g。3 剂,水煎服,每日 1 剂。

三诊:11 月 21 日。患者心悸、怔忡无。继服 5 剂,巩固疗效。

问题

(3)本患者为何加麦冬、五味子?

(4)二诊时为何加入酸枣仁 30g?

【问题解析】

病案 1

(1)《伤寒论》第 177 条云:"伤寒,脉结代,心动悸,炙甘草汤主之。"本病的主方是炙甘草汤。

(2)炙甘草甘温益气,通经脉,利血气,缓急养心为君;生地黄滋阴养心,养血充脉。二药重用,益气养血以复脉。人参、大枣补益心脾,合炙甘草益心气,补脾气,以资气血化生之源;阿胶、麦冬、麻仁滋阴养血补心,配生地黄滋心阴,养心血,以充血脉,共为臣药。桂枝、生姜温心阳而通血脉,使气血畅通,脉气接续有源,并使诸味厚之品滋而不腻,共为佐药。桂枝与甘草合用,又能辛甘化阳,通心脉而和气血,以振心阳。诸药合用,滋而不腻,温而不燥,使气血充沛,阴阳调和,共奏益气养血、滋阴复脉之功。

(3)《伤寒论》第 178 条云:"脉按之来缓,时一止复来者,名曰结;又脉来动而中止,更来小数,中有还者反动,名曰结,阴也。脉来动而中止,不能自还,因而复动者,名曰代,阴也。得此脉者必难治。"结脉、代脉都与阳气、阴津不足有关,结脉主正气不足,代脉主脏气衰微和气血亏虚,结脉、代脉同时出现,是脏器功能衰竭所呈现的脉象。阳气失煦、阴津失充是结脉、代脉形成的基本要素。

(4)火麻仁一味,有人认为是误写,可以去掉,毛德西教授认为这种说法有点偏颇，对心悸一证，加上酸枣仁未尝不可，但不可以去掉火麻仁。《景岳全书》曰："火麻仁味甘平，性滑利。能润心肺，滋五脏，利大肠风热结燥，行水气……凡病多燥涩者宜之。"本证脉结代，与气血不足有关，与血脉涩滞亦有关，而火麻仁正有滑利血脉之力，去之反而不妥。

（5）岳美中先生指出："阴药非重量，则仓促间无能生血补血，但阴本主静，无力自动，必凭借阳药主动者以推之换之而激促之，方能上入于心，催动血行，使结代之脉去，动悸之证止。"毛德西教授认为滋阴补血药多一些目的是把血脉中的阴血很快补起来，所以用量要大；但滋阴补血药的药性比较缓慢，主静，如果没有温阳益气的药难以迅速发挥作用，所以要用温阳益气的人参、桂枝来激活阴性药物，这就是"阳主动，阴主静；阳化气，阴成形"在方药学上的具体应用。

（6）毛德西教授认为生地黄、麦冬用量大了会出现腹痛、腹泻、腹胀、纳呆等不适，为了避免这些不适，可把生地黄、麦冬先煎，配入山楂一味药，恪守心律复而无腹泻的效果。至于山楂用量多少，要以患者的体质和病情而论。

（7）二诊时患者面黄少华好转，仍乏力，气不接续。面黄少华为血虚，乏力、气不接续为气虚，所以加入当归、黄芪，取黄芪当归汤之意，以补养气血。

（8）毛德西教授结合现代中药药理研究认为，炙甘草大量长期服用易导致水肿，不适宜湿盛胀满及心功能不全、高血压患者。因炙甘草含甘草甜素及甘草次酸，对健康人及多种动物都有促进钠、水潴留的作用，这与盐皮质激素去氧皮质酮的作用相似，长期应用可致水肿及血压升高。

病案2

（1）从病因和症状分析，为心阳虚馁，神不守舍。治宜温阳宁心，收敛神气；方选桂枝甘草龙骨牡蛎汤加味。

（2）桂枝甘草龙骨牡蛎汤出自《伤寒论》118条云："火逆下之，因烧针烦躁者，桂枝甘草龙骨牡蛎汤主之。"治疗因误治而致阴阳离决的阳浮于上、阴陷于下的烦躁证。桂枝温通心阳，炙甘草益气固本，二者合用可温振心阳；

龙骨合牡蛎可固涩阳气，使阳不外泄，下藏肾水，心肾相交，水火既济。毛德西教授认为方取桂枝、甘草以复心阳之气，龙骨、牡蛎以安烦乱之神；龙牡之咸平重镇，敛其浮越之阳，下交于肾，少佐桂枝腾发阴气而上交于心；取甘草助中州中和之气，使上下相交。

（3）因本例患者手心汗出，故加麦冬、五味子滋养心阴，以补充失散之阴津，亦有利于收敛心神。依据原方用量，桂枝应小于其他三味，这是因为桂枝辛温，为动性药，以鼓舞心阳为务；而其他三味为静性药，以镇静心神为主。若桂枝量大，必然使心神外越，更不利于发挥其他三味药的安神作用，导致心悸、怔忡加剧。这是经方在用量方面的真谛，切不可忽视之。

（4）二诊时患者症状改善，为进一步提高疗效，加入酸枣仁 30g 以宁心、安神、养肝、敛汗。

【学习小结】

《伤寒论》177 条曰："伤寒，脉结代，心动悸，炙甘草汤主之。"毛德西教授用炙甘草汤治疗脉结代证，这里所说的结脉、代脉，都是阴性脉，是脏器功能衰竭，气滞血瘀所呈现的脉象，是比较严重的心律不齐。凡出现结代脉，必然有心动悸之征。治疗这种脉证，必然要照顾到气血、阴阳的多寡，以及气血的流通与否。炙甘草汤主要应用于心阴阳、气血两虚所致的心动悸、脉结代证，西医学多用于内科循环系统疾病的治疗。

【课后拓展】

1. 熟读背诵《伤寒论》关于"心悸"的条文。

2. 查阅资料，了解苦参、甘松抗心律失常的现代药理研究现状。

3. 了解西医学对本病的认识及研究进展。

4. 参考阅读：毛德西 . 毛德西方药心悟 [M]. 北京：人民卫生出版社，2015.

第二节 胸 痹

胸痹是指以胸部闷痛，甚则胸痛彻背，喘息不得卧为主症的一种疾病。轻者仅感胸闷如窒，呼吸欠畅；重者则有胸痛，严重者心痛彻背，背痛彻心。

本病相当于西医学的缺血性心脏病中的心绞痛、心肌梗死；心包炎、二尖瓣脱垂综合征、病毒性心肌炎、心肌病、慢性阻塞性肺气肿、慢性胃炎等出现胸闷、心痛彻背、短气、喘不得卧等症状者，也可参照本节内容辨证论治。

【辨治思路】

毛德西教授对胸痹病因病机的认识来源于《金匮要略》的"阳微阴弦"，即上焦阳气不足，下焦阴寒气盛，乃本虚标实之证。如书中云："夫脉当取太过不及，阳微阴弦，即胸痹而痛，所以然者，责其极虚也。今阳虚知在上焦，所以胸痹、心痛者，以其阴弦故也。"虚乃正气亏虚，实则风、火、痰、瘀为患。但是临床上单纯的虚或单纯的实都比较少见，多是本虚标实、虚实夹杂。本虚又以心气虚为主，标实则以痰瘀为主。因此，气虚痰瘀、痹阻心之络脉是本病的基本病因病机。正如清代医家喻嘉言所说："胸痹心痛，然总因阳虚，故阴得乘之。"

毛德西教授结合自己多年临床经验，将胸痹心痛的治疗总结为：辨部位，胸阳痹阻，瓜蒌薤白剂宣痹通阳；查体质，气阴两亏，桂枝汤合参麦益气养阴；求病本，心肾阳虚，真武汤温心肾之阳；审病情，痰瘀相兼，苓桂术甘汤化痰活瘀；诊脉象，结代同见，炙甘草汤益气复脉。

【典型医案】

病例 1 崔某，男，58 岁。2003 年 11 月 13 日初诊。

［主诉］胸闷、胸痛两月余。

[病史] 患者近两个月来常感胸闷、胸痛，痛甚则牵引背部，家属拍打胸背而后舒，发作次数及时间不定，每因劳累而诱发。到某西医院就诊，查心电图示"下壁及外侧壁心肌缺血"，建议行冠状动脉介入诊疗。患者拒绝后来诊。

[现症] 胸闷、胸痛，痛甚则牵引背部，动则尤甚，乏力、气短。舌质略暗，舌苔薄润，脉弦细而缓。

问题

（1）为何患者"拍打胸背而后舒"？

（2）本病的病机是什么？如何理解胸痹的病机"阳微阴弦"？请结合本患者证情回答。

（3）本病的治法是什么？如何选方？

[治疗过程]

初诊方药：全瓜蒌 15g，薤白 12g，法半夏 10g，枳实 10g，赤芍 10g，郁金 10g，秦艽 10g，桂枝 6g，生姜 3g。6 剂，水煎服。医嘱：忌生冷辛辣食物，避风寒，勿过劳。

二诊：11 月 20 日。患者胸闷稍减。上方加冠心苏合丸 1 粒（包煎），服 12 剂后，闷痛间或发作，且不牵引背部，自述胸部较舒畅。

三诊：12 月 10 日。患者后因食肉饺闷痛增剧。于上方去秦艽、冠心苏合丸，加生山楂 15g，鸡内金 30g，炒莱菔子 10g。6 剂。

四诊：12 月 18 日。患者闷痛减轻，脉象转为弦滑而缓。上方去鸡内金，加陈皮 10g，赤芍改为 15g。服 12 剂，闷痛基本消失。

问题

（4）初诊方药来源于"瓜蒌薤白剂"又不同于"瓜蒌薤白剂"，有何玄机？

（5）初诊方药似为瓜蒌薤白白酒汤、瓜蒌薤白半夏汤、枳实薤白桂枝汤的组合，为何要三方合用？

（6）二诊时为何要加用冠心苏合丸？

（7）三诊时为何又去掉冠心苏合丸？

（8）四诊时为何去鸡内金，加陈皮 10g，赤芍改为 15g？

（9）毛德西教授对于使用芳香类药物治疗胸痹有哪些经验？

病例 2　徐某，男，59 岁。2013 年 11 月 6 日初诊。

[主诉] 间断发作胸痛、胸闷 3 年余，加重 7 天。

[病史] 患者 3 年前无明显诱因出现胸痛、胸闷，呈间断性发作，伴乏力、气短，自觉疼痛在剑突下，活动后尤甚，休息后缓解，未进一步诊疗。1 个月前因上述症状加重，查冠状动脉造影"多支病变"，建议做搭桥手术，患者拒绝。近 7 天患者自觉胸痛、胸闷加重，且口干、口苦明显，为寻求中医治疗来诊。患者平素有饮酒嗜好。

[现症] 胸闷、胸痛，间断发作，动则尤甚，伴乏力、气短，口干、口苦，纳眠可，二便正常。舌质红，苔黄厚腻，脉象弦滑。

问题

（1）《伤寒论·辨太阳病脉证并治下》中关于结胸的论述有哪些？何为结胸？

（2）仲景论述结胸与胸痹有何异同？

[治疗过程]

初诊方药：黄连 8g，清半夏 10g，全瓜蒌 15g，陈皮 10g，炒枳壳 10g，竹茹 15g，茯神 15g，石菖蒲 10g，炙远志 10g，草果 8g，砂仁 8g，藿香 10g，生甘草 6g。15 剂，水煎服。每日 2 次，温服。

二诊：11 月 23 日。患者胸痛、胸闷发作次数减少，口干、口苦减轻，纳眠可，二便正常。舌质红，舌苔黄腻，但较前减轻，脉象弦滑。上方加炒苍术 10g，蚕砂 10g，生薏苡仁 30g。15 剂，水煎服。

三诊：12 月 16 日。询问知患者诸症减轻。守上方又服 15 剂，胸痛、胸闷明显减轻，口干口苦亦无，基本告愈。

问题

（3）患者诊断为何病？病机、证型、治法、选方分别是什么？

（4）毛德西教授对小陷胸汤是如何理解的？

（5）毛德西教授为何要加入其他药物？请结合本患者证情回答。

（6）二诊时为何要加入炒苍术 10g，蚕砂 10g，生薏苡仁 30g？

（7）毛德西教授如何运用经方治疗胸痹心痛？有何经验？

【问题解析】

病例 1

（1）本患者有"胸闷痛并欲使人拍打后而舒"，这是胸阳不得宣通的表现。

（2）本病例的病机为胸阳痹阻，血脉不畅。清·周扬俊《金匮玉函经二注》曰："痹者，痞闷而不通也。经云：通则不痛。故惟痛为痹，而所以为痹者，邪入之，其所以为邪入者，正先虚也。故曰：脉取太过不及，不及为阳微，太过即阴弦，阳虚故邪痹于胸，阴盛故心痛。仲景已自申说甚明，乃知此证总因阳虚，故阴得以乘之；设或不弦，则阳虽虚而阴不上干可知也。然胸痹有微甚之不同，则为治因亦异，微者但通上焦不足之阳，甚者且驱其下焦厥逆之阴。"

（3）结合本病胸阳痹阻、血脉不畅的病机，治宜宣痹通阳为主，佐以活瘀，用瓜蒌薤白剂加味。《金匮要略·胸痹心痛短气病脉证治》云："胸痹之病，喘息咳唾，胸背痛，短气，寸口脉沉而迟，关上小紧数，栝楼薤白白酒汤主之。""胸痹不得卧，心痛彻背者，栝楼薤白半夏汤主之。""胸痹，心中痞气，气结在胸，胸满，胁下逆抢心，枳实薤白桂枝汤主之。"

（4）本例有胸闷痛并欲使人拍打，这是胸阳不得宣通的表现，故选用具有疏通胸中阳气，使气血得以流通的瓜蒌薤白剂，随证增入通络的秦艽、桂枝，活血化瘀的赤芍、郁金等，这样就使瓜蒌薤白剂的通阳宣痹作用由气分透入血分，气行则血行，气血一活，痹阻自然消散。

（5）三方合用药物有6种，均有瓜蒌、薤白，说明这两味药是宣痹通阳、宽胸散结之主药，半夏降逆、枳实宽中，为方之臣药，桂枝温阳化气，为之佐药，厚朴理气消胀为之使药。这样宣痹通阳与理气消胀相结合，使得该方功用成了心胃同治的复合方。只有胃气降，上焦之浊气才能散而降之，这比三个方中任何一个方的功用都高。原中国中医研究院副院长赵锡武先生，对瓜蒌薤白剂的应用体验颇丰，他善于将瓜蒌薤白半夏汤与瓜蒌薤白白酒汤合为一方，脏冷者合枳实薤白桂枝汤，并随症加减，其疗效远比单一方剂效果好。

（6）二诊时"胸闷、胸痛"缓解不佳，根据中医学"急则治其标"的原则，加用冠心苏合丸以芳香开窍、理气止痛，来缓解胸闷、胸痛的症状。

（7）冠心苏合丸中含有苏合香油、檀香、青木香、冰片、乳香等药物，过多地服用此类药物，会耗气伤阴，不利于病情的好转。有些患者服用冠心苏合丸后，常会发生鼻腔烘热、口干舌燥、渴欲饮水或咽喉干涩、疼痛等阴伤的症状。三诊时患者"后因食肉饺闷痛增剧"，"肉"易滋生湿热，冠心苏合丸属于温性的芳香开窍药物，再服冠心苏合丸，无异于"火上浇油"。此时加用"山楂、鸡内金、炒莱菔子"以消积导滞。

（8）四诊时"脉象转为弦滑而缓"，因"食肉"而积，因"积"而生"痰"，所以脉出现"滑"象，加陈皮10g取其化痰之用；赤芍改为15g，以增强其活血化瘀止痛之功。

（9）毛德西教授在临床上把芳香类药物治疗胸痹心痛归纳为：①芳香化浊法：又称芳香醒脾和胃法，秽浊之气四时皆有，除气象因素外，其他如醇酒、饮食、果肉等，均可诱发秽浊之气。秽浊之气发于脾胃，但可上蒸心肺，下及肝肾；伤及心脉，即可发作心绞痛。所用药物为藿香叶、佩兰叶、鲜荷叶、砂仁皮、苏叶等。主要用于脾胃不和，浊气弥散，诱发心绞痛者。症见心前区闷痛，胃中痞满，纳谷不馨，时有泛吐，舌苔浊腻等。②芳香理气法：针对肝气郁而心气闭所设，肝气怫郁可致胸闷。毛德西教授喜用花类药物，如代代花（理气宽胸，开胃止呕）、厚朴花（化湿开郁，宽中理气）、佛手花（理气和中，醒脾开胃）、玫瑰花（调中和血，舒郁结）、茉莉花（和中下气，辟秽浊）、三七花等；更喜用麦芽、稻芽、谷芽。凡因恚怒郁气所引起的胸痛，可考虑芳香理气法治疗。③芳香温通法：现在临床上常用的芳香温通药物有麝香保心丸、速效救心丸、苏冰滴丸、冠心苏合香丸、宽胸丸等，这些中成药多数是芳香类温性药物，芳香可以开窍，温性可以散寒，其药效是一般活血化瘀药所不能比配的。

病例 2

（1）《伤寒论·辨太阳病脉证并治下》曰："小结胸病，正在心下，按之则痛，脉浮滑者，小陷胸汤主之。""太阳病，脉浮而动数……医反下之，动数变迟，膈内拒痛，一云头痛即眩。胃中空虚，客气动膈，短气躁烦，心中懊恼，阳气内陷，心下因鞕，则为结胸，大陷胸汤主之。""结胸者，项亦强，如柔痉状，下之则和，宜大陷胸丸。""太阳少阳并病，而反下之，成结胸，心下鞕，下利不止，水浆不下，其人心烦。""伤寒十余日，热结在里，复往来寒热者，与大柴胡汤。但结胸，无大热者，此为水结在胸胁也。但头微汗出者，大陷胸汤主之。""太阳病，重发汗，而复下之，不大便五六日，舌上燥而渴，日晡所小有潮热，从心下至少腹鞕满而痛，不可近者，大陷胸汤主之。"

总之，结胸指痰热、水饮结于胸胁，或兼邪热蕴于肝胆胃肠而引起的病证。张仲景在《伤寒论》中将其分为大结胸、小结胸、寒实结胸3类。具体表现为脏触痛，头项强硬，发热有汗，脉寸浮关沉等；或从心窝到少腹硬满而痛，拒按，大便秘结，口舌干燥而渴，午后稍有潮热，脉沉结等。方用大陷胸汤、小陷胸汤、三物白散等。

（2）结胸与胸痹均为综合性证候群，并非单一、独立的病名。从两者证候名上看出：其发病部位多在胸部。结胸证见于《伤寒论·辨太阳病脉证并治》篇，大结胸、小结胸都有发热，显系外感热病，脏结腹痛下利者例外。

胸痹证见于《金匮要略·胸痹心痛短气病脉证治》篇，无发热者，多属于慢性杂病范畴。

1）病机和证候表现不同：

病机：①结胸证：痰热、水饮结于胸胁，或兼邪热蕴于肝胆胃肠。②胸痹证：胸阳不振，气机不畅。

证候表现：①结胸证：大结胸，胸满硬痛，手不可近，舌上燥而渴，日晡有潮热；或不大便五六日，从心下至少腹硬满，脉沉而紧者。小结胸，正在心下，按之则痛，脉浮滑者。寒实结胸，心下硬满，甚至连及少腹。脏结，无阳证，时时下利，舌上白苔滑者。②胸痹证：胸背痛，短气，咳唾，喘息，甚则背痛彻心，连及两胁。

结胸为伤于寒邪，表邪内陷，与水饮互结而致。主要表现为心下疼痛，按之硬满，并可见大便秘结、口干舌燥等症，当与胸痹区分。另外，胸痹疼痛程度较结胸更甚，二者亦可区分。

2）方药不同：①治结胸方：大陷胸汤，用大黄、芒硝泄热结，配甘遂逐水饮。柯韵伯云："水饮停于胸胁，邪热实于胃肠。"确为本方证之关键。若水饮之邪逆而射肺，见咳喘者，加杏仁、葶苈子以降气逆，即为大陷胸丸。小陷胸汤，用黄连苦寒泄热，配瓜蒌宽胸润降化痰，半夏蠲饮化痰，三味协力，对痰热互结于胸膈之证甚为合适。三物白散，用巴豆温下，配桔梗、贝母化痰，治寒实结胸证。原书"脏结"有死亡之候，并未出方。②治胸痹方：瓜蒌薤白白酒汤，用瓜蒌宽胸润降，配薤白通阳理气，白酒行利血脉，为治疗胸痹证之主方。瓜蒌薤白半夏汤，即上方加半夏化痰降逆，治胸痹不得卧，心痛彻背者。枳实薤白桂枝汤，用薤白配桂枝温通胸阳，枳实、厚朴下气消痞满，治胸痹心中痞，留气结在胸，胸满胁下逆抢心者。

结胸与胸痹相比，发病部位多在胸膺部，依症出方，二者或可互用。

（3）患者诊断为胸痹心痛，辨证为痰热互结于胸。患者平素饮食失摄，恣嗜烟酒，而使痰热内生，壅滞于中上两焦，致使胸阳不展，心脉瘀滞，而发为胸痹心痛。治疗当以清化湿热为主，方选小陷胸汤加味。

（4）此方药味少而精。方中黄连清热燥湿，杜绝痰从内生；半夏辛温，醒脾燥湿。两药苦辛并用，为辛开苦降之基本组合。瓜蒌宽胸理气，涤痰祛浊。三味合用，共收清热化痰、宽胸祛瘀之效。

（5）方中加入陈皮、枳壳、竹茹、茯神等药物，又取黄连温胆汤之意，功能清热燥湿、理气化痰；增入石菖蒲、炙远志化痰开窍；另入草果、砂仁、藿香等芳香化湿药，冀在醒脾化湿。

（6）二诊时"患者胸痛、胸闷发作次数减少，口干、口苦减轻，纳眠可，二便正常。舌质红，舌苔黄腻，但较前减轻，脉象弦滑"。虽症状减轻，但因湿邪致病，留恋不去，缠绵难愈，患者仍有"舌苔黄腻，脉象弦滑"，所以加入苍术燥湿健脾，蚕砂燥湿化浊，薏苡仁利湿走泄，以使湿浊从小便排出。

（7）毛德西教授运用经方治疗胸痹心痛的经验，可以总结为以下几个方面：①辨部位，胸阳痹阻，瓜蒌薤白剂宣痹通阳；②查体质，气阴两亏，桂枝汤合参麦益气养阴；③求病本，心肾阳虚，真武汤温心肾之阳；④审病情，痰瘀相兼，苓桂术甘化痰活瘀；⑤诊脉象，结代同见，炙甘草汤益气复脉。

【学习小结】

胸痹病虚为本，实为标，虚在阳气，以心肾阳气不足为主。《素问·调经论》曰："血气者，喜温而恶寒，寒则泣不能流，温则消而去之。"心阳温运血脉，肾阳温化阴精，心阳虚则血脉滞而不流，肾阳虚则阴精凝而不化，均可使血脉痹阻，形成胸痹。治宜扶心阳、温肾阳，阳气温煦，血脉自能畅通。故毛德西教授喜选用具有疏通阳气，使气血得以流通的瓜蒌薤白剂。

【课后拓展】

1. 熟读背诵《金匮要略》关于"胸痹"的条文。

2. 查阅《金匮玉函经》关于"胸痹"的相关论述。

3. 了解西医学对本病的认识及研究进展。

4. 通过对本病的学习，写出学习心悟。

5. 参考阅读：毛德西. 毛德西临证经验集粹 [M]. 上海：上海中医药大学出版社，2009.

第三节 不 寐

不寐是以经常不能获得正常睡眠为特征的一类病证，主要表现为睡眠时间、深度的不足，轻者入睡困难，或寐而不酣，时寐时醒，或醒后不能再寐，重则彻夜不寐。

西医学的神经官能症、更年期综合征、脑震荡后遗症、高血压、甲亢、肝病、贫血、动脉粥样硬化症（脑动脉）、慢性中毒、精神分裂症早期患者出现的失眠，可参照本病辨证论治。

【辨治思路】

毛德西教授认为不寐主要责之于心。《灵枢·邪客》云："心者，五脏六腑之大主也，精神之所舍也。"《类经》云："心为脏腑之主，而总统魂魄，并赅意志，故忧动于心则肺应，思动于心则脾应，怒动于心则肝应，恐动于心则肾应，此所以五志唯心所使也。"无论哪一脏、哪一腑发生病理变化均会影响到心，而心总领五脏六腑之生理功能，为神之居，与人的精神、意识、思维、情志活动的关系最密切；心神一旦被扰，就会出现精神、思维的异常，使人发生不寐。

毛德西教授临床治疗不寐喜用经方，如"发汗吐下后，虚烦不得眠，若剧者，必反覆颠倒，心中懊憹，栀子豉汤主之"的栀子豉汤证，"伤寒下后，心烦腹满，卧起不安"的栀子厚朴汤证，"心中烦，不得卧"的黄连阿胶汤证，以及"心烦不得眠"的猪苓汤证等。他尤其善用酸枣仁汤养血安神（《金匮要略·血痹虚劳病脉证并治》云："虚劳虚烦不得眠，酸枣汤主之。"），用黄连阿胶汤交通心肾（《伤寒论》第 303 条云："少阴病，得之二三日以上，心中烦，不得卧，黄连阿胶汤主之。"），用甘麦大枣汤缓急解郁（《金匮要略·妇人杂病脉证并治》云："妇人脏躁，喜悲伤欲哭，象如神灵所作，数欠伸，甘麦大枣汤主之。"），以及用百合知母汤合百合地黄汤润燥安神。

【典型医案】

病例1 石某，女，32岁。1998年3月6日初诊。

[主诉] 失眠2年余。

[病史] 患者患病毒性心肌炎愈后失眠2年余，每至入睡必服舒乐安定方有睡意，昼则精神疲惫，难以工作，甚至说话亦感费力。如此数月，痛苦异常，曾服多种镇静安神药物，因效果不显，无奈在家人的劝说下前来求治。

[现症] 失眠，难以入睡，每至入睡必服舒乐安定方有睡意，且易醒多梦，心烦心悸；白天则觉精神疲惫，头晕目眩，咽干口燥。舌质嫩暗，苔薄白少津，脉弦而细。

问题

（1）本患者不寐的病机是什么？如何治疗？

（2）如何理解"心主血脉"与"心主神志"的功能？

[治疗过程]

初诊：脉症互参，显系心阴虚损，内热未除所致。治宜滋阴养血，润燥清热。方用酸枣仁汤治之，处方：酸枣仁20g，茯神15g，炒川芎6g，知母10g，炙甘草10g。10剂，水煎服。

二诊：3月18日。初诊方药的疗效不尽人意。后将酸枣仁改为60g，当夜入眠4小时，甚为惬意。继服10剂，睡眠可达6小时之多，精神也转而开朗。

三诊：4月1日。患者不寐基本消失，偶感全身瘙痒。上方知母改为15g，加用黄柏15g以巩固疗效，患者痊愈。

问题

（3）毛德西教授对酸枣仁汤药物组成的君臣佐使有何见解？

（4）二诊时酸枣仁为何要加量？毛德西教授用酸枣仁有何经验？

（5）为何三诊要加大知母的用量，并加用黄柏？

（6）毛德西教授独创了三味方"二仁欢心汤"治疗失眠，其针对的病因病机、药物组成、方解及加减是什么？

病例2　赵某，女，27岁。2003年10月3日初诊。

[主诉] 失眠1周。

[病史] 1月前患者由于产后出血过多，体质虚弱，低热半月；热退后，遗患口苦咽干，五心烦热，入夜难眠，并有手足汗出。舌质嫩红，苔少，脉细数。

[现症] 入夜难眠，伴口苦咽干，五心烦热，手足汗出。舌质嫩红，苔少，脉细数。

问题

（1）本患者不寐的病机是什么？如何治疗？选用何方？

（2）百合知母汤合百合地黄汤加味用来治疗"百合病"，为何用来治疗不寐？

[治疗过程]

初诊方药：生百合30g，知母10g，生地黄15g，青蒿30g，地骨皮30g。10剂，水煎服。

二诊：10月16日。患者汗出已止，夜眠5～6小时，且口苦咽干已无，舌上布津。恐其药物过凉伤其气分，遂去青蒿、地骨皮，加入生山药30g，继服10剂而安。

问题

（3）仲景是如何论述百合知母汤证的？

（4）毛德西教授用百合知母汤合百合地黄汤治疗不寐有何经验？

【问题解析】

病例1

（1）本患者为肝血亏损，肝失濡养，肝为心之母，母病及子，虚热内扰于心，故见虚烦失眠、心悸不安、魂不守舍、头晕目眩、咽干口燥等症。所以本患者不寐的病机可概括为肝血暗耗，虚热内生，上扰心神。《金匮要略·血痹虚劳病脉证并治》云："虚劳虚烦不得眠，酸枣汤主之。"仲景用酸枣仁养血补心肝之体，川芎调畅气血而顺心肝之用，一散一收，阴阳合一。他药养阴清热，宁心安神，使水足而神自宁，火清而神自安。

（2）《灵枢·邪客》云："心者，五脏六腑之大主也，精神之所舍也。"心的另一大生理功能为心主血脉。血行于脉中，通过心气的推动输送到全身，濡养全身的组织器官，滋养心神，安定神志。心主神志与血脉的生理功能密切相关，两者相辅相成，缺一不可。如《灵枢·营卫生会》云："血者，神气也。"脉属于心，血行于脉，神舍于脉，血脉是神志活动的物质保障，神志活动是血脉充盈的外在表现，心主藏神功能正常，则能驭气调控心血的正常运行，以濡养周身及心脉而神定寐安，神不安则不寐。《素问·六节藏象论》云："心者，生之本，神之变也，其华在面，其充在血脉。"若血脉失充，神志失养，则不得安卧。

（3）酸枣仁汤以酸枣仁为君，养血补肝，宁心安神；茯神宁心安神，知母性苦、甘、寒，苦寒能清虚热以除烦渴，甘寒质润宜滋阴润燥，两者共为臣药；佐以"血中之气药"川芎，意在调肝血而疏肝气；使以少量甘草，既可调和诸药，又能合酸枣仁达到酸甘敛阴之效。全方寓清于补，共奏养血安神、清热除烦之功。

（4）二诊时疗效不尽人意，所以毛德西教授将酸枣仁改为60g。毛德西教授谈到他在读《名老中医医话》，看到刘惠民先生（曾多次为毛泽东主席诊治疾病）的经验时，颇受启发，他道："酸枣仁不仅是治疗失眠不寐之要药，且具有滋补强壮作用，久服能养心健脑，安五脏，强精神。"并一再强调用药之巧在于量，一般成人一次可用30g以上，甚至可达75～90g。从此，毛德西教授每用酸枣仁非常注意用量，量的多少，效果必然不同。

（5）盖因患者血虚生风之故，故见瘙痒不适，加用黄柏滋阴泻火除风，重用知母清热泻火，滋阴润燥息风。

（6）毛德西教授的"二仁欢心汤"专为失眠、烦躁而设。心阴不足，肝气郁结，心阴失养则失眠，肝气不展则烦躁。方取"二仁"养心阴，合欢皮舒肝郁，酸枣仁"酸收"安神；若烦躁甚者，可加莲子心 5g，焦栀子 5g，以除心烦火郁。若大便溏薄者，加生山楂 15g，乌梅 15g，以酸收固肠，亦有利于安神。

病例 2

（1）本患者不寐的病机为心肺阴虚，热伏阴分。治宜清心润肺，兼除虚热。方用百合知母汤合百合地黄汤加味。

（2）百合知母汤和百合地黄汤出自《金匮要略·百合狐惑阴阳毒病证治》，原文并未言及治疗失眠，但历代医家用于治疗失眠者不乏其例。其原因有二：一是百合病有"欲卧不能卧，欲行不能行"的"躁不得卧"症（成无己语）；二是百合是一味清心润肺的良药，本身就有安神的作用。因此，用百合类方治疗失眠是顺理成章的事。本例因产后失血而使心肺之阴受损，导致心脉失养，肺阴失润，加之热伏阴分，使心火浮越于上，所以会出现失眠。何任先生说："余遇患热性病之后阶段，有口苦，尿黄或赤，并有某些神经系统见证者，往往先考虑分析其是否符合本证。"强调口苦、尿赤是百合类方的应用指征。由此可以看出，经方的使用范围决不局限于条文本身，而应从证候的角度去分析选用。

（3）"百合病者，百脉一宗，悉致其病也。意欲食复不能食，常默默，欲卧不能卧，欲行不能行，欲饮食或有美时，或有不用闻食臭时，如寒无寒，如热无热……如有神灵者，身形如和，其脉微数。"《金匮要略·百合狐惑阴阳毒病证治》。本病起因于大病之后，心肺阴虚内热所致，临床症状大抵有三：一者情绪障碍，抑郁，焦虑，心神难定；二者躯体不适，"口苦"，"如有神灵"；三者内热症状，"小便赤，脉微数"。心阴不足，心神失养，故卧寐不安；津液不足，虚热内扰，则烦躁不安，坐卧不宁。本类方有百合知母汤、百合地黄汤、百合鸡子黄汤，三方均以百合为君，百合甘淡性寒，入心、肺二经，养阴润肺，清心安神。所配伍生地黄甘寒，养阴生津，清热凉血；知母甘寒，清热泻火，滋阴润燥；鸡子黄滋阴润燥。上药合用，三方皆有养阴润燥、除烦安神之功效。

（4）毛德西教授运用此方治疗不寐，关键在于百合的剂量。百合为食疗药物，用药安全，治疗失眠等情志疾病当重用 30～60g 为君。患者阴虚燥热，臣以生地黄、知母。用生地黄而非熟地黄，因生地黄长于清热又不如熟地黄滋腻，重用 60～240g 以养阴清热凉血；知母为质润滋阴而清虚热。失眠重者加酸枣仁、五味子；见口疮加生黄芪、生甘草；火热盛见便秘或大便黏腻、苔黄厚腻者，加黄连、黄芩、酒军。

【学习小结】

不寐是各种因素引起脏腑功能紊乱，气血、营卫失和，阴阳失交，阴不纳阳，阳不入阴而发；其病位主要则之于心，并与肝、胆、脾胃、肺、肾等脏腑密切相关。《沈氏尊生书》曰："不寐……然主病之经，虽专属心，其实五脏皆兼及也。"故不能单一地从某一脏腑论治不寐。五脏的生理功能失调和病理变化，引起脏腑功能紊乱、气血失和、阴阳失调、神志不宁，皆可发生不寐。

【课后拓展】

1. 熟读背诵《伤寒论》《金匮要略》关于"不寐"的条文。

2. 查阅仲景关于睡眠异常的方剂（栀子豉汤、栀子厚朴汤、茵陈蒿汤、甘草泻心汤、小柴胡汤、黄连阿胶汤、猪苓汤、酸枣仁汤、百合地黄汤、四逆汤、干姜附子汤、桂枝去芍药加蜀漆龙牡救逆汤等）。

3. 了解西医学对本病的认识、研究和进展。

4. 参考阅读：毛德西. 毛德西用药十讲 [M].2 版. 北京：北京科学技术出版社，2018.

第五章　脾胃病证

第一节　胃脘痛

胃脘痛，又称胃痛，是指以上腹胃脘部近心窝处疼痛为主症的病证。

西医学的急性胃炎、慢性胃炎、胃溃疡、十二指肠溃疡、功能性消化不良、胃黏膜脱垂等以上腹部疼痛为主要症状者，可参照本病辨证论治。

【辨治思路】

毛德西教授早年曾在《中原医刊》发表《胃脘痛的鉴别诊断》一文，指出清代陈修园按病因病机不同将本病分为九个证候，但结合临床实践，其常见证候仅有 7 种，即虚寒、寒积、气滞、血瘀、阴虚、火郁、食积等。这些证候之间，颇多疑似证候，故需进行鉴别诊断。

1. 虚寒胃痛与寒积胃痛　二者皆属寒证，具有得热则痛减、四肢不温、舌苔偏于滑润等共有症状，但两者有虚实之别，务须审辨。虚寒胃痛乃由脾胃素虚，或久病之后，脾胃元气未复，寒从内生所致；临床以胃痛隐隐，喜温喜按，泛吐清水为特点；多见于胃及十二指肠溃疡、胃下垂等。寒积胃痛则多由寒冷气候突然而至，或偶食生冷，中阳困顿所致；临证特点为胃痛暴作，疼痛拒按，甚则面色青白，四肢冰凉；多见于急性胃炎等。治疗时，虚寒胃痛宜温养脾胃，方选黄芪建中汤；寒积胃痛宜温胃散寒，方选厚朴温中汤。

2. 气滞胃痛与血瘀胃痛 二者皆属实证，均有遇恚怒气郁疼痛加剧、脉弦等症状，但两证类比，气滞轻而血瘀重。气滞胃痛多由精神怫郁，肝气不舒，横克中焦所致；胃痛多牵引胁肋，且有嗳气吞酸之症；多见于胃神经官能症、慢性胃炎等。血瘀胃痛多因气滞日久，络脉被阻，瘀血积于胃脘所致；故痛如针刺，固定不移，食后加剧，且有呕血或大便色黑、舌紫暗等症；多见于溃疡病、胃癌等。气滞者，当疏肝和胃，方选沉香降气散或柴胡疏肝散。血瘀者，当活血化瘀、理气止痛，方选手拈散。若既有气滞又有血瘀证候，则宜用行气活瘀法，方选三合汤为宜（即丹参饮合百合汤、失笑散）。

3. 阴虚胃痛与火郁胃痛 二者皆属热证，均有胃脘灼痛、喜凉饮、舌红、脉数等症状。但前证为虚，后证为实。属虚者多由温热病后期伤及胃阴，或他病之后，胃阴未复，胃膜拘急而痛；证以胃脘嘈杂灼痛，口干舌燥，舌红无苔，脉细数无力为特点。实证多由肝郁化火，火性急迫，横犯胃阴所致；证以痛势急剧，中脘嘈杂，心烦易怒，舌红苔黄，脉弦数有力为特点。临证抓住病史、病因、痛势，以及脉搏有力与否，两证就不难鉴别。阴虚胃痛多见于萎缩性胃炎、慢性胃炎等；治以滋阴柔敛，方选养胃汤。火郁胃痛多见于急性胃炎、胰腺炎等；治宜清热和中，方选清中汤。

4. 食积胃痛 属于实证，但与其他实证胃痛迥然有别，本证有明显的饮食不节因素。由于食积不消，腐气不散，所以胃痛伴有呕吐恶心、嗳腐如败卵、大便秽臭等症，尤多见于小儿，所以诊断较易。本证多见于急性胃肠炎等；治宜消积和中，方选保和丸。

毛德西教授研究发现，临床上用中药治疗胃脘痛效果显著，特别是对于西医检查无明显异常，且应用抑酸、保护胃黏膜药物效果不尽人意的气滞证或寒邪犯胃证患者。毛德西教授还结合多年临证经验，自拟安胃清幽方治疗消化性溃疡、功能性消化不良等病，并开展了相关研究。

近年来，毛德西教授治疗胃脘痛等脾胃疾病，常综合张仲景、李东垣、叶天士等医家的学术思想。针对胃腑的生理功能及易影响其他相关脏腑的特点，将胃脘痛辨证为脾胃虚弱、脾胃湿热、湿阻中焦、肝胃不和、胃阴虚等证型，或单独出现，或相兼为证。对于脾胃虚弱、中气失陷者，善用黄芪建中汤、补中益气汤等方；脾胃湿热者，喜用半夏泻心汤、下气汤、黄连汤、左金丸等加减；中焦湿浊不化者，喜用藿香三味饮（自拟方）加味；脾胃气阴两虚者，喜用养胃饮、麦门冬汤、竹叶石膏汤及资生汤化裁。

【典型医案】

病例1　柴某，男，32岁。1996年6月18日初诊。

［主诉］胃脘疼痛3年，加重3个月。

［病史］患者十二指肠球部溃疡已3年，近3个月疼痛剧烈，每次胃痛发作，均有不同程度的寒热症状。前医曾用荆防败毒散、银翘散与新康泰克等药物治疗，取效甚微。

［现症］恶风寒，身着厚衣，发热，头疼，胃脘疼痛，得食则减，喜食热粥，轻微吐酸，大便溏薄。舌苔薄白，脉象虚浮。体温37.8℃，大便潜血阳性。

问题

（1）溃疡病属于中医学什么疾病范畴？

（2）脉症合参，本患者辨为何种证型？

（3）患者为何出现发热、恶寒？

［治疗过程］

初诊方药：炙黄芪15g，桂枝10g，炒白芍15g，炙甘草9g，乌贼骨15g，大贝母10g，红枣5枚，饴糖30g（冲服）。10剂，水煎服，每日1剂，煎2次混合，分3次，食前服用。

二诊：6月28日。患者诉上方服用6剂，外证寒热消失，内证疼痛缓解。效不更方，20剂，水煎服。

三诊：7月19日。患者服至23剂，疼痛已无，大便转为正常。造影复查示：十二指肠球部溃疡已无明显异常，充盈尚整，无激惹现象。大便潜血阴性。

> 问题
>
> （4）处方中选用的主方是什么？
>
> （5）主方的药物组成、加减、功用、主治、方解分别是什么？
>
> （6）前医应用药物为何取效甚微？

病例2 秦某，男，42岁。1993年8月10日初诊。

[主诉] 胃脘痛3年余。

[病史] 患者有饮酒与吸烟嗜好，罹患胃脘痛3年余。年初经当地县医院钡餐透视，提示十二指肠有龛影。大便潜血阳性。

[现症] 胃脘隐隐作痛，时及两胁，空腹为甚，时有反酸，饮食渐少，精神不佳，大便黏腻色黄，小便时黄。舌质红，苔稍黄，脉弦缓无力。

> 问题
>
> （1）从主诉看病位是什么？
>
> （2）胃脘隐隐作痛，时及两胁，空腹为甚，时有反酸，提示病邪属性是什么？
>
> （3）大便黏腻色黄，小便时黄，有何辨证意义？
>
> （4）本案选取什么治法？选用哪些方剂？

初诊方药：生黄芪30g，党参15g，生白术10g，炒白术10g，生白芍10g，槟榔10g，高良姜10g，桂枝10g，乌贼骨10g，浙贝母10g，佛手10g，生甘草10g。14剂，水煎服。并告知戒烟酒。

二诊：8月24日。药后患者胃痛稍减，饮食知味，大便不爽，小便仍黄。治法同前，上方略作改动，生黄芪30g，炒白术10g，炒白芍10g，桂枝10g，浙贝母10g，生百合15g，炒乌药10g，广木香6g，九香虫6g，佛手10g，炙甘草 10g。14 剂。

三诊：9 月 7 日。患者胃脘痛基本消失，饮食增进，大便成形，小便微黄。舌苔薄白。继续用上方，加炒怀山药 15g，14 剂。

四诊：9 月 21 日。患者每日早晨有轻微胃痛，别无他苦。要求服颗粒剂，以备外出服用。方药：生黄芪 10g，炒白术 10g，桂枝 6g，炒白芍 6g，广木香 6g，浙贝母 6g，怀山药 10g，佛手 6g，炙甘草 6g。30 剂，每日 1 剂或两日 1 剂。

问题

（5）初诊的基础方为何方？如何理解方义？

（6）二诊方为何做改动？

（7）浅谈毛德西教授对消化性溃疡的辨证认识。

病例 3　钱某，男，38 岁。2013 年 8 月 13 日初诊。

［主诉］胃痛 1 年余。

［病史］患者罹患慢性胃炎 1 年余，经常服用奥美拉唑、吗丁啉、四磨汤口服液、香砂六君子丸等。由于常年在外出差，用餐时间不规律，加之饮食冷热不均，所以胃病时有发作，未很好地治疗。此次发作乃是因为食用油条、菜角所引起。发作时胃脘隐隐作痛，有倒饱感，不思饮食，时作呃逆，口中有秽浊之气，大便不成形，如黏条状。服上药亦无效果，故冀中药取效。平素未有饮酒、吸烟嗜好，唯好吃甜食。几次胃镜检查提示：慢性浅表性胃炎，幽门螺杆菌（HP）阳性。

［现症］表情痛苦，声音低怯，面色泛黄，胃脘隐隐作痛，有倒饱感，不思饮食，时作呃逆，口中有秽浊之气，大便不成形，如黏条状，且呃逆、打嗝。舌苔薄白，脉弦细微滑。

> 问题
>
> （1）口中秽浊之气，大便黏条状，体现了中医学什么病邪特点？
>
> （2）该证的治法是什么？可用哪些方剂治疗？

[治疗过程]

初诊方药：清半夏 10g，炒杏仁 10g，陈皮 6g，茯苓 10g，川贝母 6g，五味子 6g，炒白芍 6g，炙甘草 10g，广木香 6g，厚朴花 10g，生山药 30g。7 剂，水煎服。

二诊：8 月 21 日。服药后，患者胃脘隐痛减轻，肠鸣辘辘，比较舒服，但食欲感未增，大便仍然不成形。舌脉同前。上方加鸡矢藤 10g，生麦芽 10g，谷芽 10g。14 剂。

三诊：9 月 4 日。患者胃脘隐痛未发作，饮食增加，大便有所改善。患者比较满意，要求继服上方。服用 14 剂后，改为中成药香砂六君子丸（水蜜丸），每服 6 粒，每日 3 次，以冀恢复胃肠功能，巩固疗效。

> 问题
>
> （3）处方中选用的主方是什么？说明主方的出处及配伍特点。
>
> （4）初诊处方毛德西教授根据主方又做了哪些化裁？为什么？
>
> （5）二诊加入鸡矢藤、生麦芽、谷芽的意义是什么？

【问题解析】

病例 1

（1）溃疡病可归属中医学"胃脘痛"与"虚劳"等病证范畴。

（2）患者恶风寒，身着厚衣，发热，头疼，胃脘疼痛，得食则减，喜食热粥，轻微吐酸，大便溏薄；舌苔薄白，脉象虚浮。脉症合参，辨为脾胃虚寒证。此例溃疡病发作时并见表证，临床上并不少见。

（3）清·喻嘉言《医门法律·虚劳门》云："凡虚劳病，多有发热者，须辨其因之内外，脉之阴阳，时之早晚而定其治。若通套退热之药，与病即不相当，是谓诛伐无过。"毛德西教授指出，溃疡病属气血虚损者居多。脾胃为气血生化之源，脾胃不足则营卫难以资生，卫虚则畏寒，营虚则发热。

（4）选用黄芪建中汤为主方。《金匮要略·血痹虚劳病脉证并治》云："虚劳里急，诸不足，黄芪建中汤主之。"所谓"诸不足"，包括气血营卫俱不足。仲景取甘温之建中汤，建立中气，以补气生血。

（5）主方的药物组成：黄芪、桂枝、芍药、炙甘草、大枣、生姜、饴糖。

加减：加当归，可以治疗产后诸疾；腹满，可加茯苓。

功用：益气生津，补气固表。

主治：虚劳发热，洒洒恶寒，腹中拘急，心悸而烦，四肢酸痛，倦怠无力，盗汗，气短喘，食欲不振。舌质淡暗，苔薄白，脉象微弱（多见于脾胃虚弱，消化功能减退诸疾）。

方解：方中桂枝补阳，芍药敛阴，一阴一阳，调和营卫；甘草、饴糖一阴一阳，补和营卫；大枣、生姜一阴一阳，宣通营卫。营卫调和，内则灌溉中焦，外则卫护肌表。加甘温之黄芪，使脾元健运，营卫灌溉于肺，里虚可解，外证自然消散。

（6）脉证合参，思忖原发病为溃疡，证候为脾胃虚寒，用解表药自然无效。营卫虽行于表，而生化来自中焦，胃为卫之本，脾为营之源。前医不明此理，仅着眼于营卫不和之恶寒发热，标本不明，故效难如期。

病例 2

（1）患者胃脘痛 3 年余，乃足阳明胃经之病变。

（2）现症见胃脘隐隐作痛，时及两胁，空腹为甚，时有反酸，乃肝胃不和证。

（3）大便黏腻，小便时黄，乃是湿热作祟证。

（4）本案治以理气疏肝，健脾和胃。可选用毛德西教授自拟方安胃清幽汤。

（5）初诊基础方为毛德西教授自拟安胃清幽汤。

方药组成：生黄芪30g，党参15g，生白术15～30g，生白芍10g，槟榔5～10g，高良姜5～10g，桂枝10g，生甘草10g。

加减：反酸者，加乌贼骨10g，浙贝母10g；干呕，加半夏10g或竹茹15g，生姜10g；时流唾液，加灶心土10g（化开兑入药液服用）；肝郁，加佛手、生麦芽。

功用：温中健脾，调和营卫，理气消滞，化瘀止痛。

主治：消化性溃疡。症见胃痛隐隐，喜暖喜按，食少便溏，遇冷或劳累后易发作或加重；空腹痛甚，得食痛减，食后腹胀。舌质淡嫩，舌体胖大，边有齿痕，苔薄白，脉沉细弱或迟。

方解：本方从脾胃虚寒夹滞立论，治疗消化性溃疡。方中黄芪性温味甘，入脾肺两经，补气之中兼有升发阳气、托毒生肌之功，用为君药。党参甘平，力能补脾养胃，健脾运而不燥，滋胃阴而不湿；白术甘苦而温，可健脾胃、散寒湿、止吐泻，与党参共为臣药。白芍酸苦微寒，功能调和脾胃，以防木旺乘土；桂枝辛甘而温，"其用之道有六：曰和营，曰通阳，曰利水，曰下气，曰行瘀，曰补中"（《本经疏证》），与白芍合用可调和营血；高良姜辛热，专祛脾胃之寒邪，有温中散寒、止痛止呕之效；槟榔辛苦而温，"主治诸气，祛瘴气、破滞气、开郁气、下痰气、去积气、解蛊气、消谷气、逐水气、散脚气、杀虫气、通上气、宽中气、泄下气之药也""此药宣行通达，使气可散、血可行、食可消、痰可流、水可化、积可解矣"（《本草汇言》）。以上四味，共为佐药。甘草甘平，一则补中益气，助参、芪、术之功；二则与白芍合用，可缓急止痛，治脾胃虚寒之脘腹挛急作痛；三则可调和诸药，是为佐使之剂。

（6）患者初诊药后胃痛减轻，饮食知味，乃胃气复苏，故二诊去党参、生白术、槟榔、高良姜、乌贼骨，加入百合、乌药、广木香、九香虫、佛手等，以加强行气止痛之功。

（7）患者钡餐透视提示十二指肠有龛影，乃十二指肠溃疡病。毛德西教授认为，消化性溃疡多系肝胃不和证，在肝为气滞血瘀，在胃为虚实夹杂，虚寒为本，瘀滞为标，但其主次与轻重要以临床症状为准则。此患者有烟酒嗜好，必致肝气不和，形成气郁与血瘀，故戒烟酒是治疗的前提，舍此药物很难奏效。对于溃疡病，药量不宜太大，本例除黄芪用 30g 外，其他药物用量都不太重。古人云"王道无近功"，意思是说，用甘温补益之剂，不宜急于求成，剂量轻一些，起效虽然缓慢，但其效巩固，恢复得比较牢靠。

病例 3

（1）患者口有秽浊之气，乃胃中食气不化；大便黏条状，是湿浊内聚之征。综合分析，辨为胃气失和，食气不化，湿浊内聚，肺失清肃。

（2）治宜下气和胃，祛湿健脾。可用下气汤或半夏泻心汤等治疗。本患者适用下气汤。下气汤与半夏泻心汤均为调和胃气之方，患者均有胃脘不舒、呃逆、不思饮食等症。但半夏泻心汤是由于湿热聚于胃脘导致胃气不降，舌苔比较厚腻，或黄腻，或白腻，脉象较为有力；下气汤则是肺胃之气不降导致胃脘隐痛，舌苔偏薄，谈不上有厚腻苔。所以本方不用黄连、黄芩苦寒清热燥湿药，主要是从肃降肺胃之气入手。或问：本例是否可以用半夏泻心汤治疗？答曰：可以，也会有效。但有两个可能性：一是苦寒之连、芩伤胃，使食欲更难恢复；二是方中有人参，会使胃气不易下降。所以疗效也会逊色。

（3）主方是下气汤。该方出自黄元御《四圣心源》，原文云："肺胃不降，君相升炎，火不根水，必生下寒。气滞之证，其上宜凉，其下宜暖，凉则金收，暖则水藏。清肺热而降胃逆，固是定法，但不可以寒凉之剂泻阳根而败胃气。盖胃逆之由，全因土湿，土湿则中气不运，是以阳明不降，但用清润之药滋中湿而益下寒，则肺胃愈逆，上热弥增，无有愈期也。"

方药组成：甘草 10g，半夏 12g，五味子 6g，茯苓 10g，杏仁 10g，贝母 10g，芍药 10g，陈皮 10g。

加减：食欲不振，加焦三仙各 10g；口淡无味，加藿香 10g，佩兰 10g，砂仁 10g。

功用：下气和胃，祛湿化痰。

主治：胃气不降，肺气失肃，症见胃脘痞满或疼痛，呃逆不止，食欲欠佳，或肺气失肃，咳嗽有痰，胸部憋闷，甚或腹胀不减，大便不利。舌苔白腻，脉象弦细而数。

方解：所谓下气汤之"下气"，乃下浊气也。只有浊气下降，清气才能上升，下浊气必须降胃气。胃气下降，则脾气得升，脾胃乃五脏六腑之枢纽也。脾胃升降和谐，五脏六腑才能运转自如，营卫气血方能周流全身，人的精气神才能旺盛。

本方以半夏降胃气，为君药；杏仁肃肺气，陈皮健脾气，茯苓淡渗利湿，共为臣药；芍药、甘草舒达肝气，不使肝气克伐脾胃之气，并有贝母化痰散结，以防中焦有滞气，共为佐药；五味子酸收，可使中气下归于肾，起到温养元气的作用，又不使降气药力太过，耗散其真，为使药。全方以肃降肺胃之气为主线，浊气降则清气升，其立意寓有"是以升降出入，无器不有""非升降，则无以生长化收藏"（《素问·六微旨大论》）。

（4）初诊处方中，毛德西教授在原方的基础上加上广木香、厚朴花、生山药。这是因为患者不思饮食，口中秽浊之气，胃中湿浊较重，用木香及厚朴花芳香醒脾化湿浊；患者大便不成形，声音低怯，面色泛黄，有肺脾肾气虚之象，故加山药平补肺脾肾。

（5）二诊时，患者胃脘隐痛减轻，肠鸣辘辘，非常舒服，但食欲感未增，大便仍然不成形，说明健脾醒脾药物用量仍不够，故加入鸡矢藤，生麦芽、谷芽。这三味药是近年来毛德西教授在脾胃病中常用到的药物。关于鸡矢藤，《名老中医之路·医学生涯六十年·陈源生》篇云："李姓草医，祖传疳积秘方，以其简便验廉，远近求治者不少。该医视为枕中之秘。为学习伊之长处，乃与其结交至好，并于医道共相切磋，久之情深，伊知我乃方脉医，非卖药谋生，渐去戒心，偶于醉后道出真言，曰：'一味鸡矢藤研末即是。'事虽小而启发大。鸡矢藤一药，我几十年来屡用于肝胆脾胃诸病，证实其有健脾消食、行气止痛、利水消胀的良好效果。"麦芽、谷芽是毛德西教授治疗脾胃虚弱、消化不良常用的对药，每获良效。

【学习小结】

从本节病案可以看出，毛德西教授认为：胃为六腑之一，主受纳、消化水谷之职，以通降为顺。凡胃痛必胃气不能通降而致，即不通则痛。在鉴别诊断上要抓住重点：①初病在经，病多在气分，久病入络，病多入血分；②喜暖、喜按多寒证、虚证，喜凉、拒按多热证、实证；③便干、便涩多阴亏、燥结，便溏、滑泄多气虚、湿盛；④隐痛多虚，胀痛、刺痛多实。再结合舌与脉象，鉴别自然明确。

【课后拓展】

1. 熟读背诵《伤寒论》阳明经辨证提纲。

2. 查阅学习以下论文：

（1）毛德西. 半夏泻心汤及其类方析义 [N]. 中国中医药报，2017-7-6（4）.

（2）张海杰，孙巧玲. 毛德西治疗脾胃病"三味"方简析 [J]. 中国中医基础医学杂志，2014，20（9）：1249-1250.

（3）张海杰，孙巧玲. 胃脘痛的鉴别诊断 [J]. 中原医刊，1985（5）：5.

（4）禄保平，毛德西：从"脾胃虚寒夹滞"论治消化性溃疡 [N]. 中国中医药报，2015-11-19（4）.

（5）禄保平. 毛德西教授辨治消化性溃疡经验 [J]. 中国中西医结合脾胃杂志，1999（4）：229-230.

3. 通过对本病的学习，写出学习心悟。

4. 参考阅读：

（1）毛德西. 毛德西方药心悟 [M]. 北京：人民卫生出版社，2015.

（2）毛德西. 毛德西临证经验集粹 [M]. 上海：上海中医药大学出版社，2009.

（3）禄保平. 中国现代百名中医临床家丛书：毛德西 [M]. 北京：中国中医药出版社，2013.

（4）陈源生. 医学生涯六十年 [M]// 周凤梧，张奇文，丛林. 名老中医之路（第二辑）. 济南：山东科学技术出版社，2015.

第二节 痞 满

痞满是以自觉心下痞塞，胸膈胀满，触之无形，按之柔软，压之无痛为主要症状的病证。按部位痞满可分为胸痞、心下痞，心下痞即指胃脘部。本节主要学习以胃脘部出现上述症状的痞满，又可称为胃痞。

本病相当于西医学的慢性胃炎（包括浅表性胃炎和萎缩性胃炎）、功能性消化不良、胃下垂等以上腹胀满不舒为主症的疾病。

【辨治思路】

毛德西教授认为，胃痞的病机关键在于中焦气机阻滞，脾胃升降失和。针对胃腑的特点，结合历代医家的学术思想及长期临证实践，他将痞满辨证为脾气虚弱型、胃失和降型、感冒后痞满等。常采用升阳益胃汤类治疗脾气虚弱型患者，用下气汤合半夏泻心汤类治疗胃失和降型患者，用柴胡桂枝汤类治疗感冒后痞满。

经过多年的临证实践，毛德西教授总结出诸多具有针对性的脾胃病验方。这些验方组成简单，常由两三味药组成，临床上酌情选用，非常方便。有的本身就是固定方剂，如左金丸之黄连、吴茱萸，金铃子散之川楝子、延胡索，失笑散之五灵脂、蒲黄，以及丹参饮之丹参、檀香、砂仁。有些为常用方剂的主药，选取几味药就基本上可以概括该方之主要功能，如辛开苦降散，由半夏、黄连、黄芩组成，为半夏泻心汤的君臣药。有些为毛德西教授经多年临床实践而总结的固定方，如芳香三味饮，由藿香、佩兰、砂仁组成，对中焦湿浊不化之脘痞纳差，舌苔厚腻者有良效；芳香三花汤，由代代花、厚朴花、佛手花组成，对肝胃气郁之脘痞腹胀，食后难消者效佳；三仁化湿散，由薏苡仁、白蔻仁、砂仁组成，功能化湿醒脾，对湿困中焦之神疲肢倦、食少纳呆，舌苔厚腻者有良效。对于病情轻、病程短者，单独使用以上这些验方即可获效；对于病情复杂者，毛德西教授常在基础方之上，辨证后加上述验方，临床证明可显著提高疗效。

【典型医案】

病例 1　李某，男，36 岁。2013 年 6 月 19 日初诊。

［主诉］胃脘痞满 3 年余。

［病史］患者胃脘痞满，食后加重，纳谷不香，食少乏力，进食生冷、辛辣食物尤甚，并感腹胀，大便不成形。患者曾多次做胃镜检查，结果提示：慢性浅表性胃炎。服西药奥美拉唑、多潘立酮等，疗效欠佳，病仍时发。

［现症］胃脘痞满，食后加重，纳谷不香，食少乏力，进食生冷、辛辣食物尤甚，并感腹胀，大便不成形。舌质红，苔黄厚腻，脉细滑。

问题

（1）结合现症，提示病邪性质是什么？

（2）针对以上病证，如何治疗？

［治疗过程］

初诊方药：清半夏 12g，黄连 6g，黄芩 6g，淡干姜 8g，党参 10g，生甘草 10g，藿香 10g，佩兰 10g，砂仁 8g（后下），鸡矢藤 10g，鸡内金 15g，谷芽 15g。7 剂，水煎服，每日 1 剂，分 2 次服。

二诊：6 月 26 日。患者病情较前明显减轻。以本方据症增损药物，前后共服药 1 个月左右，病情完全缓解。

后随访半年，患者病情未反复。

问题

（3）处方中选用的主方是什么？其配伍特点是什么？

（4）毛德西教授对主方是如何认识的？

（5）毛德西教授在本案中对主方做了哪些改变？原因是什么？

病例2 侯某，女，48岁。1996年10月15日初诊。

[主诉] 胃脘部痞满3年。

[病史] 患者胃脘部痞满3年，每至秋冬季加重，腹部有"没有底气"的感觉，伴见烧心、纳呆、口淡、唾液多，排便慢，但不成形，畏寒喜热，曾做X线钡餐造影，诊断为胃窦炎、胃下垂。

[现症] 面色萎黄，形体消瘦，说话无力。苔薄腻，脉小滑。

问题

（1）结合现症，分析病邪的性质。

（2）针对上述病证，如何治疗？

[治疗过程]

初诊方药：党参10g，炒白术6g，生黄芪10g，黄连3g，清半夏6g，陈皮6g，茯苓10g，防风6g，柴胡6g，淡干姜5g，炒枳实10g，炙甘草10g。10剂，水煎服，日1剂，分2次服。

二诊：10月25日。服后患者胃脘部痞满明显减轻，还有烧心、纳呆。原方去陈皮、防风，加砂仁6g，吴茱萸3g。7剂。

三诊：11月1日。服药后患者烧心、纳呆均有好转，食欲增加。上方加入升麻6g。

四诊：12月4日。服30余剂后，患者诸症近于消失。钡餐检查示：胃在髂嵴连线1cm之内。继服补中益气丸与香砂六君子丸以善其后，并嘱多食米面之粥，以助其药力。

后随访1年，患者体重增加，面色转润，无特别不适。

问题

（3）处方中选用的主方是什么？试述其药物组成、加减、功用、主治及方解。

（4）初诊处方中毛德西教授对主方做了哪些化裁？为什么？

（5）二诊、三诊处方变化的原因是什么？

病例3　张某，男，36岁。2006年10月16日初诊。

[主诉] 感冒后胃脘痞满3天。

[病史] 患者1周前患感冒，恶寒发热，鼻塞流涕，经治疗好转，但痼疾慢性胃炎复发。

[现症] 寒热已去，鼻塞已通，但胃脘痞满，且隐隐作痛，不思饮食，上肢酸困，按之心下有欲呕状。舌苔薄白滑润，脉象弦细。

问题

（1）患者感冒后胃脘痞满，如何辨证？

（2）上述病邪，如何施治？

[治疗过程]

初诊方药：柴胡10g，桂枝6g，炒白芍6g，黄芩6g，清半夏10g，党参10g，生姜5g，大枣8枚，炙甘草10g；另加砂仁6g，代代花6g，厚朴花6g（以上3味均后下）。3剂，水煎服，每日1剂，分2次服。

二诊：10月19日。药后患者胃脘部舒畅，上肢酸困已解，但仍不思饮食。守方加入生麦芽15g，生山楂片6g。3剂，服法同前。

三诊：10月23日。患者已思饮食，但时有呃逆。嘱服藿香正气口服液善其后。

问题

（3）处方中选用的主方是什么？简述其方义分析。

（4）毛德西教授为什么选用上方？

【问题解析】

病例1

（1）本患者中西医诊断均较明确，病程较长。患者现症见胃脘痞满，食后加重，纳谷不香，食少乏力，进食生冷、辛辣食物尤甚，并感腹胀，大便不成形；舌质红，苔黄厚腻，脉细滑。乃胃气素虚，肠胃不和，升降失序。

（2）治宜补虚降逆，祛寒泄热，开结除痞。

（3）选用半夏泻心汤为主方。该方为仲景代表方剂之一。《伤寒论》第149条云："若心下……但满而不痛者，此为痞，柴胡不中与之，宜半夏泻心汤。"《金匮要略·呕吐哕下利病脉证治》亦云："呕而肠鸣，心下痞者，半夏泻心汤主之。"

半夏泻心汤由半夏、黄芩、黄连、人参、干姜、甘草、大枣组成。功能辛开苦降，益气和胃。主治慢性食管炎、慢性胃炎、慢性消化功能障碍、消化道溃疡等疾病，症见胃脘痞满，微痛，食欲不振，时有呃逆，甚则呕恶，舌苔腻，脉弦细或弦滑等。方中半夏、干姜辛温散寒，黄连、黄芩苦寒清热，参、姜、枣补中益气。前人称其具"辛开苦降"之功。辛开者，夏、姜之辛热以开之；苦降者，连、芩之苦寒以降之。如《医方集解》所云："阴阳两解，不攻痞而痞自散，所以寒热互用。"

（4）毛德西教授在临床上遇痞满证属寒热错杂者，每以半夏泻心汤加减而取效。毛德西教授指出，半夏泻心汤的证候是虚实寒热互结证；其主症是"心下痞满"；伴随症状多有呃逆、干哕，少数感到胃肠有水声，大便稀薄，舌苔多是腻苔，或黄白分布不均匀。

半夏泻心汤的君药是半夏，这是毫无疑问的。半夏辛苦温，主要作用是燥湿，其降逆作用也是其他药物不可匹敌的，如《百一三方解》所说："全赖半夏一味以降逆。"臣药干姜也是辛温药物，可以温化中焦湿气。湿邪属阴，在没有形成痰结以前，温化是最好的办法；而要解决闭塞的病态，就要有辛味药。半夏、干姜都是辛味药，走而不守，"辛以散痞"，有利于消散内郁的湿浊及其形成的痞气。佐药是黄连、黄芩两味药。主药将湿邪解决了，里边的热邪不可能自己跑出来，还要有药物帮助它透发，这就需要"黄"字辈的药了。使药是人参、大枣、炙甘草三味。其作用有二：一是补益脾胃之气，气足了才有利于湿气的消散；二是有利于清气的上升，清气上升才能有利于浊气的下降。

毛德西教授认为，对半夏泻心汤进行结构配伍分析，大致可以分为三组：一是苦温药，半夏与干姜；二是苦寒药，黄连与黄芩；三是甘温药，人参、大枣与炙甘草。治病祛邪的是一组与二组，扶正补虚的是三组。治疗疾病起主要作用的是第一组与第二组的配伍。这个方在中医方剂学中具有特殊的代表性，是辛开苦降的代表方，是寒热并用的代表方，是攻补兼施的代表方，是《伤寒论》113 方中最具经典意义的方子。在《伤寒论》中，凡是相反配伍、形成较为固定对药的方剂，都可用于证候较为复杂的疑难病症，这是经过漫长历史、无数实践所验证了的事实。

（5）患者舌质红，苔黄厚腻，胃肠湿热之象明显，故加藿香、佩兰、砂仁（芳香三味饮）以芳香化湿；纳谷不香，食后难消，舌苔黄厚腻，脾胃食积之象较重，故加鸡内金、鸡矢藤、谷芽（三金消食散）以健脾消积和胃。

病例 2

（1）此乃中气虚馁，寒由内生。《素问·阴阳应象大论》云："清气在下，则生飧泄；浊气在上，则生䐜胀。"本患素体虚弱，中气不足，"气不足便为寒"，故易罹患脾胃虚寒之证。清气不升，则有腹部"没有底气"、大便不成形之症；浊气在上，则有胃脘痞满之苦。

（2）治宜补益中气，升清温中。

（3）所选主方是升阳益胃汤。见于李东垣《内外伤辨惑论》卷中，原文谓："脾胃虚则怠惰嗜卧，四肢不收，时值秋燥令行，湿热少退，体重节痛，口干舌干，饮食无味，大便不调，小便频数，不欲食，食不消；兼见肺病，洒淅恶寒，惨惨不乐，面色恶而不和，乃阳气不伸故也。当升阳益气，名之曰升阳益胃汤。"

方药组成：人参 10g，白术 15g，黄芪 30g，黄连 6g，半夏 6g，陈皮 10g，茯苓 15g，泽泻 10g，防风 10g，羌活 15g，独活 10g，柴胡 6g，白芍

10g，生姜 5g，大枣 5 枚，炙甘草 10g。

加减：若服后小便利，则去茯苓、泽泻；若胃气有所恢复，可以少食些水果，以助谷药之力。

功用：补气，升阳益胃，除湿止痛。

主治：脾胃虚弱，食不知味，口苦，不思饮食，湿胜则大便溏泄，腹部痞胀，小便浑浊，肢节酸痛，倦怠嗜卧，或有恶寒。多为消化不良症。

方解：升阳益胃汤由六君子汤与痛泻要方加味而成。六君子汤为补益脾胃、助阳化湿的方子，痛泻要方为泻肝益脾、止痛止泻的方子。所加黄芪补肺益气固表；羌活、独活、防风、柴胡祛除身体内外之湿浊，升举清阳而镇痛；泽泻、茯苓利小便，泄湿热而降浊；少佐黄连燥湿清热；芍药敛阴，调和营卫。全方配伍，健脾益胃，升清降浊，补气固表，祛湿镇痛。古人将这种功能概括为"补中有散，发中有收"。所谓"补中有散"，是指六君子汤补益脾胃的前提下，又有羌、独、柴、防升阳祛湿，发散浊气；所谓"发中有收"，是指既有升阳发散的药物，又有黄芪、芍药固表敛阴之收，以防发散正气。

升阳益胃汤是一首比较难以掌握的方子。方中既有补益药物，又有祛风胜湿药物，这些药物之间的性能与功用有矛盾点，且不易掌握。或者从证候上说，既有虚证又有实证，既有表证又有里证，所以用起来比较难以驾驭。毛德西教授的体会是：以脾胃气虚的证候为主证，以肌表风湿证为副证。治疗虚证之药六君子汤，用量可以大一些；而治疗实证之药痛泻要方等，用量要小一些。用此类方，不可急于求成，要"有方有守"，循序渐进，功到自然成。

（4）升阳益胃汤为李东垣治疗脾肺气虚、清阳不升而设。原方羌独二活偏于燥性，故暂弃不用。加干姜，与柴胡合用以温中升阳；加枳实以降浊而升清，这是枳实的特殊功用，若浊气在上，不离其位，清气何能升举！

（5）二诊患者仍有烧心、纳呆，乃胃中湿浊未化，故加砂仁、吴茱萸燥湿和胃；三诊患者诸症好转，有胃下垂，故加用升麻，与柴胡升提胃气。

病例 3

（1）综合脉症分析，系外邪已去，但原发病受到影响，使胃中湿浊内结，升降失序。

（2）治宜升清降浊，和胃散结。

（3）所选主方是柴胡桂枝汤。《伤寒论》第 146 条云："伤寒六七日，发热，微恶寒，支节烦疼，微呕，心下支结，外证未去者，柴胡桂枝汤主之。"

方药组成：柴胡、桂枝、芍药、黄芩、人参、甘草、半夏、大枣、生姜。

加减：太阳证多者，桂枝汤用量可以大于小柴胡汤；反之亦然。

功用：调和营卫，和解表里。

主治：太阳少阳并病，症见发热，微恶风寒，肢节烦痛，微呕，头痛，不欲饮食，胸胁心下微满。舌苔薄白，脉象浮弦。

方解：柴胡桂枝汤，是由桂枝汤与小柴胡汤两方各半合剂而成。桂枝汤在表调和营卫；小柴胡汤和解少阳，除半表半里之郁邪。其症状既似桂枝汤证，又似小柴胡汤证，故各取其半，最为贴切。柴胡桂枝汤还可以治疗癫痫、胆囊炎、肝炎、抑郁症等，其机制就在于此方能疏解表里、上下、内外等邪气。正如明·卢之颐所说："小柴胡复桂枝汤各半，凭枢叶开，并力回旋，外入者内出，上下者下上矣。"

（4）柴胡桂枝汤为和解剂，外可以调和营卫，内可以调和脾胃；既有升清的作用，又有降浊的功效。本例为外邪引动内邪，外邪已除，内邪发作，故用柴胡桂枝汤，以引内陷之邪外出，并使浊气下降，清阳布于四肢，血脉自然通畅。

【学习小结】

从本节病例可以看出，痞满的病理关键是中焦气机阻滞，脾胃升降失和。毛德西教授常用升阳益胃汤类治疗脾气虚弱型患者，用下气汤合半夏泻心汤类治疗胃失和降型患者，用柴胡桂枝汤治疗感冒后痞满。而其治疗脾胃疾病，用方十分灵活，经方、时方、验方、经验药对、三味方等，信手拈来。若能掌握其治疗疾病的思路，即找准病机，对证用药，再掌握常用方药，我们治疗脾胃病一样能取得良好效果。

【课后拓展】

1. 熟读背诵《伤寒论》阳明经、太阴经辨证提纲。

2. 查阅学习毛德西教授治疗痞满常用对药（生麦芽与炒麦芽、麦芽与谷芽、藿香与佩兰、代代花与厚朴花等）的知识。

3. 查阅学习以下论文：

（1）荣金霞，乔明月，禄保平 . 毛德西教授运用下气汤治疗脾胃疾病经验 [J]. 中医研究，2019，32（8）：28–31.

（2）毛德西 . 张锡纯巧用生麦芽 [N]. 中国中医药报，2018-8-2（4）.

（3）毛德西，孙荣科 . 对《伤寒论》腹证诊治的认识 [J]. 河南中医，1982（2）：5–8.

4. 参考阅读：

（1）毛德西 . 毛德西方药心悟 [M]. 北京：人民卫生出版社，2015.

（2）毛德西 . 毛德西临证经验集粹 [M]. 上海：上海中医药大学出版社，2009.

（3）禄保平 . 中国现代百名中医临床家丛书：毛德西 [M]. 北京：中国中医药出版社，2013.

第三节　便　秘

便秘是指粪便在肠内滞留过久，秘结不通，排便周期延长，或周期不长，但粪质干结，排出困难，或粪质不硬，虽有便意，但便而不畅的病证。

本病相当于西医学的功能型便秘，肠道激惹综合征、肠炎恢复期肠蠕动减弱引起的便秘，直肠及肛门疾患引起的便秘，药物性便秘，内分泌及代谢性疾病的便秘，以及肌力减退所致的排便困难等疾病。

【辨治思路】

便秘是临床上常见的证候，既可单独出现，也可见于多种疾病过程中。其原因不外寒、热、虚、实四端，而又每每虚实夹杂，多证互见。

毛德西教授认为，便秘多见于中老年人，青年女性也比较多见。究其原因，与饮食、活动量有关。由于膏粱肥厚的饮食，加之活动量的减少，使得大肠"传导之官，变化出焉"的功能减弱，所以排便无力，或数日不排便。有的燥热重，大便干结如石子。久不解决，"腑气不通必犯五脏"，可使血压、血脂、血糖升高，女性面部褐斑增多，还会加重老年人的动脉硬化症。

对于肠道功能障碍引起的便秘，不可妄用苦寒泻下药，如大黄、番泻叶及牛黄解毒片等。特别是老年便秘者，应多从气虚、阴亏或气滞因素去考虑。毛德西教授临床常用大剂量生白术治疗气虚便秘，用生白芍治疗阴亏便秘，用莱菔子治疗气滞便秘，每能收到良好的效果。常用方剂为经验方白术通秘汤（方药组成：生白术、决明子、全瓜蒌、炒莱菔子、炒苏子、莪术、生甘草）。

【典型医案】

病例 1　李某，女，38 岁。2010 年 3 月 16 日初诊。

［主诉］顽固型便秘 13 年。

［病史］患者患顽固型便秘 13 年，大便如羊矢状，7 日左右一行，每次排便要半小时之多，多用开塞露帮助之。服用中西药物（泻下药）可维持每日 1 次，停药则复。患者 25 岁时产下第 2 胎后行结扎术，后 8 日未行大便，之后一直如此，来诊时哭诉痛苦欲死。

［现症］大便 7 日未行，表情痛苦流泪。舌质淡暗，苔黄而偏厚腻，脉象沉细。

> 问题
>
> （1）本例便秘的病因是什么？如何辨证？
>
> （2）针对上述证型，如何施治？

[治疗过程]

初诊方药：生白术 60g，生决明子 30g，全瓜蒌 30g，柏子仁 20g，生甘草 10g。7 剂，水煎服，每日 1 剂，分 2 次服。

二诊：3 月 23 日。患者面带笑容，言其服 3 剂后，即排大便 1 次，腹部特感舒畅；7 剂服完，又排 1 次大便。遂改为滋膏剂，并加入玫瑰花、佛手花、灵芝、岷当归，以芳香祛浊、养血通脉。服用 1 料（30 天左右），大便每一两天可排 1 次，比较顺利，自感满意；且面部褐斑也有改观。后又配制 1 料，以巩固疗效。

> 问题
>
> （3）如何理解所选主方的配伍？
>
> （4）试述《金匮要略·妇人产后病脉证治》对本病的描述。
>
> （5）生白术、生决明子对于便秘的治疗有什么作用？

病例 2 张某，女，11 岁。2009 年 7 月 22 日初诊。

[主诉]（代诉）便秘半月余。

[病史]患儿便秘半月余，2～3 日一行，时有鼻衄，脱发较为严重。

[现症]3 日未行大便，时有鼻衄，脱发较为严重。舌苔中后部黄厚腻，脉细。

> 问题
>
> （1）该患儿便秘并有鼻衄、脱发，如何辨证？
>
> （2）如何施治？

［治疗过程］

初诊方药：生白术 20g，牵牛子 5g，决明子 10g，白茅根 30g，生麦芽 15g，炒苏子 10g，干生地黄 10g，生甘草 5g。7 剂，水煎服，每日 1 剂，分 2 次服。

二诊：7 月 29 日。服上药后患者大便每日 1 次，未再鼻衄。舌体胖，舌苔中部纵裂纹，脉弦细。上方加生黄芪 10g，党参 10g，陈皮 8g。继服 7 剂，以善其后。

问题

（3）试对本案所选主方进行配伍分析。

（4）初诊处方中的主方发生了什么变化？为什么？

（5）二诊处方变化的意义是什么？

病例 3　乔某，男，73 岁。2007 年 3 月 13 日初诊。

［主诉］便秘 6 年余。

［病史］便秘 6 年余，每 5～7 天排便 1 次，便干似石，伴腹痛下坠，每次如厕，必老伴陪同，以防意外。曾服多种通便剂，收效甚微。夙疾高血压、冠心病。

［现症］大便干结，数日一行。步履蹒跚，神情呆滞，语言缓慢，不停重复地说："便秘害得我好苦呀！"舌苔白腻而腐，尤以舌中部为甚，脉弦缓而紧。

问题

（1）该例患者的老年便秘如何辨证？

（2）该证当拟何法治疗？

［治疗过程］

初诊方药：生白术 30g，决明子 30g，全瓜蒌 30g，炒莱菔子 10g，炒苏子 10g，莪术 10g，生甘草 5g。3 剂。

二诊：3 月 16 日。患者排便 1 次，量多，秽臭，但排便不顺，自言："能每天排便 1 次最好！"上方加入炒牵牛子 10g，3 剂。

三诊：3 月 19 日。服药后患者果然每天排便 1 次，大便稀溏，有下泄之势。舌苔减去大半。将炒牵牛子减为 5g，10 剂。

四诊：3 月 29 日。患者大便每日 1 次，排便顺利，已无腹痛下坠之苦，面部略露微笑。去牵牛子，10 剂。

五诊：4 月 9 日。患者言："排便不如以前顺利！"要求加上牵牛子。加入后，排便恢复正常。后改为两日服用 1 剂，调服两月余，便秘已除。其高血压、冠心病亦有改善。

问题

（3）如何理解主方的配伍？

（4）试述牵牛子在便秘治疗中的注意事项。

【问题解析】

病例 1

（1）此例病案很难确定原因。患者自述是 13 年前行结扎术引起的，这是诱因，不是主因。综合分析，此病乃肠失濡润、传导失司所致。久之，不排之大便亦成致病因素，加重便秘之苦。

（2）法当养阴润肠通便，健脾理气导滞。

（3）该案所选主方为毛德西教授经验方——通便排毒方。

方药组成：生白术 600g，决明子 300g，瓜蒌仁 150g，柏子仁 150g。

加减：严重者，可加牵牛子 100g，生大黄 100g。

功用：健脾润肠，通便排毒。

主治：习惯性便秘，或由便秘引起的皮肤粗糙、面部痤疮、褐斑等。

用法：上药加水煎煮 3 次，将药液混合，再放入锅内，加热后调入蜂蜜收膏。每次服 10～15mL，每日 3 次。直接口服，或加温开水调和服用。本方亦可减量（原方约 1/10 药量），水煎分 2 次服，每日 1 剂。

方解：该方以生白术健脾补气，增强脾的运化和大肠的传导作用，为君药；决明子性寒味甘苦，具有显著的清热明目、润肠通便作用，为臣药；瓜蒌仁、柏子仁，均取其滑润血脉、润肠通便的作用，为佐使之剂。药仅四味，以健脾、润肠为主线，一方面可以增强大肠的蠕动，另一方面可增加肠液。这样补气与增液并进，常能获得良效。

（4）《金匮要略·妇人产后病脉证治》云："新产妇人有三病，一者病痉，二者病郁冒，三者大便难……亡津液，胃燥，故大便难。"明确指出妇人产后因失血伤津，肠失濡润，易出现大便难之证。

（5）白术治疗气虚便秘，始于张仲景《伤寒论》第 174 条去桂加白术汤："若其人大便硬，小便自利者，去桂加白术汤主之。"何以用苦温的白术治疗便秘？诸家对此解释不一。清·陈修园在《神农本草经读》中说："白术之功用在燥，而所以妙处在于多脂。"又在《伤寒真方歌括》中云："小便自利大便坚，去桂加术润枯槁。"此说既言白术性燥，又言多脂润枯，欠妥。其实道理并不复杂，白术甘苦性温，甘温补中，健脾助运，为健脾要药。就药性动静来区分，白术是动性药物，以补气健脾见长，有利于脾胃的升清降浊，也有利于大肠"传导""变化"功能的发挥，何况用量超乎寻常。现代药理研究认为，白术有促进肠胃分泌作用，使胃肠分泌旺盛，蠕动增快，故而使干燥坚硬的大便变润变软而易于排出。毛德西教授常用生白术 30～60g 加几味润肠药（如全瓜蒌、火麻仁等）治疗脾虚便秘，每收良效。其适应指征为形体肥胖，舌必见腻苔者。

关于白术治疗便秘，魏龙骧先生在《医话四则·白术通便秘》一文中叙述了他用白术治疗便秘的体会。他认为白术治疗便秘的作用是"运化脾阳"，是治其本；而单纯用滋阴润肠药物，是治其标。若脾阳振奋，脾能为胃行其津液，便秘自可解除。其用量少则 30～60g，重则 120～150g，便干结者加生地黄以滋之。前人认为白术可以"生津液"，既燥湿又何生津液？汪机曰："脾恶湿，湿胜则气不得施化，津何由生……用白术以除其湿，则气得周流，而津液生矣。"由此可见，白术除便秘是增脾之运化，气之运化带动津液的润化，非直接生津液也。

毛德西教授常用生决明子治疗燥热便秘。该药苦能清热泻下，咸能软坚消积，甘性缓和，用此泻下消积，作用缓和，不伤正气，以保疗效。临床应用，对于老年患者多用炒决明子 15～20g，必要时加当归 15g，服 2～3 剂即可见效。若属中年燥热便秘，用生决明子 20～30g 或枳实 15g，既可清除燥热，又可下气导滞，一般服药 1～2 剂即可取效。

病例 2

（1）综合分析，患者便秘，时有鼻衄，脱发，舌苔中后部黄厚腻，乃因湿热内蕴、肠道失润，并兼血分有热所致。

（2）治宜健脾理气，化滞通腑，佐以凉血解毒。

（3）所选主方是毛德西教授经验方——白术通秘汤。

方药组成：生白术、决明子、全瓜蒌、炒莱菔子、炒苏子、莪术、生甘草。

加减：可加生黄芪、党参、陈皮健脾祛湿；加沙参、麦冬养阴清热，益胃生津；加火麻仁、郁李仁润肠通便；便秘甚者，加牵牛子 5～10g。

功用：健脾理气，化滞通腑。

主治：各种原因导致的功能型便秘。

方解：方中生白术长于补气以复脾运，增强大肠传导功能；决明子清热润肠通便，又有清脑降压的作用；全瓜蒌滑润血脉，润肠通便；炒莱菔子顺气通便；炒苏子富含油脂，降气润燥滑肠；莪术理气祛瘀导滞；生甘草益气健脾，清热解毒，调和诸药。

（4）初诊处方中对主方做了适当改变：去掉全瓜蒌、莪术、炒莱菔子；加牵牛子泻下通便；加白茅根清热凉血止血；加干生地黄清热凉血，润燥通便；加生麦芽疏肝解郁，健脾消滞。全方以治疗便秘为主，兼顾治疗鼻衄和脱发之症。

（5）二诊患者舌体胖大，舌苔中部纵裂纹，为气虚痰湿之证，故加入生黄芪、党参、陈皮，以益气健脾祛湿。

病例 3

（1）综合分析，患者便秘，腹痛下坠，年老体迈，舌苔白腻腐，中部为甚，脉弦缓而紧，乃因胃肠湿热，久蕴不化，阻塞肠道，而形成"阳明燥结"。

（2）当拟健脾理气、化滞通腑之法。

（3）所选主方仍为毛德西教授经验方——白术通秘汤。其方药组成、加减、功用、主治、方解见病例 2 的解析。

（4）经过反复验证，牵牛子能够泻下通便，"通大肠气秘风秘"（《本草纲目》）；现代药理研究证实其具有促进肠道蠕动的作用。毛德西教授结合临床实践认为，其用量应在 5 ～ 10g 之间，不可随意加大，以免引起腹泻不止。

【学习小结】

综合本节病例可以看出，便秘虽为临床常见病症，但带给患者的痛苦却是不可忽视的。毛德西教授在辨治便秘的过程中，坚持脾为后天之本，注重"保胃气存津液"，一般是在其经验方白术通秘汤的基础上加减用药。其取效的关键在于生白术的大剂量应用。毛德西教授强调指出，治疗便秘切不可滥用峻下攻积之法，若必须加用攻下药物，亦当从小剂量开始。

【课后拓展】

1. 熟读背诵《伤寒论》阳明经、太阴经辨证提纲。

2. 查阅学习毛德西教授治疗便秘常用的对药（生白术与牵牛子、郁李仁与火麻仁、桃仁与杏仁等）。

3. 查阅学习以下论文：

（1）袁晓宇 . 毛德西教授治疗便秘拾偶 [J]. 中国中医药现代远程教育，2008（9）：1008.

（2）郭蕊蕊 . 基于数据挖掘技术的毛德西教授治疗便秘学术思想研究 [D]. 郑州：河南中医药大学，2014.

（3）魏龙骧 . 医话四则 [J]. 新医药学杂志，1978（4）：9–10.

4. 参考阅读：

（1）毛德西 . 毛德西临证经验集粹 [M]. 上海：上海中医药大学出版社，2009.

（2）毛德西 . 毛德西方药心悟 [M]. 北京：人民卫生出版社，2015.

（3）禄保平 . 中国现代百名中医临床家丛书：毛德西 [M]. 北京：中国中医药出版社，2013.

第四节　泄　泻

泄泻是指以排便次数增多，粪质稀溏或完谷不化，甚至泻出如水样为主症的病证。

本病相当于西医学的急性肠炎、炎症性肠病、肠易激综合征、吸收不良综合征、肠道肿瘤、肠结核等以泄泻为主症的疾病。

【辨治思路】

毛德西教授认为，泄泻多属脾胃虚弱，湿热不化，常用经验方山楂止痢汤治疗；脾虚日久，必生内寒，且腹泻不止，气必下陷，宜选参苓白术散或资生丸治疗；泄泻日久，必及脾肾，脾肾阳虚，中气下陷，可用补中益气汤合四神丸治疗。

慢性泄泻多由饮食不节、失序，或感受风寒所致，尤其是饮食因素所引起的泄泻在年轻人中比较常见。西药治在止泻，中药治在固本。固本当以健脾补肾为主，毛德西教授常用十神汤（由六神汤与四神丸组成）健脾止泻和胃肠。

对于寒热错杂、肠胃不和型泄泻，毛德西教授喜用半夏泻心汤，常获良效。其临床应用辨证要点为：脘腹痞满，舌苔黄腻或白腻，脉带数象。

【典型医案】

病例1　刘某，男，22岁。2012年9月12日初诊。

［主诉］泄泻3天。

［病史］患者3天前饭后出现泄泻，每日4次，伴腹痛、干呕、恶心，在当地县医院以急性胃肠炎住院治疗。经抗生素及补液治疗，病情未见明显好转。

［现症］泄泻，大便每日4次，伴干呕，恶心。舌苔黄腻，舌边有齿痕。

> 问题
>
> （1）泄泻，伴干呕、恶心，舌苔黄腻，边有齿痕，对辨证有何帮助？如何为疾病定位？
>
> （2）对于本证，你认为应以哪个主方为主治疗？

［治疗过程］

初诊方药：生山楂100g，马齿苋30g，白头翁30g，生薏苡仁30g，生山药30g，广木香8g，黄连8g，生甘草10g，炒石榴皮10g。5剂，水煎服，煎煮两次，合约800mL，分4次服用（早上、上午、下午、睡前）。

1个月后随访，患者病告痊愈，未复发。

> 问题
>
> （3）处方中的主方是什么？如何理解处方配伍？
>
> （4）初诊处方中据主方发生了哪些变化？为什么？
>
> （5）此方中山楂的应用有什么特点？

病例2　李某，男，60岁。2009年7月14日初诊。

［主诉］泄泻10余年。

［病史］患者罹患慢性结肠炎10余年。晨起大便2次，不成形，伴下坠

感，食寒凉、辛辣及瓜果类食物则腹泻更甚。

［现症］晨起大便 2 次，不成形，伴下坠感。舌苔偏白腻，脉沉弦细。

问题

（1）从现症看，哪些表现可以为疾病定位提供帮助？

（2）本例舌脉在诊断、治疗中有何价值？

（3）在辨证的基础上，模拟处方。

［治疗过程］

初诊方药：生山药 60g，生黄芪 10g，党参 10g，补骨脂 10g，肉苁蓉 10g，五味子 5g，吴茱萸 5g，柴胡 6g，升麻 6g，大枣 10 枚（切开），干姜 10g，生甘草 10g。7 剂，水煎服，每日 1 剂，分 2 次服。

二诊：7 月 22 日。服药后，患者大便每日 1 次，仍有下坠腹痛。上方加木香 5g，炒枳壳 6g。10 剂，服法同前。

三诊：8 月 3 日。患者大便每日 1 次，成形，无下坠腹痛。舌苔白润厚，脉弦滑。方药：党参 15g，炒白术 10g，茯苓 15g，木香 6g，砂仁 8g，陈皮 10g，清半夏 10g，肉豆蔻 10g，干姜 6g，炙甘草 10g，大枣 5 枚（切开）为引。10 剂，水煎服，以巩固治疗。

1 个月后随访，患者病未再复发。

问题

（4）处方中选用的主方是什么？

（5）主方的应用在本案例中有哪些需要注意？

病例 3 王某，男，63 岁。2004 年 12 月 13 日初诊。

［主诉］间断性腹泻、腹痛 2 年余，加重 2 个月。

［病史］患者罹患间断性腹泻 2 年余，2 个月前加重。大便溏薄，每日 2～3 次，伴有小腹隐痛、下坠。曾服用中药补脾益肠丸、归脾丸和西药氟哌

酸、黄连素等，初服有效，继之则无效。

［现症］形体消瘦，面色萎黄，右手捂腹，说话声怯，喜热厌凉，大便溏薄，每日 2～3 次，伴有左小腹坠痛。舌苔白润，脉沉细弱。

问题

（1）现症中对疾病定位有帮助的症状有哪些？

［治疗过程］

初诊方药：党参 10g，茯苓 10g，炒白术 10g，白扁豆 15g，陈皮 5g，炒山药 15g，炒山楂 30g，莲子 10g，砂仁 5g，桔梗 10g，炒薏苡仁 30g，黄连 5g，肉豆蔻 5g，淡干姜 5g，生甘草 10g。7 剂，水煎服。

二诊：12 月 21 日。服药 7 剂，患者腹泻虽无改变，但感小腹温和，食味香甜。可见药已中病，不更药味。

三诊：12 月 28 日。继服 7 剂，患者大便每日 1～2 次，已成形，小腹坠痛有所减轻。上方加升麻、柴胡各 5g，以冀升提中气。

四诊：2005 年 1 月 5 日。再服 7 剂，患者大便每日 1 次，腹痛已失，面色略有红润，说话振作。要求按上方改为成药服之，以巩固疗效。遂将上方加大剂量，并加入黄芪、芡实以补气强身，共研细末，分次冲服。服用 2 个月，基本痊愈。

问题

（2）处方中选用的主方是什么？简述其组成、加减、功用、主治、用法、方解。

（3）本案例中主方的加减变化有哪些？为什么？

（4）试述资生丸与参苓白术散的区别。

【问题解析】

病例1

（1）患者症见泄泻，伴干呕、恶心，舌苔黄腻，边有齿痕。辨为脾胃虚弱，湿热不化证。病位在脾、胃、大肠。

（2）本案治宜健脾化湿，清热祛湿。可选用毛德西教授经验方——山楂止痢汤。

（3）所选主方是山楂止痢汤。此方是毛德西教授在民间验方的基础上拟定的经验方，至今已有50余年。

方药组成：生山楂30～60g（或100g），马齿苋30g，白头翁30g，薏苡仁30g。

加减：腹痛者，加木香6g，黄连6g；腹部下坠者，加柴胡5g，升麻6g；腹胀者，加代代花10g，厚朴花10g。

功用：清肠止泻。

主治：细菌性痢疾，或急性腹泻。

用法：水煎服。加水量要多一些，1剂药煎取2次，取汁约1000mL，分3～4次服用。民间对于痢疾的治疗，有句话为"药灌满肠"，就是要多喝一些，这样就会起到速效的作用。

方解：山楂酸温，是很常用的健胃消食药，而张锡纯善于用山楂治疗痢疾。痢疾初得时，取生山楂30g，红白糖各15g，好毛尖茶5g，将山楂煎汤，冲糖与茶叶于盖碗中，浸润片刻，频频饮之即可渐愈。这是由于山楂"能除肠中郁滞""化瘀血而不伤新血，开郁气而不伤正气"；又山楂味酸，收敛力极强，对于急慢性腹泻，有"复杯而愈"的效果。

（4）患者舌边齿痕多，故加生山药配伍生薏苡仁健脾化湿，湿去则大便实。所加木香、黄连，名香连丸，出自《太平惠民和剂局方》，虽为解决痢疾腹痛下坠之小方，但效果甚好。年老腹泻，必有脾肾亏虚，山药平补脾肾，并有收涩的作用，故必加之。

（5）山楂止痢汤是毛德西教授的经验方，对细菌性痢疾，或急性腹泻，以上方为主药，略予增减，常能收到较为理想的效果。需要注意的是，生山楂用量要大，可用至 60g 以上，且以鲜品为好。

病例 2

（1）该患者罹患慢性结肠炎 10 余年，乃慢性泄泻久症，脾肾俱有亏损，结合舌脉（舌苔偏白腻，脉沉弦细），更能确定。晨起大便 2 次，不成形，伴下坠感，乃中气下陷之症。故辨为脾肾阳虚，中气下陷证。

（2）舌苔偏白腻，乃有寒湿，脾肾阳虚导致寒湿不化；脉沉细，乃脾肾久虚，中气下陷。

（3）本案治宜温脾补肾，升阳收敛。可选用补中益气汤合四神丸。

（4）初诊所选主方为补中益气汤合四神丸。三诊主方为香砂六君子汤。

（5）本例患者泄泻日久，必及脾肾，法当温补脾肾。四神丸合补中益气汤为治疗慢性泄泻之常用方剂，然临床应用常有不效。毛德西教授明确指出，此两方用于泄泻，把握好柴胡、升麻、五味子用量是关键。三者用量皆不宜大，柴胡、升麻量大会扰动脾阳；五味子量大则有肃杀之气（五味子味酸入肝木，量大则恶金气，呈肃降之势），反致泄泻。故方虽旧，掌握用量亦能取得良效。

病例 3

（1）患者形体消瘦，面色萎黄，乃脾虚之症；说话声怯，小腹坠痛，乃气陷之症。喜热厌凉，大便溏薄，是湿寒作祟。故辨为脾虚气陷，湿寒作祟。患者舌苔白润，脉沉细弱，更有利于明确辨证。

（2）本案治宜健脾温中，理气止泻。所选主方为参苓白术散。

方药组成：人参 10g，白扁豆 15g，白术 10g，茯苓 10g，甘草 10g，炒山药 15g，莲子 10g，桔梗 10g，薏苡仁 15g，砂仁 6g，陈皮 10g。

加减：腹泻，加肉豆蔻 10g，补骨脂 10g；肠鸣，加防风 6g，荜茇 6g；时时呕恶，加半夏 10g，黄连 6g，吴茱萸 3g。

功用：健脾渗湿，益气调中。

主治：脾胃虚弱，消化不良，形体消瘦，四肢无力，脘腹痞满，或有吐泻。

用法：若为散剂，共研细末，每服 10g，大枣汤调下，每日 2 次；若为汤剂，每日 1 剂，水煎 2 次，分次服用。

方解：参苓白术散出自《太平惠民和剂局方》，由五味异功散加味组成。异功散以补脾益气见功，加入白扁豆、怀山药、薏苡仁、莲子肉，是为加强补脾渗湿作用而设；加砂仁，在于助陈皮调气行滞；加桔梗，在于清润保肺，载药上行。诸药合用，既能健脾，又能保肺，对于肺病发展到脾胃虚弱阶段，使用此方，有"培土生金"之义。现代研究认为，此方有提高机体免疫能力、改善内外环境、恢复各脏腑功能的作用，对于一些呼吸道疾病，也是一种可以信赖的有效方剂。

（3）本案属脾虚腹泻无疑，参苓白术散应为首选之方。"气不足便是寒"，由于脾虚日久，必生内寒；腹泻不止，气必下陷，故治之初，即在原方的基础上加入温中散寒的淡干姜，温肾止泻的肉豆蔻；后又加入升麻、柴胡两味，以提升下陷之中气。此类"小腹坠痛"，非肠中积垢所致，故不用木香、槟榔理气破积之品；乃清气下陷所为，非升麻、柴胡莫属。对于此类疾病，需缓缓图之，方证合拍，用丸药或散剂亦能收到良好效果。

（4）资生丸与参苓白术散均可用于慢性结肠炎脾虚泄泻证。资生丸出自明·缪希雍《先醒斋医学广笔记》，是在参苓白术散的基础上加味而成。两方应用之别在于：参苓白术散用于单纯脾虚证，而资生丸加入了温肾消食之品，应用范围更为广泛，特别是对于小儿发育不良及脾肾俱虚之证更为适宜。

【学习小结】

毛德西教授治疗泄泻的常用方药包括山楂止痢汤（经验方）、参苓白术散、资生丸、补中益气汤合四神丸、十神汤、半夏泻心汤等，可辨证选用。毛德西教授指出，补中益气汤合四神丸是治疗慢性泄泻之常用方剂，此二方用于泄泻，用好柴胡、升麻、五味子是取效的关键。柴胡、升麻用量宜小不宜大，量大会扰动脾阳；五味子量大则有肃杀之气（五味子味酸入肝木，量大则反恶金气，呈肃降之势），可导致泄泻。毛德西教授对于药物剂量的把握及同类方剂间细微差别的重视，值得我们学习和研究。

【课后拓展】

1. 熟读背诵《伤寒论》太阴经辨证提纲。

2. 查阅学习毛德西教授治疗泄泻常用的对药（肉豆蔻与石榴皮、柴胡与升麻等）。

3. 查阅学习以下论文：

（1）孙巧玲，禄保平，理萍. 十神汤内十味药 健脾止泻胃肠和 [N]. 中国中医药报，2014-22-24（5）.

（2）禄保平，孙巧玲. 毛德西治疗顽固泄泻临证举隅 [J]. 辽宁中医杂志，2012（3）：534-535.

4. 通过对本病的学习，写出学习心悟。

5. 参考阅读：

（1）毛德西. 毛德西临证经验集粹 [M]. 上海：上海中医药大学出版社，2009.

（2）毛德西. 毛德西方药心悟 [M]. 北京：人民卫生出版社，2015.

（3）禄保平. 中国现代百名中医临床家丛书：毛德西 [M]. 北京：中国中医药出版社，2013.

第六章　肝胆病证

第一节　胁　痛

胁痛是指以一侧或两侧胁肋部疼痛为主要表现的病证，是临床上比较多见的一种自觉症状。

本病相当于西医学的急慢性肝炎、胆囊炎、胆系结石、胆道蛔虫、肋间神经痛等以胁痛为主要表现的疾病。

【辨治思路】

毛德西教授认为，临床上以中药治疗胁痛者，多为慢性肝胆疾患经西药治疗指标不降，或指标正常但症状仍存的患者。肝脏是一个功能特殊的脏器，其基本生理功能可以概括为"体阴用阳"。临证治疗既要护其"体"，也要舒其"用"。

慢性乙肝正是肝脏"体"不足，而用多"郁"所形成的。湿热内蕴，肝郁脾虚是肝炎的常见证候。慢性乙型肝炎，虚实交错者多，故当权衡正邪之盛衰及湿热之多寡，然后拟定治法；或补中寓泻，或泻中寓补，而清热利湿、疏肝解郁不离其宗。这时候，毛德西教授常选用经验方肝达舒治疗慢性肝炎，用黄连温胆汤和推气散治疗肝胆气郁夹湿热证的慢性胆囊炎。此证进一步发展，肝阴不足，下吸肾水，就会出现肾阴虚之证候。为此，毛德西教授常用六味地黄丸滋补肾阴，以使"水生木"，使肝体得补，肝气自然舒达，不至于罹患肝气横逆、上炎、化火、生风之虞。

【典型医案】

病例1 廖某，女，38岁。1984年6月26日初诊。

［主诉］胁痛1年，加重1个月。

［病史］患者1年前感到身体乏力，有时腹胀，纳呆，自己不在意。2个月后出现黄疸，急到县医院治疗，诊为"急性黄疸型乙型肝炎"。经治疗，肝功能恢复正常，症状亦有缓解，自动要求出院。但近月又感到非常疲乏，肝区发紧作痛，下肢轻度浮肿，食后胃脘胀满，小便发黄。舌苔薄黄而腻，脉象弦细。谷丙转氨酶178U/L，麝浊10U，HBsAg阳性。西医诊断为迁延性乙型肝炎，给予对症治疗，半月后未见好转，遂来就诊。

［现症］疲乏，肝区发紧作痛，下肢轻度浮肿，食后胃脘胀满，小便发黄。舌苔薄黄而腻，脉象弦细。

问题

（1）依据证候信息，按六经辨证，本例属何经疾病？

（2）《伤寒论》中对上述病证是如何描述的？

［治疗过程］

初诊方药：柴胡15g，郁金10g，茵陈15g，败酱草15g，垂盆草15g，茯苓皮30g，赤芍15g，丹参15g，生麦芽30g，莪术10g，车前草30g，生甘草10g。7剂，水煎服，每日1剂，分2次服。另服肝达舒胶囊（毛德西教授经验方），每次5粒，每日3次；并按疗程静脉滴注葡萄糖加维生素C和葡萄糖加丹参注射液。

二诊：7月3日。患者症状略有好转，但不明显。细查脉症与所用方药并无不符，问及大便，言"稀薄不成形"。可能与健脾补虚药物应用不够有关。

上方加入炒白术 15g，生山药 30g，肉豆蔻 6g。10 剂，服法同前。

三诊：7 月 13 日。患者诸症明显好转。治疗期间，白带较多，加入芡实 15g，生薏苡仁 30g；右上腹部隐痛，加入川楝子 10g；口中黏腻，加入代代花 10g，藿香 10g，砂仁 6g。

前后共治疗 70 余天，查谷丙转氨酶 48U/L，麝浊 6U，HBsAg 阴性。嘱继续服用肝达舒胶囊，加用香砂六君子丸，以疏肝健脾；并间断服用六味地黄丸，巩固疗效。

问题

（3）本例的证型及治法是什么？

（4）试对本案所选主方进行分析。

（5）结合本案例，谈谈毛德西教授对于肝炎的辨证治疗思路。

病例 2 孟某，男，34 岁。1993 年 3 月 16 日就诊。

[主诉] 右胁隐痛 1 年余。

[病史] 患者患乙型肝炎已 1 年余。初期曾用维生素、肝太乐、灭澳灵等常用药物治疗，疗效未显。

[现症] 右胁下隐隐作痛，上腹部痞塞不舒，食欲不振，口苦。触诊：肝大肋下 2cm，剑突下 4cm，脾不大。检查：总胆红素 21mmol/L，麝浊 14U，谷丙转氨酶 86U/L（赖氏法）。HBsAg 阳性，抗 HBe 阳性，抗 HBc 阳性。舌质赤红，苔白腻，脉弦紧。

问题

（1）患者右胁下隐隐作痛，上腹部痞塞不舒，食欲不振，口苦，可辨为何证？

（2）该证的治法是什么？

［治疗过程］

初诊方药：当归 10g，生白芍 15g，黄精 15g，黄芪 15g，茵陈 30g，败酱草 30g，柴胡 15g，郁金 10g，板蓝根 15g，生山药 30g，茯苓 15g，丹参 30g，秦艽 10g，生甘草 10g。水煎服。另用肝达舒胶囊，每次 5 粒，每日 3 次。

二诊：3 月 31 日。经用上述方药半月，患者诸症明显减轻。总胆红素 15mmol/L，麝浊 8U，谷丙转氨酶 48U/L。上方加垂盆草 30g，鸡内金 20g。

三诊：5 月 17 日。上述方药继服 45 天，患者症状消失，食欲恢复正常，身感有力，精神转佳，自述无不适感。嘱上方改为 2 日 1 剂，肝达舒胶囊仍按每日 3 次服用。

四诊：6 月 17 日。患者按所述服用 1 个月，查 HBsAg 阴性，抗 HBs 阳性。为巩固疗效，服用肝达舒胶囊，停服汤药。1 年后随访，肝功能正常，乙肝五项检查：抗 HBs、抗 HBe、抗 HBc 均为阳性。

> 问题
>
> （3）处方中选用的主方是什么？
>
> （4）结合本案例，简述毛德西教授对于慢性乙型肝炎辨证的认识。

病例 3　周某，男，34 岁。2004 年 6 月 7 日就诊。

［主诉］右上腹部胀痛 3 个月。

［病史］患者右上腹部胀痛已有 3 个月，经两次 B 超检查，均提示胆囊壁增厚、毛糙。消化内科按"胆囊炎"治疗，效果不明显。

［现症］右上腹部隐隐作痛，并有痞胀感，口苦，时有呃逆，大便时有秘结。舌苔薄黄而腻，脉象弦滑偏数。

> 问题
>
> （1）从提供的病史及症状入手，如何进行辨证？
>
> （2）该证的治法是什么？

［治疗过程］

初诊方药：炒枳壳10g，郁金10g，桔梗10g，陈皮10g，桂枝6g，黄连6g，半夏10g，茯苓10g，竹茹15g，川楝子10g，生麦芽30g，生甘草6g。水煎服。

二诊：6月17日。服用上方10剂，患者所患胀痛有所减轻，他症仍在。上方加生白术30g，全瓜蒌15g。

三诊：6月28日。继服10剂，患者大便通顺，口苦减轻，呃逆停止发作。舌苔转为薄白，脉象亦较和缓。又服10剂，病告愈。查B超示：肝、胆、脾、胰未见异常。

问题

（3）处方中选用的主方是什么？如何理解该处方的配伍？

（4）如何对主方进行加减？

（5）结合本案例，谈谈毛德西教授对于慢性胆囊炎辨证的认识。

【问题解析】

病例1

（1）从证候信息看，患者胁痛，乏力腹胀、纳呆，小便发黄，舌苔黄腻，脉弦细。六经辨证，当属少阳经病变。

（2）《伤寒论》说："少阳之为病，口苦，咽干，目眩也。""伤寒五六日，中风，往来寒热，胸肋苦满，嘿嘿不欲饮食，心烦喜呕，或胸中烦而不呕，或渴，或腹中痛，或胁下痞硬，或心下悸、小便不利，或不渴、身有微热，或咳者，小柴胡汤主之。""本太阳病不解，传入少阳者，胁下硬满，干呕不能食，往来寒热，尚未吐下，脉沉紧者，与小柴胡汤。"

（3）可辨为湿热内蕴，肝郁脾虚证。治宜清利湿热，疏肝健脾。

（4）所选主方是毛德西教授经验方——肝达舒方。

方药组成：山豆根10g，虎杖10g，人工牛黄10g，板蓝根15g，赤芍

30g，黑米 30g，丹参 30g，生白术 30g，生黄芪 30g，柴胡 30g，生甘草 15g。

加减：若作汤剂，右胁胀痛者，加生牡蛎、川楝子；腹胀不减者，加生麦芽、鸡内金；大便稀薄者，加炒山楂、车前子；伴见黄疸者，加茵陈、败酱草；肝功能异常者，加枸杞、山萸肉；舌苔白厚腻者，加冬瓜皮、佩兰。

功用：清热解毒，活血化瘀，疏肝健脾。

主治：慢性乙型肝炎。症见两胁痞满不舒，食欲不振，恶心干呕，体力不支，情绪郁闷。舌质偏暗，舌苔薄白润，脉弦细而紧。

用法：共研为细末（部分药物浓缩收膏后再烘干研粉用），装胶囊，每粒0.45g，每次 5 粒，每日 3 次。或作汤剂，水煎服，每日 1 剂。

方解：方中以山豆根、虎杖、人工牛黄、板蓝根四味苦寒药物清热解毒；丹参、赤芍活血化瘀；黑米、白术、黄芪益气健脾，符合"见肝之病，当先实脾"的原则；柴胡、甘草疏肝理气。全方药物入于肝脾两经之气分与血分。若不用清热解毒药物，其乙肝毒质难以消散；凡肝病，无不涉及血分络脉，故选用活血化瘀药物；而脾不健运，肝木也难以舒达，"土荣木达"，故选用一些健脾和胃之品；病本在肝，柴胡既可以清解肝络，又可解毒于外，与甘草配合，专一和解肝脾。全方融解毒、疏肝、活瘀、健脾于一炉，标本兼治，气血兼顾，适于慢性乙型肝炎肝脾不和之病证。方中黑米还有滋养肝阴的作用。这样，解毒才不伤正，而扶正也不会滞毒。经临床观察，该方在改善肝功能、使"大三阳"转为"小三阳"方面有较好的效果。

（5）本例患者具有食后腹胀满、小便黄赤、舌苔黄腻等症，为湿热内蕴无疑。毛德西教授认为，但凡肝炎没有脱离"郁"（包括"瘀"）而致病的，所以"湿热内蕴，肝郁脾虚"已成为肝炎的常见证候。脉证合参，肝脏是一个功能特殊的脏器，它的基本生理功能可以用四个字来概括，即"体阴用阳"。临证既要护其"体"，也要舒其"用"。慢性乙肝正是肝脏"体"不足，而用多"郁"所形成的，所以在拟定方药时，要解"郁"就要疏肝气、活肝络、解肝毒；要扶"体"就要益气健脾，使"土得木而达"。对此，毛德西教授喜用柴胡、麦芽、郁金、莪术疏肝解郁，用茵陈、败酱草、垂盆草清热解毒，用车前草、茯苓皮利湿解毒，用丹参、赤芍活血化瘀祛毒；后又加入白术、山药健脾，以及其他随症之药。

毛德西教授指出，此证进一步发展，就会出现肾阴虚之证候，那是肝阴不足下吸肾水的结果。为此，毛德西教授常用六味地黄丸滋补肾阴，以使"水生木"，使肝体得补，肝气自然舒达，不至于罹患肝气横逆、上炎、化火、生风之虞。

病例 2

（1）可辨为肝虚脾湿，络脉不和，湿热郁蒸。

（2）治宜养肝健脾，清热化湿，舒达络脉。

（3）所选主方为肝达舒合强肝汤；前者为毛德西教授经验方，后者是 20 世纪 70 年代由山西省中医研究所研制而成的新方剂；其功效为滋肾养肝，解郁健脾，清热利湿，活络解毒。

（4）毛德西教授认为，慢性乙型肝炎病机虚实交错者多，故当权衡正邪之盛衰，以及湿热之多寡，然后拟定治法。或补中寓泻，或泻中寓补，而清热利湿、疏肝解郁不离其宗。本案患者既有右胁隐痛之肝虚症状，又有胃脘痞满、食欲不振之脾湿症状，其病机亦为虚实交错。

病例 3

（1）可辨为湿热蕴结，气机不畅。

（2）治宜清热化湿，舒胆和胃。

（3）所选主方为推气散合黄连温胆汤。

推气散的药物组成：枳实（或枳壳）3g，郁金 3g，桂心 1.5g，炙甘草 1.5g，桔梗 2.5g，陈皮 2.5g，生姜 2 片，大枣 2 枚。

功用：理气疏肝，和胃止痛。

主治：由慢性胃炎、慢性胆囊炎、慢性肝炎，或肋间神经痛引起的胁痛。

用法：水煎服。每日 1 剂，水煎 2 次，分 2～3 次服用。此方用量为原书所载，在具体应用时可适当加大用量。

方解：推气散出自《医学心悟》卷三"胁痛"篇，原文主治"右胁痛"；又见于清·江笔花《笔花医镜》。本方在临床上应用较为广泛，凡两胁胀痛者，均可依证选用。毛德西教授在跟随张文甫先生学习时，见其在治疗慢性胆囊炎时常用到此方，为记住该方，遂编成歌诀："推气散用枳郁金，炙草桔梗陈桂心，生姜大枣作为引，右胁疼痛效如神。"

此方看似平淡无奇，但却非常合拍。枳实、郁金两味是此方之主药。枳实的功用第一是行气，第二是化痰。枳实行气，不但行肝胆之气，而且也行胃气，加上它的化痰作用，凡中焦肝胆脾胃之气滞，均可用之以行气止痛消胀。桂心、桔梗、陈皮为辅药，起到化瘀、理气、和胃的作用。桂心为肉桂之内皮，张锡纯认为，"肉桂味辛而甘，气香而窜，性大热纯阳……木得桂则枯，且又味辛属金，故善平肝木，治肝气横恣多怒"。可见，此方之用桂心，在于平肝制怒；桔梗肃肺气，肺气肃降，肝气就会舒展；陈皮还有醒脾开胃的作用。三药合用，对慢性消化道炎症所致的纳呆、厌食等症，效果明显。炙甘草、生姜、大枣三味，为常用的调和脾胃药，有开胃进食之效。经过多年的临床实践，此方的应用指征不仅限于"右胁痛"，对于左侧胁痛亦有良效。

（4）加减：不欲饮食者，加焦三仙各10g；口苦者，加黄芩5g，石斛10g；胃脘胀满者，加代代花、厚朴花各10g；大便不实者，加炒山药15g，炒山楂15g。

（5）毛德西教授认为，慢性胆囊炎右胁痛者颇为多见，多为肝胆气郁夹湿热证候，故在应用推气散时，常合黄连温胆汤使用。本例症状、脉象、舌象都具备气滞夹湿热之象，故选用推气散合黄连温胆汤是对应之举。但在应用推气散时，对于中焦湿浊重者必用桂心；而对于湿浊不重、仅肝胆之气郁滞者，则用桂枝，因桂枝本可以调达肝气，且燥热之性又较桂心平和，还可以辛温通络、振奋阳气，只是用量要小一点。

【学习小结】

临床上胁痛可见于多种急慢性肝胆疾患，慢性乙肝者尤为多见。毛德西教授指出，湿热内蕴、肝郁脾虚是其常见证候，清热利湿、疏肝解郁为其根本之法。从本节案例可以看出，毛德西教授治疗慢性肝炎常选用其经验方肝达舒方，治疗慢性胆囊炎多选用黄连温胆汤和推气散。总之，治疗本病既要护肝之体，也要舒肝之用，使肝体得养，肝用得舒，自无变生他证之虞。

【课后拓展】

1. 熟读背诵《伤寒论》少阳经、厥阴经辨证提纲。

2. 查阅学习毛德西教授治疗胁痛常用的对药（柴胡与甘草、茵陈与败酱草、荔枝核与橘核仁、青皮与陈皮、生麦芽与炒麦芽等）。

3. 查阅学习以下论文：

（1）毛峥嵘，毛德西. 小柴胡汤应用二十法［C］. 中国中药杂志 2015/ 专集：基层医疗机构从业人员科技论文写作培训会议论文集，2016.

（2）毛德西. 谈肝气证治 [J]. 河南中医，2007，27（5）：10-12.

（3）毛德西，朱光. 乙型肝炎的辨证用药思路 [J]. 中医杂志，2002（2）：144-145.

（4）康晓红，毛德西. 中医药治疗慢性乙型肝炎的临床进展 [J]. 中医文献杂志，2000（4）：36-37.

4. 通过对本病的学习，写出学习心悟。

5. 参考阅读：

（1）毛德西. 毛德西临证经验集粹 [M]. 上海：上海中医药大学出版社，2009.

（2）毛德西. 毛德西方药心悟 [M]. 北京：人民卫生出版社，2015.

（3）禄保平. 中国现代百名中医临床家丛书：毛德西 [M]. 北京：中国中医药出版社，2013.

第二节　眩　晕

眩是指眼花或眼前发黑，晕是指头晕甚或感觉自身或外界景物旋转。二者常同时并见，故统称为眩晕。轻者闭目即止；重者如坐车船，旋转不定，不能站立，或伴见恶心、呕吐、汗出，甚则昏倒等症状。

本病相当于西医学的梅尼埃病、高血压病、低血压、脑动脉硬化、椎－基底动脉供血不足、贫血、神经衰弱等临床表现以眩晕为主症的疾病。

【辨治思路】

《素问·至真要大论》云："诸风掉眩，皆属于肝。"根据中医经典及临床经验，毛德西教授认为眩晕属肝所主，多与髓海不足、血虚、邪中等多种因素有关。

临床上来毛德西教授诊室就诊的眩晕患者多为高血压、颈椎病或外伤引起，且体虚年高者居多。对于初次就诊的眩晕患者，毛德西教授高度重视监测患者的血压情况，将血压的控制放在第一位，中西药并用，警惕"眩晕乃中风之渐"。毛德西教授常将其辨证为肝肾阴虚，髓海失养，风动于上，治以地黄汤合四物汤类方；或瘀血内阻，痰热内结，脑络不通，治以复方活血汤；或阴虚阳亢兼瘀血证，治以经验方——天菊降压汤。

【典型医案】

病例 1　任某，女，57 岁。2010 年 5 月 20 日初诊。

［主诉］阵发性头晕 4 年，加重半月。

［病史］患者有颈椎病史 10 余年。4 年前出现阵发性头晕，行走时欲倾倒，脚下如踩棉花，然坐、卧位时无头晕，且无耳鸣及视物旋转之症。近半月来症状加重，不能独立行走，常需人搀扶。神经系统检查示：水平眼震阳性，头颅 CT 检查正常。颈椎 MRI 示：颈椎曲度变直，$C_{5\sim6}$、$C_{6\sim7}$ 椎间盘突出。在某省级医院诊断为颈椎动脉供血不足，给予拜阿司匹林、长春西汀、西比灵等口服，未见明显好转。便秘多年，排便无力，服用归脾丸则排便顺畅；53 岁绝经，但原有月经量多，经期延长；30 岁即头发全白，经常腰痛，整个足底疼痛，以致不能长时间行走。血压晨起 120/80mmHg，夜晚140/90mmHg，因怕血压下降过低而未连续服用降压药。

［现症］阵发性头晕，不能独立行走，排便无力，伴腰痛、足底疼痛。舌质淡红稍暗，苔薄白，六脉沉细无力，节律整齐。

问题

（1）此患者应辨为何证？

（2）治法是什么？

[治疗过程]

初诊方药：干生地黄 10g，怀山药 15g，山萸肉 10g，砂仁 6g，当归 6g，炒川芎 6g，怀牛膝 10g，葛根 10g，菟丝子 15g，生白术 15g，陈皮 6g，生麦芽 10g，天麻 10g，生甘草 6g。10 剂，水煎服，每日 1 剂，分 2 次服。患者血压高峰在夜间，嘱其仍需每天睡前服用依那普利半片。

二诊：5 月 31 日。患者头晕明显好转，发作次数减少，可以独立行走，血压控制在 110/70mmHg。服药期间便秘好转，仍述腰痛、足底疼痛。守上方加桑寄生 15g，桑枝 30g。14 剂，水煎服，每日 1 剂，分 2 次服。

三诊：6 月 15 日。患者诸症均有好转，头晕未发作。因天气炎热，血压稳定，欲服丸药以巩固疗效。方药：何首乌 30g，怀山药 30g，山萸肉 30G，砂仁 10g，怀牛膝 30g，当归 10g，炒川芎 10g，葛根 30g，桑寄生 30g，黑芝麻 30g，丹参 30g，茯苓 30g。6 剂，水泛为丸，每次 5g，每日 3 次，口服。

问题

（3）处方中选用的主方是什么？为什么？

（4）毛德西教授如何解析主方？

（5）二诊加桑寄生、桑枝的意义是什么？

病例 2　孔某，男，36 岁。2007 年 7 月 25 日初诊。

[主诉]头晕 1 个月余。

[病史]患者于 2007 年 7 月 18 日头部被人击打，当时并不在意，3 日后出现头晕，左侧头部有麻木感，在当地县医院诊为"脑震荡"，给予西药镇静安神和中药活血化瘀治疗，病情有所好转。但近几日头晕有加重趋势，麻木感如旧。经人介绍，前来诊治。

[现症]慢性病容，时而皱眉挤眼，用手叩打头部，心烦急躁，饮食减

少，大便干结，小便短赤。舌质紫红，苔薄黄少津，脉弦细偏数。

> 问题
>
> （1）为何患者用手叩打头部？
>
> （2）本病的病机是什么？治法是什么？

［治疗过程］

初诊方药：柴胡10g，天花粉30g，当归10g，穿山甲15g（先煎15分钟），炒桃仁10g，红花10g，龙胆草10g，生大黄10g（后下），茺蔚子30g，炒白芥子10g，丹参30g，路路通10g，生甘草10g。10剂，水煎服，每日1剂，分两次服。（注：穿山甲于2020年6月成为国家一级保护野生动物，2020版药典已经禁止入药，可用土鳖虫、水蛭、莪术等代替，下同。）

二诊：8月6日。患者头晕明显减轻，精神较为平稳，大便通畅，唯麻木感未见好转。上方加入白附子10g，葛根15g，鸡内金30g。10剂。

三诊：8月16日。患者头晕基本消失，麻木亦有减轻，饮食有所增加。上方继服10剂。

四诊：8月27日。患者症状消失，为巩固疗效，嘱静养1个月，在此期间可服左归丸合三七总苷片以善其后。

> 问题
>
> （3）处方中选用的主方是什么？说明主方的出处。
>
> （4）主方的药物组成、加减、功用、主治、方解分别是什么？
>
> （5）初诊处方中根据主方做了哪些变化？为什么？

病例3　王某，男，47岁。2003年5月12日初诊。

［主诉］头晕目眩3年，加重两个月。

［病史］患者有高血压病史，头晕目眩病史3年，经用复方降压片、卡托普利等药治疗，疗效不明显。仍每日眩晕，甚则不能站立，最近两个月加重。

[现症] 头晕脑胀，失眠，躁烦。舌质暗，苔薄白，脉象弦细数。血压168/100mmHg。心电图检查示：①窦性心律不齐；②下壁心肌缺血。眼底检查示：高血压性视网膜病（2期）。

> 问题
>
> （1）如何理解"诸风掉眩，皆属于肝"？
>
> （2）本例患者如何辨证？该证的治法是什么？

[治疗过程]

初诊方药：天麻10g，野菊花30g，葛根15g，罗布麻叶30g，杜仲10g，怀牛膝15g，赤芍30g，麦冬30g，女贞子30g，旱莲草30g，生甘草10g。10剂，水煎服，每日1剂，分两次服。

二诊：5月23日。服药4剂，患者眩晕减轻，精神较为轻快。血压160/96mmHg。加用卡托普利片25mg，每日2次。服至10剂，眩晕消失，但失眠未见好转。上方加夜交藤30g，炒枣仁45g。10剂。

三诊：6月3日。患者夜寐可达6小时。血压140/85mmHg。心电图检查示：窦性心律不齐，未见缺血改变。脉弦细，已无数象。上方继服15剂（2日1剂），以巩固疗效。

> 问题
>
> （3）处方中选用的主方是什么？说明其出处。
>
> （4）试对主方进行分析。
>
> （5）二诊处方中为何加入夜交藤、酸枣仁？

【问题解析】

病例1

（1）应辨为肝肾阴虚，髓海失养，风动于上。

（2）治宜补益肝肾，填精补髓，平肝息风。

（3）所选主方为地黄汤合四物汤类方。该患者的头晕与高血压和颈椎病都有关系，这种病证在临床上比较多见。毛德西教授指出，此例患者30岁头发即全白，说明肾阴早有亏损。《素问·上古天真论》云："女子……四七，筋骨坚，发长极，身体盛壮；五七，阳明脉衰，面始焦，发始堕……"阳明为气血之海，为多气多血之脏，气血虚亏，肾阴自然不足，其本色当黑而反白者，肾阴早衰也。故取地黄汤与四物汤类方以填补气血与精髓，并略做加减。

（4）①六味地黄汤

方药组成：熟地黄16g，山药8g，山萸肉8g，茯苓6g，牡丹皮6g，泽泻6g。

加减：阴虚火旺者，加知母8g，黄柏8g；头晕目眩者，加枸杞10g，菊花15g；夜眠不安者，加麦冬10g，五味子8g。

功效：滋补肝肾。

主治：肝肾不足，真阴亏损，精血枯竭，形体消瘦，面色少华，腰痛足酸，或自汗、盗汗，发热咳嗽，或痰中带血，头晕目眩，耳鸣耳聋，或夜梦遗精，或消渴欲饮，口舌燥渴，虚火牙痛等。

用法：用丸剂，也可用汤剂。

方解：六味地黄丸，原名为"地黄丸"，出自宋·钱乙《小儿药证直诀》。方内药物有机结合，有补有泻，共同达到滋阴补肾的作用。古人用补必兼泻邪，邪去则补药得力。本方以熟地黄甘苦温滋养肾阴（足少阴）为君，山萸肉甘酸温补敛肝阴（足厥阴）为补，干山药甘淡调补脾阴（足太阴）为助。三味相合而成"三补"；另以泽泻分导肾与膀胱之浊气，以牡丹皮清泄肝胆之郁火，以茯苓渗泻脾胃之湿，三味相和而成"三泻"。如此配伍，补中有泻，寓补于泻，以泻助补。三补三泻，相反相成，共奏滋阴补肾之功用。肝、脾、肾三脏之阴主，以肾阴为基础，且方中熟地黄用至八钱为君，故以地黄为名，以彰显滋阴补肾之力。

本方的临床指征，应为肾阴亏损引起的头晕、耳鸣、腰痛、盗汗、遗精、消渴、失血、失音、淋证、小儿发育不良、虚火牙痛、喉痹、失眠，舌质红、少苔，脉细数等。

②四物汤

方药组成：地黄、川芎、芍药、当归。

本方由上述四味药物组成，首载于宋代《太平惠民和剂局方》，是由张仲景胶艾汤化裁而来。全方补血而不滞血，行血而不破血，是治血之要剂，后世许多养血、活血之方，都是由此变化而成；内科虚劳门中一切血虚不足之症，常以此方为准而治。前人用四物汤有"熟四物"与"生四物"之分。"熟四物"，即用熟地黄、酒制当归、炒川芎、炒白芍（或炒赤芍）；而"生四物"则不经炮制。"熟四物"有温养血分之效，"生四物"则有养血凉血之功。

（5）患者服药期间他症好转，仍述腰痛、足底疼痛。故守方加桑寄生、桑枝，以固肾强体、通络止痛。

病例 2

（1）患者外伤后"脑震荡"，又未及时治疗，导致瘀血停留脑内。虽应用镇静安神和活血化瘀药治疗，但瘀血尚未清理干净。瘀血停滞于脑络，使脑络不通，扰乱神志，故患者用手叩打头部，心烦急躁。

（2）从病因和症状分析，其病机为瘀血内阻，痰热内结，脑络不通。治宜活血通络，清热化痰，少佐通腑之品。

（3）主方为复方活血汤，出自李东垣《医学发明》。

（4）组成：柴胡 10g，瓜蒌根 15g，当归 12g，红花 10g，甘草 10g，穿山甲 10g，大黄 6～10g，桃仁 15g。

加减：大便干结者，加生白术 30g，决明子 30g；疼痛难忍者，加乳香 10g，没药 10g，三七粉 3g（冲服）；局部红肿者，加金银花 30g，连翘 30g，蒲公英 15g。

功用：活血解毒，理气疏肝，通络止痛。

主治：跌打损伤之初期。

用法：水煎服。以食前服用为宜，服后大便稀薄为度。

方解：复元活血汤原方所治为"从高坠下，恶血留于胁下，及疼痛不可忍"。后世医家将此方列为治疗外伤瘀血的主方。该方以柴胡为君药，疏解肝经之络；当归调和血脉，甘草缓急生血，共为臣药；穿山甲、天花粉、桃仁、红花润血活血，为之佐药；大黄荡涤恶血，为之使药。诸药气味和合，气血各有所归，自无恶血潴留。

（5）复元活血汤作用偏于胸胁，而此例为脑外伤，故加入茺蔚子却瘀导滞，引头部瘀血下行；并加丹参养血活血；白芥子、路路通通络散瘀；另加龙胆草清化上部之痰热。全方虽无平肝息风之药，但瘀血去，新血生，头晕自能平安。

病例 3

（1）《素问·至真要大论》云："诸风掉眩，皆属于肝。"根据经典及临床经验，毛德西教授认为眩晕属肝所主，多与髓海不足、血虚、邪中等多种因素有关。

（2）应辨为阴虚阳亢兼瘀血证。治宜滋阴平肝，通络息风。

（3）所选主方为天菊降压汤，系毛德西教授经验方。

（4）方药组成：天麻 10g，野菊花 15g，葛根 15g，罗布麻叶 15 ～ 30g，赤芍 15 ～ 30g，麦冬 30g，女贞子 30g，旱莲草 30g，杜仲 15g，牛膝 10g，甘草 10g。

加减：头痛者，加夏枯草、谷精草；失眠者，加夜交藤、合欢皮；上肢麻木者，加桑枝、丝瓜络；腰膝酸软者，加桑寄生、山萸肉。

功效：平肝息风，滋阴补肾，活血通络。

主治：高血压病、眩晕等属于肝阳上亢证者。

用法：水煎服。

方解：天菊降压汤是毛德西教授在临床上摸索的经验方，主要用于肝阳上亢，并有阴虚风动的患者。方取天麻、野菊花平肝息风，为君药；葛根舒筋通络，罗布麻叶清热息风，共为臣药；麦冬、女贞子、旱莲草滋阴息风，杜仲、牛膝补肾活瘀，赤芍凉血通络，共为佐药；甘草调和诸药，为使药。方中天麻、野菊花、葛根、罗布麻叶为主要药物，四药合用有明显的平肝降压作用，其中葛根与罗布麻叶的作用较为突出。20 世纪 70 年代，中国中医研究院的专家根据《伤寒论》葛根汤治疗"项背强几几"的论述，用单味葛根治疗高血压引起的头项不适之症，效果良好；后用葛根提取物制成新药——愈风宁心片，在全国范围内使用，医患反应均佳。毛德西教授从中受到启发，将葛根列为常用降压药物。罗布麻叶为一味草药，性味苦寒，有小毒，有显著的平肝降压、强心利尿作用，可治疗高血压眩晕头痛、失眠多梦、心功能不全、心肝肾性水肿等。其常用量为 10～15g，用量过大会引起恶心、呕吐、肠鸣、腹泻等。现代药理研究证明，本方具有降压、扩血管、抗痉挛等作用，对临床主要症状（头痛、眩晕、失眠、耳鸣）有效率为 84.7%。

（5）患者失眠，故加用酸枣仁以养血补心肝之体，夜交藤潜阳入阴。毛德西教授在读《名老中医医话》时，看到刘惠民先生（曾多次为毛泽东主席诊治疾病）的经验时，颇受启发。刘先生道："酸枣仁不仅是治疗失眠不寐之要药，且具有滋补强壮作用，久服能养心健脑，安五脏，强精神。"并一再强调用药之巧在于量，一般成人一次可用30g以上，甚至可达 75～90g。由于刘氏善用酸枣仁，有人将其与善用生石膏的张锡纯相提并论。从此，毛德西教授每用酸枣仁非常注意用量，量取多少，效果必然不同。

【学习小结】

引起眩晕的病因较为复杂，临床上以高血压或颈椎病引发者多见，也可因外伤或年高体虚引起。对于高血压眩晕患者，应摒弃门户之见，坚持中西医结合、中西药并用，将血压控制在合理区间。毛德西教授在临床中坚持辨证论治，并形成了独到经验，如其经验方天菊降压汤，对于阴虚阳亢兼瘀血证患者疗效卓著。可见，临证时只要准确把握病因、病位、病性、病势等要素，在此基础上有针对性地用药治疗，必将获得良好的疗效。

【课后拓展】

1.熟读背诵《伤寒论》厥阴经辨证提纲。

2.《素问·至真要大论》中"病机十九条"的内容是什么？如何理解？

3.查阅毛德西教授治疗眩晕常用的对药。

4.查找六味地黄汤的出处及其演变。

5.参考阅读：

（1）毛德西.毛德西临证经验集粹 [M].上海：上海中医药大学出版社，2009.

（2）毛德西.毛德西方药心悟 [M].北京：人民卫生出版社，2015.

（3）禄保平.中国现代百名中医临床家丛书：毛德西 [M].北京：中国中医药出版社，2013.

第三节　头　痛

头痛是临床常见的自觉症状，可单独出现，亦可见于多种疾病的过程中。本节所学习的头痛，是指因外感六淫、内伤杂病而引起的，以头痛为主要表现的一类病证。

本病相当于西医学的血管性头痛、紧张性头痛、三叉神经痛、外伤后头痛、部分颅内疾病、神经官能症，以及某些感染性疾病、五官科疾病的头痛等。若头痛属某一疾病过程中所出现的兼症，不属本节讨论范围。

【辨治思路】

毛德西教授认为，在各类常见病中，头痛的发生率很高，中医药对头痛的治疗效果较为理想。在辨治头痛时，要明确致病因素，分析脏腑经络的虚实寒热，辨外感或内伤，还要分清头痛的部位，选用引经药物。

毛德西教授治疗外感头痛，风寒头痛用川芎茶调散，风热头痛用《止园医话》头痛方，风湿头痛用羌活胜湿汤，暑湿头痛用新加香薷饮。如太阳经后枕部头痛，选羌活、川芎；阳明经前额及眉骨处头痛，选葛根、白芷；少阳经头角头痛，选柴胡、黄芩；厥阴经颠顶头痛，选川芎、藁本。太阴、少阴二经虽不上头，然痰气壅塞，清阳不升，头亦为之痛。太阴经如裹头痛，选苍术、半夏；少阴经头痛，痛而欲寐，选细辛、独活。个别头痛久不愈者，选用活血通络药物，如桃仁、红花、全蝎、蜈蚣等。

对于内伤头痛，常辨证为肝阳上亢、气滞血瘀、痰浊上犯、风入脑络、肾精亏虚等。肝阳上亢头痛，以左侧为重，常见怒气，多有高血压病，选天麻钩藤饮；若肝经热极生风，高热头痛，抽搐痉厥者，则用羚羊钩藤汤，并常加入"三石"，即寒水石、生石膏、生磁石以加重镇静之力；气滞血瘀头痛，多因思郁不解而得，痛处固定，发如锥刺，选通窍活血汤（方中麝香昂贵，多用葛根配白芷代之）；痰浊头痛，多见于形体肥胖之人，头痛如蒙，身重如捆，舌苔白腻，选半夏白术天麻汤；风入脑络头痛，多为外感头痛之遗患，每遇风寒天气发作，痛无定处，患者常会用布紧裹头部，或不时用手拍打，用麻黄附子细辛汤；肾虚头痛多见于读书劳心之人，用脑则头痛，休息后可缓解，选左归丸、右归丸。

【典型医案】

病例1 刘某，男，23岁。2008年3月10日初诊。

[主诉]头痛5年。

[病史]患者5年前从单杠上（头朝下）摔下，当时颈椎片示：颈椎生理曲度变小，颈5～6椎体变扁。用颈托治疗10个月，颈部疼痛有所缓解，但隐隐作痛至今未断，并伴有左手麻木，时而颤抖，阴雨天加重。

[现症]头部隐痛，伴左手麻木，时而颤抖。舌苔薄白，脉象沉细。

问题

（1）此例由颈椎病引起的头痛如何辨证？

（2）该证的治法是什么？

[治疗过程]

初诊方药：葛根15g，赤芍15g，木瓜15g，鸡血藤15g，桂枝10g，苏木10g，透骨草15g，炒桃仁10g，天门冬30g，生甘草10g，黄酒50mL为引。10剂，水煎服，每日1剂，分2次服。

二诊：3月20日。患者疼痛明显减轻，但有腹泻。上方加生山楂30g，继服 10 剂。

三诊：3 月 31 日。患者疼痛消失，已无腹泻之苦。上方去炒桃仁、苏木，加续断 15g，补骨脂 15g，狗脊 15g，炒杜仲 15g。10 剂，服法同前。

四诊：4 月 10 日。患者未出现左手麻木和颤抖。继服上方 15 剂。

3 个月后随访，患者颈部与左上肢未见异常。

问题

（3）处方中选用的主方是什么？简述其选方依据。

（4）主方的药物组成、加减、功用、主治、方解分别是什么？

（5）试述毛德西教授对于颈椎病辨治的认识。

病例 2　齐某，女，38 岁。1998 年 8 月 11 日就诊。

［主诉］头痛 3 年余。

［病史］患者头痛 3 年余，多家医院均诊为"神经性头痛"，给予谷维素、苯巴比妥、镇脑宁、清脑丸等，最初疗效尚好，继之则无效。发作时以左侧偏头痛为主，但会波及头枕与颈部，睡眠不佳。

［现症］左侧偏头痛为主，波及头枕与颈部，睡眠不佳。舌质红赤，苔薄白而干，脉沉细而弦。

问题

（1）如何辨治头痛？

（2）头痛部位如何分辨？有何意义？

［治疗过程］

初诊方药：连翘 15g，黄芩 10g，怀菊花 15g，霜桑叶 15g，薄荷叶 15g（后下），苦丁茶 10g，夏枯草 15g，藁本 10g，白芷 6g，荷叶 15g，白茅根 30g，生甘草 10g。每日煎服 1 剂，分 2 次服用。

二诊：9 月 2 日。服用 21 剂后患者前来复诊，言其头痛未再发作，唯有睡眠不佳,常做恶梦,影响睡眠质量。上方加酸枣仁 15g,夜交藤 30g,焦栀子 5g,莲子心 5g。

三诊:9 月 23 日。继服 21 剂,患者睡眠安然。嘱服加味逍遥丸以善其后。

问题

(3)本案应诊为何病证?治法是什么?

(4)处方中选用的主方是什么?为什么?

(5)主方的药物组成、加减、功用、主治、方解分别是什么?

(6)二诊处方加减的意义何在?

病例 3 刘某,男,年古稀。1994 年 12 月 6 日就诊。

[主诉]头痛 10 年余。

[病史]患者罹患高血压病史 10 余年。每届天气变化,遂发头痛,而以颠顶为烈。近因烦劳,头痛增剧,时时吐涎,口淡不渴。自述每服凉药则胃中不适,而服温药则安然。

[现症]头痛,时时吐涎,口淡不渴。舌润质淡,脉弦细而滑。血压 160/90mmHg。

问题

(1)此例头痛为何种证型?

(2)该证的治法是什么?

[治疗过程]

初诊方药:党参 30g,吴茱萸 6g,大枣 5 枚(剖开),生姜 10g。水煎服。

二诊:12 月 9 日。药进 3 剂,患者头痛吐涎渐减。上方加藁本 10g,水煎服。

三诊:12 月 14 日。服 5 剂后,患者诸症消失。为巩固疗效,改用吴茱萸 3g(轻捣),生姜 5 片,大枣 5 枚(剖开),砂仁皮 3g,沸水冲浸,当茶饮之。

1 个月后随访，患者头痛未再发作。

> 问题
>
> （3）处方中选用的主方是什么？为什么？
>
> （4）主方的配伍特点是什么？
>
> （5）二诊处方为何加入藁本？

【问题解析】

病例 1

（1）证属筋脉瘀阻，久而风寒外袭，上肢络脉不和。

（2）治宜舒筋活血，祛风通络。

（3）所选主方为毛德西教授经验方——疏颈活络汤。《伤寒论》第 14 条谓："太阳病，项背强几几，反汗出恶风者，桂枝加葛根汤主之。"后人认为，"项背强几几"是颈椎病的主要症状。故治疗此症，应以此条方药为基本方。为此，毛德西教授制定了具有疏通经络、散寒活瘀功效的疏颈活络汤。

（4）方药组成：葛根 30g，川羌活 10g，桂枝 10g，细辛 5g，赤芍 30g，鸡血藤 15g，木瓜 30g，桑枝 15g，薏苡仁 15g，生甘草·10g。

加减：头晕者，加蔓荆子 15g，怀菊花 15g；肩周痛者，加秦艽 10g，威灵仙 15g；上肢抬举困难者，加伸筋草 15g，丝瓜络 10g；恶寒者，加炮附子 6g，炮干姜 10g。

功用：疏通经络，散寒活络。

主治：颈椎病。

方解：葛根、羌活疏通经脉，为主药；桂枝、细辛辛温通络，为辅药；赤芍、鸡血藤、木瓜、桑枝、薏苡仁活血化瘀，祛风利湿，为佐药；生甘草调和诸药，缓急止痛，为使药。若有寒邪瘀滞，疼痛难忍者，可加制川乌、制草乌各 5～10g，但必须先煎 30 分钟，再下他药。

（5）颈椎病是常见病，凡久坐、久站、久视之人，均易患颈椎病。颈椎位于督脉与足太阳经循行路线，经脉的本能应当是活动自如，如环无端。如果坐卧姿势不对，或者受到风寒湿邪的侵扰，颈椎就会发生异常。治疗法则是祛其病因，疏通经络。

病例2

（1）在辨治头痛时，要明确致病因素，分析脏腑经络的虚实寒热，辨外感或内伤，还要分清头痛的部位，选用引经药物。

（2）分清不同头痛部位，有利于指导临床用药。太阳经后枕部头痛，选羌活、川芎；阳明经前额及眉骨处头痛，选葛根、白芷；少阳经头角头痛，选柴胡、黄芩；厥阴经颠顶头痛，选川芎、藁本；太阴经如裹头痛，选苍术、半夏；少阴经头痛，痛而欲寐，选细辛、独活。

（3）应诊为头痛；证属风热入络，肝阳化风。治宜清利头目，散结止痛。

（4）所选主方为《止园医话》头痛方。偏头痛女子偏多，反复发作，有时与月经失调亦有关联。此例从脉象与舌质上分析，均有热象和肝郁之兆，所以取本方治疗。如果是寒性头痛，或痰厥头痛，则不适宜服用该方。

（5）方药组成：连翘15g，菊花15g，桑叶15g，黄芩10g，薄荷10g（后下），苦丁茶10g，夏枯草15g，藁本10g，白芷10g，荷叶边15g，鲜茅根30g。

加减：失眠者，加夜交藤、合欢皮、酸枣仁各15g；心经有热，舌质红赤者，加柏子仁15g，莲子心5g；睡眠易惊醒者，加生龙骨、生牡蛎各15g；舌苔白腻者，加石菖蒲、炙远志各10g。

功用：清利头目，散结止痛。

主治：偏正头痛。

方解：此方出自近代名医罗止园所撰《止园医话》"头痛与眩晕"篇。罗氏从自身患偏头痛说起，"罹患数年，服用中西药治疗，时发时止，后每至午后，体温升高，偏头痛更甚，急以此方治疗，一剂奇效，病减大半，三剂大效，六剂痊愈"。文中还有一例治验：女性，50岁，患习惯性眩晕，服用此方数剂，数年未发。罗氏说："此方治偏头痛极灵，屡试屡验也。"岳美中先生曾用此方治愈其女儿剧烈性头痛。本方连翘轻浮，为解热清气分之妙品；菊花、薄荷清利头目，消散上焦之风热；桑叶搜肝经络脉之风邪；黄芩清除中上焦之火邪；苦丁茶祛头部之热邪；夏枯草解散热郁；荷叶边疏散邪热；鲜茅根消除痰热；更佐以白芷通窍散发表邪，引以藁本直达头顶，以除风邪。诸药共奏祛风散热之效，以治风热上攻之正偏头痛。

（6）二诊患者诉恶梦多，且舌质红赤，乃心火亢盛；故加入焦栀子、莲子心以清泻心火，酸枣仁、夜交藤以潜阳入阴。

病例 3

（1）患者年高体胖，系脾湿壅聚之质。从其头痛、吐涎、喜温等征象揣测，是由阳气不升，浊阴上泛，引动肝气上逆所致。

（2）治宜温中补虚，降逆行痰。

（3）所选主方为吴茱萸汤。《伤寒论》第 378 条云："干呕，吐涎沫，头痛者，吴茱萸汤主之。"方证对应，故选用之。

（4）《伤寒论》中有三条原文涉及吴茱萸汤。第 243 条："食谷欲呕，属阳明也，吴茱萸汤主之；得汤反剧者，属上焦也。"309 条："少阴病，吐利，手足逆冷，烦躁欲死者，吴茱萸汤主之。"378 条："干呕，吐涎沫，头痛者，吴茱萸汤主之。"

这三条涉及阳明、少阴、厥阴三经病变，即阳明之呕吐，少阴之手足厥冷，厥阴之头痛。发生这些症状的原因是：肝经受寒，寒邪夹浊阴之气横犯脾胃，使得胃气不得下降；而肝经又与督脉会于颠顶，阴寒上逆，清阳被扰，故而出现头痛、呕吐、吐涎沫等虚寒性症状群。

方中吴茱萸温中散寒，则吐利可除；人参益气安神，则烦躁可宁；姜枣调和营卫，则手足自温，头痛自瘳。正如《汤头歌诀》所言："吴茱萸汤人参枣，重用生姜温胃好，阳明寒呕少阴利，厥阴头痛皆可保。"

（5）二诊中加辛温之藁本，厥阴引经药也，善治颠顶头痛，但不可量大久用，以防伤阴之弊。

【学习小结】

从本节病例可以看出，在辨治头痛时，要明确致病因素，分析脏腑经络的虚实寒热，辨外感或内伤，还要分清头痛的部位，选用引经药物。毛德西教授将内伤头痛常见证候归纳为肝阳上亢、气滞血瘀、痰浊上犯、风入脑络、肾精亏虚等，分别选用天麻钩藤饮或羚羊钩藤汤加"三石"、通窍活血汤、半夏白术天麻汤、麻黄附子细辛汤、左归丸或右归丸。诊治头痛，还要配合现代科学仪器的检查。这样，可以发现导致头痛的隐匿因素，特别是潜在的危险病灶。选用中药治疗，要遵循中医脏腑经络辨证论治，不可"头痛医头"，随意用止痛药，如乳香、没药、延胡索等；还要注意患者的体质，体质虚弱者，可随证加入补益之品，以避免邪去正伤之弊端。

【课后拓展】

1.熟读背诵《伤寒论》厥阴经、少阴经辨证提纲。

2.查阅毛德西教授治疗头痛常用的对药（夏枯草和半夏、野菊花和罗布麻叶、山萸肉和熟地黄、鹿角胶和龟甲胶等）。

3.通过对本病的学习，写出学习心悟。

4.参考阅读：

（1）毛德西.毛德西临证经验集粹 [M].上海：上海中医药大学出版社，2009.

（2）毛德西.毛德西方药心悟 [M].北京：人民卫生出版社，2015.

（3）禄保平.中国现代百名中医临床家丛书：毛德西 [M].北京：中国中医药出版社，2013.

第四节　中　风

中风是以猝然昏仆，不省人事，半身不遂，口眼㖞斜，语言不利为主症的病证。病轻者可无昏仆而仅见半身不遂及口眼㖞斜等症状。

本病相当于西医学的急性脑血管疾病，包括缺血性中风和出血性中风。其他如短暂性脑缺血发作、局限性脑梗死、原发性脑出血和蛛网膜下腔出血等疾病，亦可参照进行辨证论治。

【辨治思路】

中风的形成虽有多种原因，但其基本病机总属阴阳失调，气血逆乱。归纳起来不外虚、火、风、痰、气、瘀六端。其病理性质多属本虚标实。

毛德西教授认为，就临证所见，中风发病以痰浊与血瘀证居多。痰浊阻滞，蒙蔽清窍，气滞血瘀，脑络不通，发为中风。也有宗气虚弱，或肝肾阴亏所致者。但更多的是复合证候，即两种或三种证候同时出现。如患者痰湿阻滞与瘀血并见，在选用方药时，既要化痰祛湿，又要活血化瘀，常以神仙解语丹治之。

半身不遂是中风的常见后遗症，应在药物治疗的同时，配合应用针灸等多种治疗手段。若治疗及时，护理得当，尚可恢复。

【典型医案】

病例 1 彭某，男，57 岁。2013 年 9 月 25 日就诊。

[主诉] 脑梗死半年余。

[病史] 患脑梗死半年余，肢体无异常，唯语言不利为苦，叙述病情半清半浊，但又想说清楚，故而表情痛苦，语言无奈。所服药物为硝苯地平缓释片（伲福达）、拜阿司匹林、复方血塞通胶囊，未曾服过中药制剂。原患高血压，现已得到控制。

[现症] 语言不利，舌质暗红，舌苔白腻，脉弦紧细。

> 问题
> （1）结合病史及现症，试对该患者辨证施治。
> （2）中风还有哪些证型？

[治疗过程]

初诊方药：羌活 30g，白僵蚕 10g，白附子 10g，石菖蒲 12g，胆南星 10g，炙远志 10g，天麻 15g，全蝎 6g，广木香 10g，橘络 10g，丹参 30g，赤芍 15g，炙甘草 10g。水煎服。

二诊：10 月 9 日。服用 14 剂，患者病情变化不大，但家属言其说话有好转，大便干结。加生白术 20g，炒莱菔子 15g。

三诊：10 月 23 日。继服 14 剂，患者排便比较顺畅，叙述病情带有笑容，感到说话较前利索。上方部分药物加大剂量：石菖蒲改为 15g，天麻 30g，全蝎 10g，炙远志 15g。

四诊：11 月 25 日。继服 30 剂，患者语言基本恢复如初，只是有点费力。舌质暗红变为淡红，舌苔白腻变为薄白而润。处方改为：羌活 30g，白僵蚕 10g，白附子 10g，石菖蒲 10g，炙远志 10g，麦门冬 30g，五味子 5g，橘络 10g，郁金 10g，生甘草 10g。

五诊：2014 年 1 月 7 日。患者上方共计服用 42 剂，家属说其语言基本恢复正常。因天气转凉，不能来诊，要求改为颗粒免煎剂服用。方药：天麻 10g，天花粉 3g（冲服），地龙 10g，炙远志 10g，石菖蒲 10g，橘红 10g，丹参 15g，赤芍 15g，决明子 15g，生甘草 6g。每日 1 剂，继服 28 剂，以巩固疗效。

1 年后随访，家属云：患者病情稳定，语言如常，时或服用天智颗粒免煎剂，对其治疗比较满意。

问题

（3）处方中选用的主方是什么？说明其出处。

（4）毛德西教授对主方的认识是什么？

（5）结合本案例，谈谈毛德西教授辨治脑梗死的辨治思路。

（6）脑梗死患者语言謇涩痰湿型的治疗还可选用哪些方剂？毛德西教授为什么选用此方？

病例 2 杨某，男，58 岁。2006 年 10 月 17 日初诊。

[主诉] 中风后 15 天。

[病史] 患者于 15 天前突发晕厥，昏仆于地，语言不清，经当地医院抢

救，诊为"脑梗死"。经治疗神志已清，但遗患左侧半身不遂，语言尚清，口眼㖞斜不明显。该医院仅以丹参注射液、脉络宁注射液、阿司匹林等维持治疗。应患者要求，予以会诊。

［现症］神清，可自述病情，左侧肢体活动障碍，左上肢抬举不及 90°，左下肢步履蹒跚，饮食可，二便正常。舌质暗红，苔薄黄腻，脉弦细而紧。血压 165/95mmHg。心电图检查示：下壁与前壁呈缺血样改变。

问题

（1）该患者突发晕厥，昏仆于地，语言不清，如何辨证？

（2）针对上证，如何立法诊治？

［治疗过程］

初诊方药：天麻 10g，双钩藤 30g（后下），炒杜仲 12g，黄芩 12g，杭菊花 15g，浙贝母 10g，怀牛膝 15g，地龙 10g，化橘红 10g，淡竹茹 15g，黄连6g，茯苓 15g，石菖蒲 12g，豨莶草 30g，生甘草 10g。水煎服。

二诊：10 月 31 日。上方服 14 剂，患者肢体活动好转，但出现眩晕、耳鸣，立测血压 170/98mmHg。加用安宫牛黄丸 1 粒，每日 2 次；天智颗粒 5g，冲服，每日 3 次；继服上方。

三诊：11 月 14 日。上方服用 14 剂，患者眩晕耳鸣消失，左上肢活动恢复正常，左下肢亦可行 300 余步。血压 140/80mmHg。脉象转为弦细柔和，舌苔薄白。因经济困难，停用安宫牛黄丸。仍服上方，略做加减（随证加入丹参、赤芍、川芎、降香、红景天等，并减去清热化痰药物），继用天智颗粒。

3 个月后随访，患者肢体活动完全恢复。血压稳定在收缩压130～140mmHg，舒张压 80～90mmHg。停服中药，定期复查。

> 问题
>
> （3）处方中选用的主方是什么？为什么？
>
> （4）详述毛德西教授对主方的认识。
>
> （5）试述安宫牛黄丸在中风治疗中的作用。

病例3 周某，男，37岁。1986年10月15日就诊。

［主诉］中风10天。

［病史］患者自诉因教学工作繁重，常熬夜备课，突于10日前晨起刷牙时口角流涎，家人发现右口角下垂，右眼不能闭合，并有说话不利状。急于就近医院诊治，诊为"面神经麻痹"，并予针灸疗法，治疗1周，未减明显好转，遂来求诊。

［现症］口角流涎，右口角下垂，右眼不能闭合，说话不利。舌质淡暗，舌苔薄白滑润，脉弦细无力。

> 问题
>
> （1）结合主症"口角流涎，右眼不能闭合，说话不利。舌质淡暗，舌苔薄白滑润，脉弦细无力"，辨为何证？
>
> （2）针对上证，如何施治？

［治疗过程］

初诊方药：生黄芪30g，防风10g，炒白术10g，赤芍15g，生甘草10g，生姜5片，大枣5枚（切开）。15剂，水煎服，每日1剂，分2次服。另用全蝎6g，蜈蚣4g，白附子6g（均为三九免煎颗粒），为1日量，分别倒入煎好的药液中，搅匀服下。

二诊：10月30日。患者口眼复正，唯语言不利。守上方加石菖蒲10g，麦冬30g。继服15剂而愈。

问题

（3）处方中选用的主方是什么？

（4）主方的药物组成、加减、功用、主治、方解分别是什么？

（5）结合本例，谈谈毛德西教授辨治口眼㖞斜的思路。

【问题解析】

病例 1

（1）脉证合参，显系痰浊与血瘀所致。治宜祛痰化浊，活血化瘀。

（2）还有宗气虚弱型、肝肾阴亏型、风中经络型、肝阳上亢型、痰热阻络型。

（3）所选主方是神仙解语丹。出自宋·陈自明所著《妇人大全良方》。

（4）方药组成：白附子 10g，石菖蒲 10g，远志 10g，天麻 10g，全蝎 6g，羌活 15g，胆南星 10g，木香 6g，白僵蚕 10g。

加减：血压高，加杜仲叶 15g，炒杜仲 10g；头痛，加茺蔚子 15g，蔓荆子 10g；阴虚明显，加女贞子、旱莲草各 15g；便秘，加决明子 20g，生白术 30g；肢体活动不利，加豨莶草 15g，桑枝 15g；口腻，加藿香、佩兰各 10g。

功用：祛痰除风，通络开窍。

主治：中风不语。

用法：上药共为细末，水煮面糊为丸，如梧桐子大，朱砂为衣。每服 20～30 丸，不拘时，薄荷煎汤送下；或以上方药量为基本，煎汤服用。

方解：此方出自《妇人大全良方》卷三，原文言其"治心脾经受风，言语謇涩，舌强不转，涎唾溢盛，及疗淫邪搏阴，神内郁塞，心脉闭滞，暴不能言"。前人认为，心脾受风者，多语言謇涩；肝肾受风者，多肢体不利。由于心之余气散于舌，脾之经脉"连舌本，散舌下"，若有风痰客于心脾两经，即会出现语言謇涩，甚则口流涎。故方取白附子、白僵蚕、胆南星三味，祛除经络中之风痰；石菖蒲、远志开心气而醒脾；另有天麻、羌活、全蝎三味，活络祛风；木香入脾经，有醒脾开窍之用；而羌活一味，通行十二经，为足太阳经与督脉之专长用药，《药鉴》云羌活"乃拨乱反正之主，大有作为者也。故小无不入，大无不通，能散肌表八风之邪，善理周身百节之痛"，故在祛风解语方面不可轻易放弃羌活这味药。

（5）毛德西教授认为，脑梗死患者不外乎四种证候：一是痰湿阻滞，二是气滞血瘀，三是宗气虚弱，四是肝肾阴亏。但更多的是复合证候，即两种或三种证候同时出现。本案患者即痰湿阻滞与瘀血相兼的证候，在选用方药时，既要化痰祛湿，又要活血化瘀。

（6）毛德西教授治疗脑梗死患者的语言謇涩，每以神仙解语汤为主方，随证加减，效果满意。程钟龄《医学心悟》里亦有一首神仙解语丹，与本文所用的方药基本一致，但少一味白僵蚕，可能是在传抄时遗漏掉的。有人提倡用十味温胆汤治疗痰湿型的语言謇涩，毛德西教授曾使用多次，但比较起来，还是神仙解语丹效果较好。

病例 2

（1）应辨为肝阳上亢，痰热阻络证。

（2）治宜平肝潜阳，清热化痰，活瘀通络。

（3）所选主方为天麻钩藤饮合黄连温胆汤。半身不遂为脑血管意外后遗症的常见症状，清·王清任立补阳还五汤治之，意在益气温阳活血。但本例气虚症状不明显，而痰热、肝风内动的证候突出，故选用之。

（4）方药组成：天麻10g，钩藤15g（后下），生石决明30g（先煎），栀子10g，黄芩10g，川牛膝15g，杜仲15g，益母草30g，桑寄生15g，夜交藤30g，茯神15g。

加减：四肢抽动者，加羚羊角粉2g（冲服），牡蛎30g；震颤者，加木瓜15g，全蝎6g。

功用：平肝息风，清热凉血，补益肝肾。

主治：肝阳上亢之高血压、脑震荡、脑梗死、脑动脉硬化等病症。

方解：天麻钩藤饮出自胡光慈（1910—1975）《中医内科杂病证治新义》，原文为："天麻钩藤饮，治高血压头痛，眩晕，失眠。"本方为平肝降逆剂。以天麻、钩藤、生石决明之平肝祛风降逆为主药；辅以清降之栀子、黄芩，活血之牛膝，滋养肝肾之桑寄生、杜仲等，滋肾以平肝之逆；并辅以夜交藤、茯神，安神宁心，缓解失眠。若以高血压而言；现代研究证实，黄芩、杜仲、益母草、桑寄生等均有降压作用。

（5）安宫牛黄丸具有醒脑开窍、清热息风、安神定志的功用，对于脑病发热、神昏、谵语、烦躁、半身不遂及痴呆等，都有良好效果，是其他药物无法匹配的。只是本药价格昂贵，部分患者难以承受。对此，可用牛黄清心丸代之。

病例 3

（1）应辨为风中经络证。

（2）治宜祛风扶正。

（3）所选主方为牵正散合玉屏风散。

（4）牵正散的组成：白附子 10g，白僵蚕 10g，全蝎 6g。

加减：卫气虚者，加玉屏风散；口流涎者，加土炒白术 15g，炒苍术 10g；局部疼痛者，加细辛 3g，白芥子 10g。

功用：祛风通络。

主治：口眼㖞斜（面神经麻痹）、中风后遗症等。

方解：该方出自宋·杨倓《杨氏家藏方》，原方为散剂。散者，散（读作 sàn）也，可速散其邪，而现在多改为汤剂服用，这是与原方相悖的。加之虫类药不易煎出有效成分，故汤剂不如散剂。白附子散而升，专走上焦，主治头面之疾；白僵蚕疏泄风热，清肃降火；全蝎镇惊息风，通络止痛。三味合力，有祛风热、通经络、化痰涎之功。主治风痰阻于头面经络所引起的口眼㖞斜。若作散剂，热酒送服，可借酒势以助药力，直达病所而祛邪。但有高血压者，不宜酒服。

（5）口眼㖞斜，一边邪实，一边正虚，所以不可单纯用祛风药，还要有扶正药。故毛德西教授常用玉屏风散扶助正气，并加入赤芍，这样就含有王清任黄芪赤风汤之义；生姜、大枣虽为平常之品，但其调和营卫的作用不可忽视。根据病情，还可以加入白术、山药、当归、白芍、山萸肉等补益之药。

毛德西教授认为，忽视扶正，常常是本病不能取效的因素。

【学习小结】

中风是临床十分常见的疾病，其病因病机复杂，临床表现各异，后遗症较为多见，半身不遂是常见的后遗症之一。毛德西教授临证时执简驭繁，将其主要病机总结为痰湿阻滞、气滞血瘀、宗气虚弱、肝肾阴亏四个方面，并指出临床所见复合证候更多，需统筹考虑，兼顾治疗。其治疗中风常见证候痰浊血瘀证，常用神仙解语丹化裁，每获良效。

【课后拓展】

1. 查阅学习毛德西教授治疗中风常用的对药（郁金和远志、茺蔚子和川牛膝等）。

2. 查阅学习以下论文：

（1）毛峥嵘. 毛德西教授对疑难病证的辨证思路 [J]. 中医研究，2007，20（9）：53-54.

（2）毛德西. 老年杂病治验 3 则 [J]. 河南中医，2009（2）：191-192.

3. 通过对本病的学习，写出学习心悟。

4. 参考阅读：

（1）毛德西. 毛德西方药心悟 [M]. 北京：人民卫生出版社，2015.

（2）禄保平. 中国现代百名中医临床家丛书：毛德西 [M]. 北京：中国中医药出版社，2013.

第七章　肾系病证

第一节　淋　证

淋证是指以小便频数短涩，滴沥刺痛，欲出未尽，小腹拘急，或痛引腰腹为主要特征的病证。

西医学中的泌尿系急、慢性感染，泌尿系结核，泌尿系结石，急、慢性前列腺炎，前列腺肥大，乳糜尿及尿道综合征等病，见有淋证特征者，皆可从淋证辨证论治。

【辨治思路】

毛德西教授对于肾系病证，主张从"气化"入手。但广义的"气化"非单纯指温补而言，清利湿热亦可收到"气化"作用，如治疗泌尿系感染的清利滋阴汤，治疗前列腺肥大的瞿麦芍药汤。

淋证的基本病机是湿热蕴结下焦，肾与膀胱气化不利，湿热之邪是病理因素。故毛德西教授在临床上紧紧抓住脏腑气化功能的调节，根据患者常有虚实夹杂或转化，治以清利和补虚。在长期的实践中摸索出以桉树叶配半枝莲治疗泌尿系感染，效果显著。

【典型医案】

病例1 崔某，男，32 岁。2010 年 10 月 12 日初诊。

[主诉]尿频、尿急、尿路酸痛 5 天。

[病史]患者因经常出差，饮水少，加之劳累和卫生条件差，出现尿频、尿急、尿道灼热感。经我院生殖科检查，诊断为"泌尿系感染"，给予抗菌消炎与清热利湿药物治疗 5 天，效果尚可。但患者要求中药治疗，遂来我科诊治。

[现症]腰部酸痛，小腹及前阴坠胀不舒，小便频数，尿路酸痛感明显，或时有疼痛。舌苔偏黄而干，脉象弦滑。

问题

（1）患者主症是哪些？

（2）苔偏黄而干，脉象弦滑，如何辨证？

[治疗过程]

初诊：中医诊断为淋证；辨证为湿热下注，已伤肾阴。治宜清利湿热，滋养肾阴；方取自拟清利滋阴汤（毛德西教授经验方）。处方：桉树叶 10g，半枝莲 15g，知母 10g，黄柏 8g，女贞子 15g，旱莲草 15g，橘核仁 30g，荔枝核 15g，薏苡仁 30g，赤小豆 30g，生甘草 10g。10 剂，水煎服，每日 1 剂，分 2 次服。

问题

（3）哪些药物是针对湿热的？哪些是滋肾阴的？

（4）方中主药是什么？为什么选用？

（5）方中为什么薏苡仁、赤小豆用量较大？

二诊：10 月 22 日。患者尿频、尿路酸楚症状改善。其间曾到针灸科行针刺治疗 3 次，针刺穴位为中极、关元、足三里、悬钟。舌质红赤。守方加入

生地黄 30g，砂仁 8g，以冀滋养肾阴。7 剂，服法同前。

三诊：10 月 29 日。患者泌尿系感染症状明显好转，唯服药后腹泻，每日 3 次。考虑可能与服用生地黄有关，减生地用量，改为 15g，并加山楂 15g。

四诊：11 月 9 日。患者自述病痛消失，唯腰部仍有酸困，脉弦细无力。给予知柏地黄汤加味。处方：熟地黄 30g，山萸肉 15g，怀山药 15g，茯苓 10g，牡丹皮 10g，泽泻 19g，知母 10g，黄柏 6g，女贞子 15g，生甘草 10g。水煎服，两日 1 剂。继续服用 15 剂（30 日），以善其后。

问题

（6）为什么针刺取穴为中极、关元、足三里和悬钟？

（7）二诊方中为何加入砂仁？

病例 2　李某，女，60 岁。1974 年 11 月 14 日初诊。

［主诉］尿频、尿痛 5 个月，加重半月。

［病史］患者 5 个月前被诊为"热淋"，拟八正散合导赤散治疗，服 6 剂后病情如故，即尿道热痛难忍。疑病重药轻，遂于上方加槐花、小蓟、瞿麦等凉血通淋之品，3 剂后病情不减。患者又转诊于泌尿外科，诊断为膀胱炎，用呋喃坦啶、乌洛托品等治疗，病无缓解。同年 12 月 10 日，患者再来就诊。

［现症］面色㿠白，神疲气短，尿频（白天 7～8 次，夜间 10 余次），排尿时尿道热痛，伴怕冷，喜热饮，纳差，小腹坠痛，大便干结。舌苔薄白而滑，脉象沉短。

问题

（1）为什么八正散合导赤散无效？

（2）患者从最初的实证如何演变成目前症状？

［治疗过程］

初诊：诊为脾肾气虚，湿热下注。拟健脾温肾，佐以清化湿热。处方：

党参 30g，炒白术 10g，炮附子 5g，桂枝 10g，山药 24g，熟地黄 12g，陈皮 10g，茯苓 12g，生薏苡仁 15g，泽泻 10g，龙胆草 3g。水煎服。

服用 1 剂，自觉腹中气顺，尿道热痛减轻。参附已投病机，再加肉桂 6g 以助气化，升麻 3g 以升清阳。

二诊：11 月 18 日。续进 3 剂，患者尿道热痛明显减轻，大便通畅，昼夜排尿次数减为 6 次。患者高兴地说："半年多没有这么轻松了。"

三诊：11 月 21 日。继服 3 剂，并加服金匮肾气丸（大蜜丸），每日 1 丸，服用 1 个月，以巩固疗效。

2 年后患者来院诊治胃病，问其淋证，言未再发作。

问题

（3）患者方中予以附子、肉桂何意？

（4）方中体现了中医学的什么基础理论？

【问题解析】

病例 1

（1）患者主症为小便频数，尿路酸痛感明显，或时有疼痛。

（2）应辨为湿热内蕴，已伤阴气。

（3）清热利湿的药物有桉树叶、半枝莲、知母、黄柏等；滋补肾阴的药物主要是女贞子、旱莲草。

（4）方中主药是桉树叶和半枝莲。桉树叶是一味苦辛凉性药物，主要产于四川、云南、两广等地，多用于流感、痢疾、肠炎、膀胱炎等；半枝莲是大家所熟悉的清热解毒散结药。麻瑞亭先生在其《医林五十年》一书中，特别讲到其对泌尿系感染治疗的经验。早年他曾用檀香、半枝莲等治疗，到了晚年发现桉树叶的治疗效果更好。书中记载："将桉树叶试用于临床，证明其对肾盂肾炎有卓效，为白檀香、半枝莲所不及。""桉树叶有杀灭金黄色葡萄球菌之功效，恰能补白檀香、半枝莲之不足。"毛德西教授受其启发，每遇到泌尿系感染患者，总以桉树叶与半枝莲为伍，其效果要比八正散、龙胆泻肝丸（汤）好。

（5）薏苡仁有利水渗透湿、健脾止泻、除痹、排脓、解毒散结的作用；赤小豆功能利水消肿，解毒排脓。二药量大合用，以增强解毒排脓、利水渗湿之功效。

（6）中极为膀胱之募穴；关元主治淋证，并可补肾培元；足三里调补阴阳；悬钟治疗五淋。针刺诸穴配合汤药，共奏清利湿热、滋养肾阴之功。

（7）砂仁味辛，性温，归脾、胃、肾经，加入后调和清热滋阴药物之寒凉，以免久服伤胃。

病例 2

（1）患者初诊为"热淋"，服苦寒渗利之剂愈服愈重。复诊时问其"怕冷怕热"？答曰："怕冷。"怕冷是阳虚的主要指征，参合喜热饮、夜尿多、脉沉、舌滑不燥等症，应是脾肾阳虚所致。徐东皋说："淋证初作者主于实热，当利之八正散之属是也；既利之而不愈，久久而气下陷者，虚也。"本例热痛为标，阳虚为本，故以八正散合导赤散治之效果不佳。

（2）初诊时热痛乃阳虚失煦、湿热下注所致，故出现怕冷、喜热饮之症；大便干结并无黄燥之苔，反于舌苔白滑并见，当为脾失运化，并非结热；中气失驭故见小腹坠痛。

（3）附子补火助阳，散寒止痛；肉桂温中补肾。二药合用以温补脾肾。

（4）体现了中医学"热因热用"理论。

【学习小结】

从本节医案中，我们学到了肾气不化在淋证发病中的作用，清利湿热也能起到气化的作用。毛德西教授扩大了肾脏气化的含义，不仅仅局限于温补。另外，治疗泌尿系感染的清利滋阴汤，治疗前列腺肥大的瞿麦芍药汤，对于尿频、尿急、尿路酸痛等善用桉树叶配半枝莲治疗，都能体现出名老中医结合中医经典理论与临床实践的辨证论治思路。

【课后拓展】

1. 阅读清·尤在泾《金匮翼·诸淋》中各种淋证相互转化的原文。

2. 深刻理解肾脏的气化作用。

3. 西医学对本病的诊治有哪些优势？

4. 通过对本病的学习，写出学习心悟。

5. 参考阅读：毛德西. 毛德西临证经验集粹 [M]. 上海：上海中医药大学出版社，2009.

第二节 癃 闭

癃闭是以小便量少，排尿困难，甚则小便闭塞不通为主症的病证。其中小便不畅，点滴而短少，病势较缓者为癃；小便闭塞，点滴不通，病势较急者为闭。

西医学中各种原因引起的尿潴留及无尿症，以及各种肾功能不全引起的少尿、无尿症，皆可根据癃闭辨证论治。

【辨治思路】

毛德西教授认为，癃闭病位虽在膀胱，但其形成与肾、肺、脾关系密切。不论是膀胱湿热、肺热气壅、肝郁气滞、尿路阻塞等实证导致膀胱气化不利，还是脾气不升、肾阳衰惫等虚证导致膀胱气化无权，都与气化有关。

癃闭在临床上表现为虚实夹杂者较多。毛德西教授指出，要善于从气化之源着手，急则治其标，缓则图其本。要充分应用中医疗法，坚持辨证施治，方能使沉疴顿愈。

【典型医案】

病例 1 信某，男，65 岁。2004 年 12 月 17 日就诊。

［主诉］小便频数，日夜达 10 余次，尿道灼痛酸楚 3 天。

［病史］患者 3 天前出现小便频数，日夜达 10 余次，且尿道灼痛酸楚，经某医院男科诊为"前列腺肥大"，建议手术治疗。因惧怕手术而来门诊就治。

［现症］小便频数，甚而不能自禁，量少色黄，尿道有灼痛感，尿后酸楚不舒，伴腰酸困胀。舌质红赤，苔黄腻偏干，脉细滑偏数。

问题

（1）哪些主症能帮助诊断？

（2）临证时为何应重视舌脉象？

［治疗过程］

诊断：癃闭。证属湿热下注，灼伤阴络。

治法：清热利湿，育阴通淋。

处方：瞿麦芍药汤（毛德西教授经验方）。瞿麦 30g，知母 10g，黄柏 10g，生白芍 30g，生地黄 15g，女贞子 15g，生甘草 10g。水煎服。

服用 6 剂后，患者尿道灼痛减轻，小便每日 7～8 次。反复诊治 5 次，或加蒲公英、连翘清热解毒，或加滑石、白茅根泄热利尿，或加川楝子、琥珀（冲服）止痛通淋。如此服 30 余剂，诸症消失，嘱其多饮水，少肥甘，禁烟酒，并做会阴处热浴按摩。

半年后随访，患者诸症未复发。

问题

（3）清热通淋时为何要顾护肝肾之阴？

（4）方中何药被称为治热淋之要药？

病例 2 郑某，男，61 岁。1999 年 4 月 13 日就诊。

［主诉］前列腺增生 3 年余。

［病史］患者前列腺增生3年，每因劳力或行走过度而加重。症见尿等待明显，小便点滴不利，排尿时小腹有酸困感。曾服用八正散与龙胆泻肝丸、热毒清片等无效。有多年吸烟嗜好，未戒烟。家属邀毛德西教授诊治，但患者对中医治疗信心不大，言"试服三剂"。

［现症］形体偏瘦，面色淡黄，言语无力，略有气促。舌质淡暗，苔薄白滑，脉细微。

问题

（1）此病属于中医学的哪种病证？

（2）为什么最初服用八正散无效？

［治疗过程］

初诊：从脉证结合体质分析，应为膀胱无力，气化不及，水道不输所致。治宜温阳利尿，补气助运；方取春泽汤加味。处方：党参30g，威灵仙15g，桂枝10g，茯苓皮30g，泽泻15g，猪苓15g，炒白术10g。水煎服，每日1剂，分2次服。

二诊：4月16日。服用1剂，患者小便稍利；服3剂，排尿困难明显减轻。患者信心大增，再次主动应诊。前方加炮附子5g，川牛膝10g。继服12剂，症状明显改善。后嘱服金匮肾气丸以善后。

问题

（3）为何服药三剂即有大效？这体现了膀胱的哪种生理功能？

（4）二诊为何加用附子和川牛膝？

（5）为何要服用金匮肾气丸善后？

【问题解析】

病例1

（1）小便频数，甚而不能自禁。

（2）中医诊断重视望、闻、问、切四诊合参，舌脉象能够为辨证提供重要依据，有利于提高辨证的准确性。

（3）长期使用清热通淋药，会使阴液随通淋而散失，故应注意顾护肝肾之阴。

（4）瞿麦苦寒，清热利水、通淋止痛作用显著，历代本草将其列为治热淋之要药。

病例2

（1）患者尿等待明显，小便点滴不利，属中医学"癃闭"范畴。

（2）患者辨证属膀胱无力，气化不及，水道不输。而八正散清热泻火、利水通淋，主治湿热淋证。药不对症，故效果不佳。

（3）辨证准确后，给予春泽汤温阳利尿，补气助运。膀胱气化有序，排尿自可正常。

（4）加用附子、川牛膝，主要是为了加强补火助阳、温补肝肾之功。

（5）患者属阳虚不能宣通而致小便不利者，继服金匮肾气丸可温补肾阳，化气行水。

【学习小结】

癃闭虽病位在膀胱，但与肾、肺、脾三脏功能密切相关。通过对本节病案的学习，我们要明确肾的气化、肺的宣发肃降、脾的运化水谷及升清作用，都能在临床诊治中起到画龙点睛的作用。尤其是肾脏气化作用的重要性，在诊治过程中更要牢牢把握。

【课后拓展】

1.阅读明·张介宾《景岳全书·癃闭》中阐述癃闭病机的原文。

2. 在淋证和癃闭的辨证论治中如何体现肾脏的气化作用？

3. 西医学对本病的诊治有哪些优势？

4. 通过对本病的学习，写出学习心悟。

5. 参考阅读：禄保平. 中国现代百名中医临床家丛书：毛德西 [M]. 北京：中国中医药出版社，2013.

第三节　水　肿

水肿是指体内水液潴留，泛滥肌肤，出现以头面、眼睑、四肢、腹背，甚至全身浮肿为主要特征的病证。

西医学中的急慢性肾小球肾炎、肾病综合征、继发性肾小球疾病等以水肿为主要表现者，可从水肿进行辨证论治。

【辨治思路】

毛德西教授认为，水肿的基本病机为肺失通调，脾失转输，肾失开阖，三焦气化不利。临床上以虚实夹杂，阴水、阳水相互演变者居多。治疗水肿应以肾为根、肺为通、脾为运来拟方，注重肾的气化、肺的通调、脾的运化。

对于水肿之证，毛德西教授遵《素问·汤液醪醴论》治水三法，即"开鬼门""洁净府""去菀陈莝"。注重阴阳平调，如应用真武汤加减治疗慢性肾炎，取其益火消阴之大法；以及针对慢性肾病的参芪益肾汤等。

【典型医案】

病例 1　张某，男，18 岁，农民。1998 年 6 月 23 日就诊。

［主诉］患肾病综合征 2 年余。

［病史］患者曾在当地医院治疗，一直用激素冲击疗法，激素副作用比较突出，现仍服用强的松 20mg/d，患者面色㿠白，眼睑及下肢浮肿明显。尿检示：蛋白（+++），白细胞 4 ～ 6/HP，红细胞 0 ～ 2/HP，24 小时尿蛋白定量

2.6g，胆固醇 7.68mmol/L，血浆白蛋白 30g/L，球蛋白 18g/L。患者要求服用中药治疗。

[现症] 满月脸，面部出现痤疮，饮食少，时有恶心，下肢浮肿，按之没指，尿频，但尿量少。舌苔薄黄偏腻，脉滑数。

问题

（1）此病属于中医学的哪种病证？

（2）从中医角度来说，长期服用激素会导致出现哪些副作用？

[治疗过程]

初诊：分析病情，为湿热弥漫，充斥三焦。治宜清利三焦，利尿解毒；方取大橘皮汤加味。处方：茯苓 15g，猪苓 15g，生白术 15g，桂枝 5g，滑石（冲服）30g，橘皮 10g，木香 6g，槟榔 6g，白茅根 30g，赤小豆 30g，玉米须 30g，知母 10g，黄柏 10g，生甘草 10g。15 剂，水煎服，每日 1 剂，分两次服。强的松继续服用。

二诊：7 月 8 日。患者面部痤疮明显减少，下肢浮肿减轻，排尿量增加。上方加鸡内金 30g，生麦芽 30g。15 剂，服法同前。

三诊：7 月 23 日。患者饮食增加，浮肿消退。舌苔薄白微黄，脉转为弦细。实验室检查未见好转。改健脾益肾法，拟参芪益肾汤（毛德西教授经验方）加减。处方：党参 30g，生黄芪 30g，猪苓 10g，茯苓 10g，陈皮 10g，当归 10g，熟地黄 15g，怀山药 30g，五味子 6g，杜仲 10g，菟丝子 15g，金樱子 15g，女贞子 15g，板蓝根 15g，白茅根 30g，赤小豆 30g，知母 10g，黄柏 10g，生甘草 10g。30 剂，服法同前，并服知柏地黄丸，每次 8 粒，每日 3 次。

四诊：8 月 24 日。患者临床症状与之前基本相似。检查：尿蛋白、白细胞、红细胞指标正常，24 小时尿蛋白定量 0.3g，胆固醇 5.45mmol/L，血浆白蛋白 48g/L，球蛋白 20g/L。强的松减为 10mg/d。上方加炒芡实 15g，继服 30 剂，服法同前。

五诊：9 月 23 日。患者尿蛋白指标正常，24 小时尿蛋白定量 0.16g，其他检查均正常。强的松减为 5mg/d。

此后，患者每 3 个月复诊 1 次，以参芪益肾汤为基本方，随证略做加减。至 2001 年夏，强的松已停用，实验室检查均无异常。后每半年复诊 1 次，至 2004 年春多次检查均无复发征兆，身体强壮，劳动生活已如常人。

问题

（3）此病的治疗分为哪两个阶段？体现了中医学的哪项治疗法则？

（4）在治疗肾病中哪些中药具有肾毒性？

病例 2 张某，男，46 岁。1995 年 9 月 13 日就诊。

［主诉］双下肢水肿 3 个月余，加重 3 天。

［病史］患者于 1992 年体检时发现糖尿病，经口服降糖药，血糖控制在 6.8 ～ 9.0mmol/L，其后未予注意，饮食不加控制，药物亦未按医嘱服用。1995 年 6 月出现双下肢浮肿，继之颜面浮肿，在本省某医院诊断为糖尿病肾病，经治疗半月余未见效果，遂转入简易病房，邀中医诊治。曾服导水茯苓汤、济生肾气汤、十枣汤等，有小效，但浮肿仍很严重，下肢按之没指。每日用呋塞米 80mg，尿量不及 1000mL，大便两三日 1 次，量不多。尿常规：尿蛋白（++），尿糖（++）。

［现症］面目浮肿，不能平卧，坐于床边，两足下垂；面色无华，精神萎靡，语音低微。脉象沉细，似有似无；舌质淡暗，苔白滑。扪之手足凉而不温。

问题

（1）从中医学角度阐述为何消渴演变为水肿？

（2）患者目前的主症反映出哪些脏器出现了什么虚证？

［治疗过程］

初诊：综合辨证，显系脾肾虚寒，阳气式微。治宜温肾壮阳，健脾利水。方选真武汤合五苓散增减治之。处方：炮附子 15g（先煎 1 小时），生白术 30g，茯苓 30g，生白芍 15g，泽泻 15g，猪苓 15g，桂枝 10g，淡干姜 10g，生甘草 6g。水煎服。服 6 剂，尿量增至 1500mL 左右。

二诊：9 月 19 日。上方附子增至 30g，加牛膝 15g，并停用呋塞米。

三诊：9 月 25 日。上方服用 6 剂，患者尿量增至 2000mL 左右，大便每日 1 次，面目及下肢浮肿有明显消退，精神状态亦有好转。上方继服 15 剂，浮肿消退。尿常规：尿蛋白（±），尿糖（－）。患者要求回家调养，继服上方，两日 1 剂，并加服用金匮肾气丸，1 次 5 粒，每日 3 次。

四诊：10 月 30 日。1 个月后，患者前来复查，面色红润，四肢转温，脉象亦有起色，尿常规未见异常。改用金水宝胶囊，每次 2 粒，每日 3 次，与金匮肾气丸同服。

半年后随访，患者生活自理，未见异常。

问题

（3）用附子需要注意哪些问题？

（4）为何之前用附子无效？

【问题解析】

病例 1

（1）肾病综合征可归属于中医学"水肿"等病证范畴。

（2）长期应用激素引起的副作用可表现为湿热弥漫、阴虚火旺等。

（3）患者前后治疗数年，基本分两个阶段：前期以清利湿热、滋阴泻火为主，目的在于消除长期应用激素所引起的湿热弥漫、阴虚火旺等副作用；后期以益气养阴、补肾填精为主，佐以清热利湿。前期以治标祛邪为主；后期以补肾固本为主，兼以清利。

（4）苍耳子、鸦胆子、常山、白果、蓖麻子、马钱子、半夏、雷公藤、斑蝥、铅粉、铅丹、密陀僧、雄黄、砒霜、白降丹、轻粉、水银等药物均有一定的肾毒性，在治疗中应酌情使用。

病例 2

（1）消渴的基本病机为阴津亏损，燥热偏盛，而以阴虚为本，燥热为标，两者互为因果，阴愈虚则燥热愈盛，燥热愈盛则阴愈虚。消渴病变的脏腑主要在肺、胃、肾三脏。消渴日久，肺失宣降通调，脾失健运，肾失开阖，膀胱气化失常，导致体内水液潴留，发为水肿。

（2）患者面目浮肿，不能平卧，坐于床边，两足下垂；面色无华，精神萎靡，语音低微。反映其病机为脾肾阳虚。

（3）附子量大，毒性亦大，为使其发挥正常作用，要注意三个问题：一是必须是炮制过的制附子；二是要先煎 1 个小时，再纳他药；三是要与干姜、甘草配伍，即含四逆汤含义。这样就可以增强附子的功效，而其毒性会明显减低。

（4）本例患者阳虚证候明显，附子当为温阳扶衰的主要药物，以前所服方药虽用附子，但量少且更换药物频繁，使附子未能发挥正常作用。

【学习小结】

从本节医案中我们可以看出，中医经典理论在临床实践中具有重要的指导作用。毛德西教授治疗水肿每遵《素问·汤液醪醴论》治水三法，即"开鬼门""洁净府""去菀陈莝"；并根据临床常见阴水、阳水相互演变或夹杂之证，注重阴阳平调，每获良效。

【课后拓展】

1. 熟读背诵《素问·汤液醪醴论》中关于水肿治疗原则的原文。

2. 针对"治水三法"，结合临床病案体会中医辨证论治的精髓。

3. 西医学对本病的诊治有哪些优势？

4. 通过对本病的学习，写出学习心悟。

5. 参考阅读：禄保平.中国现代百名中医临床家丛书：毛德西 [M]. 北京：中国中医药出版社，2013.

第八章 气血津液病证

第一节 郁 证

郁证是由于情志不舒，气机郁滞所引起的一类病证。其主要表现为心情抑郁，情绪不宁，胸部满闷，胁肋胀痛，或易怒易哭，咽中有异物梗塞，失眠等各种复杂症状。

本病属西医学精神方面的疾病。

【辨治思路】

郁证的发生多由情志因素导致五脏气机不和而发病，主要是肝、脾、心三脏受累及气血失调。毛德西教授在治疗本病时，非常重视肝脾之间的关系，即治郁之理，须知治肝；诸法之外，健中理脾，采用扶土泻木、开郁醒脾法，方选越鞠丸。对于郁久气血皆钝，脉络不通者，采用化瘀消热、疏肝解郁法，选方癫狂梦醒汤。另有痰郁者，采用行气开郁、降逆化痰法，方选半夏厚朴汤。郁证由气而致，治疗也应以理气为主，朱丹溪有气、血、火、食、湿、痰六郁之说，无论病机多么复杂，重在理气，随证加减。

【典型医案】

病例1 卢某，男，18岁。2013年9月3日初诊。

［主诉］心情烦乱、失眠1年。

［病史］患者1年前独自到国外求学，因不能适应国外学习生活节奏和习惯，加之思乡心切，渐出现夜不能寐，昼精神差，久之无法继续求学，遂回国继续求学；但学习时注意力不能集中，成绩下降，导致最终无法正常学习，辍学求医。

［现症］胸中烦闷，精神倦怠，抑郁寡欢，失眠，甚则彻夜不寐，食欲不佳，二便正常。舌体胖大，苔白厚滑，脉弦滑。

问题

（1）本病例涉及哪些脏腑？

（2）根据症状，如何辨证？

［治疗过程］

初诊方药：半夏10g，厚朴10g，茯苓15g，生姜10g，苏叶10g，茯神10g，炒枣仁30g，生麦芽30g，莲子心5g。14剂，水煎服。医嘱：多参加体育锻炼，多与同学及家人沟通交流，作息时间规律。

二诊：9月19日。患者心烦明显减轻，精神较好，睡眠时间较前长。上方去生麦芽，加茯神15g。7剂，水煎服。

三诊：9月28日。患者睡眠好，精神佳，可自己在家读一些书籍。处方：半夏8g，生姜6g，厚朴10g，茯苓12g，苏叶6g。7剂，水煎服。

四诊：10月15日。患者症状消失，在家中自学功课，等待下学期复课。嘱继续服三诊药10剂，以巩固疗效。

后随访，患者身体健康，精神较好，2014年寒假结束后插班上课，成绩尚可。

问题

（3）处方中选用的主方是什么？如何理解处方配伍？

（4）生麦芽与炒麦芽的作用有何不同？

病例2 霍某，男，50岁。2013年3月2日初诊。

［主诉］胸闷胁痛、心烦急躁2个月。

［病史］2个月前患者因个人健康问题，不能接受现实，出现胸闷，胁肋胀痛，腹胀腹满，心烦意乱，情绪低落，不愿与人交谈。

［现症］胁肋胀痛，腹满口苦，头皮发紧发麻，情绪不宁。舌质淡，苔黄腻，脉弦滑。

问题

（1）根据症状，如何对本病例进行辨证？

（2）患者为什么头皮发紧发麻？

（3）患者舌质淡，苔黄腻，脉弦滑。说明了什么？

［治疗过程］

初诊方药：炒苍术10g，炒香附10g，炒川芎10g，焦栀子10g，神曲10g，石菖蒲15g，郁金10g，白芷8g。7剂，水煎服。

二诊：3月10日。患者胁痛腹满减轻。上方加小麦30g，生甘草10g，炙甘草10g。7剂，水煎服。

三诊：3月19日。患者心神宁静，口苦消失。处方：炒苍术10g，炒香附10g，炒川芎10g，焦栀子10g，神曲10g。7剂，水煎服。

问题

（4）初诊选用的主方是什么？如何理解处方配伍？

（5）二诊、三诊为何调整药物使用？

病例 3 彭某，女，33 岁。2008 年 1 月 21 日就诊。

［主诉］心情抑郁、心烦急躁 2 个月。

［病史］2 个月前患者因与人产生经济债务纠纷，精神受刺激，情绪低落，郁闷烦躁，失眠健忘。诊为"抑郁症"，给予百优解、阿普唑仑等药治疗。经治疗两月余，未见效果，欲求中药治疗。

［现症］表情烦躁，语言仓促，失眠健忘，不欲与人接触，更不愿与丈夫接近，已主动独居 3 个月余。舌质暗而少津，舌下静脉迂曲，苔薄白，脉沉细涩。

问题

（1）本病的辨证依据及证治分型是什么？

［治疗过程］

初诊方药：炒桃仁 15，红花 10g，炒香附 10g，青皮 10g，柴胡 10g，清半夏 10g，橘皮 10g，赤芍 30g，炒苏子 10g，小麦 30g，茯神 15g，炒枣仁 30g，生甘草 10g。7 剂，水煎服。

二诊：2 月 3 日。患者上述症状均有减轻，精神稳定，但仍失眠。上方去橘皮、青皮，加黄连 6g，肉桂 3g。7 剂，水煎服。

三诊：3 月 25 日。因春节期间，患者不愿服药物，病情有所反复，心烦而郁闷，常独自哭泣。舌质略暗，脉弦细。处方：生甘草 30g，大枣 15 枚（切），小麦 30g，炒枣仁 30g，炒川芎 10g，茯神 15g，知母 10g，黄连 6g，肉桂 3g，竹叶 6g，灯心草 5g。7 剂，水煎服。

四诊：4 月 10 日。患者症状明显好转，心烦已解，哭泣已止，表情畅快，谈话自如，已乐于与他人接触，并乐于与家人交谈。上方加麦冬 15g，山萸肉 15g。7 剂，水煎服。

月余后随访，患者病告愈。

问题

（2）初诊处方选用的主方是什么？

（3）二诊中去橘皮、青皮，加黄连、肉桂的意义是什么？

（4）三诊处方选用的主方是什么？

（5）四诊中药物变化的意义是什么？

【问题解析】

病例 1

（1）《三因极一病证方论·三因论》云："七情，人之常性，动之则先自脏腑郁发，外形于肢体，为内所因。"《景岳全书·杂证谟·郁证·论情志三郁证证治》云："至若情志之郁，则总由乎心，此因郁而病也。"又云："又若思郁者……思则气结，结于心而伤于脾也……"此病例属于七情致病中的思虑过度，伤神损脾，致气机郁结，涉及脾、肝、心三脏。

（2）患者不能适应新的学习生活环境，思乡心切，久之则思虑过度，伤神损脾，脾失运化，肝失疏泄，肝脾不和，气机郁结而不畅，出现胸中烦闷，抑郁寡欢。古人认为"思"发于脾，而成于心，思虑过度不但耗伤心神，且影响脾气。《素问·举痛论》曰："思则心有所存，神有所归，正气留而不行，故气结矣。"患者思虑过度，阴血暗耗，心神失养，出现失眠，甚则彻夜不寐；土虚木乘，胃受纳腐熟失职，出现食欲不佳，舌体胖大，苔白厚滑，脉弦滑。

（3）处方中所选主方为半夏厚朴汤。此方出自《金匮要略·妇人杂病脉证并治》，曰："妇人咽中如有炙脔，半夏厚朴汤主之。"该方原本是治梅核气之方，但临床中不应拘泥于此，根据辨证，只要证型适合，均可灵活应用此方。方中半夏、厚朴、生姜辛以散结，苦以降逆；茯苓利饮化痰；苏叶宣气解郁；炒枣仁、茯神养心安神；考虑患者情志不舒，加生麦芽疏肝和胃；莲子心可清心火、安神志，还可防半夏厚朴汤辛散温苦燥而伤阴津。

（4）生麦芽主要用于疏肝理气。张锡纯认为生麦芽与肝"同气相求"，指出"疏肝宜生用"。而炒麦芽健脾消食作用较为突出。若生麦芽与炒麦芽合用，既可疏肝理气，又可健脾和胃，对于肝气不舒、脾不健运者，最为适宜。

病例2

（1）《景岳全书·杂证谟·郁证·论情志三郁证治》云："如怒郁者，方其大怒气逆之时，则实邪在肝，多见气满腹胀，所当平也。及其怒后而逆气已去，唯中气受伤矣……此以木邪克土，损在脾矣……此怒郁之有先后，亦有虚实，当所辨治者如此。"本病例病机为气郁化火，属实证。《丹溪心法·六郁》曰："郁者，结聚而不得发越也。当升者不得升，当降者不得降，当变化者不得变化也，此为传化失常，六郁之病见矣。气郁者，胸胁痛，脉沉涩。"《赤水玄珠·郁证门》亦曰："气郁者，其状胸满胁痛。"本例患者致病因素明确，为气郁致病，怒伤肝，肝主疏泄，脾主运化，脾的运化有赖于肝的疏泄，肝失疏泄，影响脾的运化，气机升降失调，出现胸闷、胁肋胀痛、腹胀腹满等症状。

（2）头为人体最高之处，为诸阳之汇。肝郁脾虚，中气不足，清阳不升，血不供脑，头皮经络失于滋养，故出现头皮发紧发麻。

（3）《医学入门·杂病提纲·内伤·郁》曰："郁者，病结不散也……然气郁则生湿，湿郁则成热，热郁则成痰，痰郁则血不行，血郁则食不消而成癥痞。"患者舌脉之象说明气郁已化火，有肝火之象。

（4）所选主方为越鞠丸。此方出自《丹溪心法》，为元代医学家朱丹溪依据"六郁学说"而创立的治疗郁证的代表方剂。朱丹溪非常重视郁证的诊治，他说："气血冲和，万病不生，一有怫郁，诸病生焉。故人身诸病，多生于郁。苍术、抚芎，总解诸郁，随证加入诸药。凡郁皆在中焦，以苍术、抚芎开提其气以升之，假如食在气上，提其气则食自降矣。余皆仿此。"这段话是对郁证病机与治法的诠释。《医方论·越鞠丸》曰："凡郁病必先气病，气得流通，郁于何有？"越鞠丸，鞠者，曲也，即弯曲的意思。越鞠，就是超越这个弯曲的囿境，也就是解除抑郁之义。吴鹤皋曰："越鞠者，发越鞠郁之谓也。香附开气郁，苍术燥湿郁，抚芎调血郁，栀子解火郁，神曲消食郁。"本患者有痰湿之郁，加白芷、郁金、石菖蒲去痰开窍醒神。此外，对于郁证患者，心理安抚也是非常重要的，这对于预防和治疗都是不可缺的措施。

（5）患者郁久，耗伤气血，精神恍惚，仍有心烦急躁，二诊中所加小麦味甘，性凉，归心经，有养心安神除烦的作用；生甘草清火解毒，炙甘草补中缓急。三诊时患者症状基本消失，但有口干、咽燥，恐前方太燥，伤其阴液，故去白芷、小麦、炙甘草等药物。

病例3

1. 患者因生气致心情郁闷，气机不畅。舌质暗，舌下静脉迂曲，脉涩，说明气滞后出现血瘀的病机变化；同时患者舌少津，脉沉细，说明有虚象。此皆因病程较久，耗伤气血，血瘀致虚。本病例属虚实夹杂之证。

（2）初诊有瘀血之症，如舌暗、脉涩，加之久治不愈，亦应考虑病由气分渐入血分，故取清·王清任《医林改错》中的癫狂梦醒汤治之。原方所治为"癫狂一症，哭笑不休，詈骂歌唱，不避亲疏，许多恶态，乃气血凝滞，脑气与脏腑气不接，如同做梦一样"。其病机是"气血凝滞，脑气与脏腑气不接"。患者心烦急躁，概因气郁日久，生热化火，阴阳失调，损及肝胆心脾。本方重用桃仁、赤芍活血化瘀，用香附、柴胡、青皮、陈皮疏肝理气解郁，苏子、半夏降气，生甘草清热调诸药。

（3）初诊后患者瘀血症状减轻，实证已去半，恐伤正气，所以去青皮、陈皮等理气、破气药物。加黄连、肉桂，其实就是交泰丸。方取黄连苦寒，入少阴心经，降心火，不使其炎上；取肉桂辛热，入少阴肾经，暖水脏，不使其润下；寒热并用，水火既济，阴阳调和，除烦安神。正如《本草新编》所言："故黄连、肉桂，寒热实相反，似乎不可并用，而实有并用而成功者。盖黄连入心，肉桂入肾也……黄连与肉桂同用，则心肾交于顷刻。"

（4）三诊处方的主方改用甘麦大枣汤，养肝之体，缓肝之急，肝体无燥，肝气无急，自无"喜悲伤欲哭，象如神灵所作"之虞；并加用酸枣仁汤，养心肝之阴，润肝之燥。另用交泰丸之黄连、肉桂及清心火之竹叶、灯心草，虽为治标之品，但可使心火与肾水上下交济，神志较快得到安宁。但这类药用量要小，不能喧宾夺主，否则会阻遏生发之气，使病情难以控制。

（5）四诊中加麦冬、山萸肉，以补益阴精，防止甘温清热药物伤及阴精。

【学习小结】

从本节病例可以看出，郁证多由七情所伤，情志不遂，或郁怒伤肝，导致肝气郁结而为病，其病位在肝，可涉及心、脾、肾。本病与精神因素联系密切，《临证指南医案》指出"郁证全在病者能移情易性"，心理辅导对本病康复很重要。本病病程长，常出现虚实夹杂证候，比较复杂难治，依据疾病的不同发展阶段，用药时应遵循理气而不耗气、活血而不破血、清热而不伤胃、补益而不过燥、滋阴而不过腻的原则。本病受外因刺激易复发，治愈后最好药物巩固治疗一段时间。

【课后拓展】

1. 查找《素问·六元正纪大论》《素问·举痛论》《灵枢·本神》《丹溪心法·六郁》中有关郁证的论述。

2. 学习《伤寒论》中"怫郁""郁郁""郁冒"及《金匮要略》中"百合病""脏躁""梅核气""肝着"等情志病证。

3. 学习王清任《医林改错》中对瘀的认识及活血化瘀方的运用。

4. 参考阅读：中医古籍《丹溪心法》《景岳全书》《医林改错》。

第二节　消　渴

消渴是以多饮、多食、多尿，身体消瘦，或尿浊、尿有甜味为特征的病证。

本病相当于西医学的糖尿病。其他如尿崩症等，如具有多尿、烦渴的临床特点，亦可参考本病辨证论治。

【辨治思路】

消渴之名首见于《内经》。《灵枢·五变》曰："五脏皆柔弱者，善病消瘅。"瘅的意思是"过度用力导致的病""因劳累导致的病"。可见，消渴多为虚劳而致，具体则为肺、胃（脾）、肾功能失调所致。根据病位不同，分为上消、中消、下消。《证治准绳·消瘅》指出："渴而多饮为上消（经谓膈消），消谷善饥为中消（经谓消中），渴而便数有膏为下消（经谓消肾）。"

毛德西教授治疗本病时注重辨阴阳、辨病位及瘀血在本病中的病机变化。认为阴虚是消渴病的基本病机，阴虚燥热伤阴是本病的初期表现，气阴两虚是燥热伤阴的发展，阴阳俱虚是气阴两虚的发展，血瘀贯穿于消渴病的始终。常用治法有养肺阴清胃热止渴、健脾化湿祛浊、滋阴养肝护肾、温阳滋肾固摄、活血化瘀通络等。常用方剂包括玉泉丸、七宝美髯丹、六味地黄丸、四物汤等。

【典型医案】

病例 1　曹某，女，62 岁。2008 年 3 月 9 日初诊。

［主诉］患糖尿病 10 年。

［病史］10 年前患者单位体检时查空腹血糖 7.8mmol/L，自觉无症状，未予重视，未曾服药。1 年后出现乏力，梦多，多食易饥，服用二甲双胍、消渴丸，病情时好时坏。有高血压病史 10 年，服用施慧达，血压稳定。

［现症］精神不振，双眼易酸困，视物疲劳不清，头晕，夜寐多梦，夜尿多，有甜味。舌质嫩红，舌苔白厚腻，脉沉细无力。空腹血糖 9.8mmol/L。

> 问题
> （1）本病例的辨证依据是什么？
> （2）患者为何会出现双眼疾病？

［治疗过程］

初诊方药：何首乌 15g，菟丝子 15g，当归 10g，怀牛膝 10g，茯苓 15g，枸杞子 15g，炒枣仁 30g，天花粉 30g，生黄芪 30g，丹参 15g，赤芍 15g，茺蔚子 15g，白菊花 15g。7 剂，水煎服。

医嘱：进行有规律的合适运动，且要循序渐进和长期坚持，控制饮食，蛋白质和脂肪摄入量要合理分配，提倡食用绿叶蔬菜、豆类、块根类、粗谷类、含糖成分低的水果，自我监测血糖，坚持服用西药降糖药。

二诊：3月18日。患者头晕减轻，仍眼困、多梦、精神差。上方去怀牛膝、生黄芪、天花粉，加夏枯草15g，清半夏10g。7剂，水煎服。

三诊：4月4日。患者睡眠好，精神好，视力较前增强，夜尿每夜2次，空腹血糖在5.0～5.8mmol/L。改用成药杞菊地黄丸。

问题

（3）初诊选用处方的主方是什么？

（4）二诊用药为何加夏枯草、清半夏？

病例2 张某，男，62岁。2012年2月11日初诊。

［主诉］口干唇燥、多饮多食2年。

［病史］患者患糖尿病10年，平素使用胰岛素"优必林"，每日2次，早晚饭前半小时20个单位。

［现症］口渴喜饮，口干唇燥，多食易饥，视物昏花不清，烦躁寐差，皮肤瘙痒，两脚趾针扎样疼痛，大便干燥。舌质淡红，苔黄，脉细数。空腹血糖11.5mmol/L。

问题

（1）本病例伤及患者哪些脏腑？

（2）根据舌苔、脉象，应如何辨证？

（3）患者为何出现皮肤瘙痒？

（4）患者为何出现两脚趾针扎样疼痛？

［治疗过程］

初诊方药：葛根15g，天花粉15g，麦冬30g，生地黄15g，黄连6g，生山药 30g，五味子 5g，生甘草 6g，牡丹皮 20g，地骨皮 15g。14 剂，水煎服。

二诊：2 月 26 日。患者口渴易饥减轻，仍皮肤瘙痒，眼花。上方加赤芍 15g，地肤子 30g。14 剂，水煎服。

三诊：3 月 14 日。患者诸症均减轻。舌质淡，苔薄少黄，脉细。处方：葛根 15g，天花粉 30g，麦冬 15g，生地黄 15g，黄连 6g，五味子 10g，生甘草 10g，杜仲叶 15g，桑叶 15g，熟地黄 15g，砂仁 8g，丹参 10g，赤芍 15g。14 剂，水煎服。

以后患者又经多次治疗，血糖稳定，身体状况良好。

问题

（5）初诊选用处方的主方是什么？如何理解其方药应用？

（6）三诊用药为何加丹参、赤芍？

【问题解析】

病例 1

（1）《外台秘要·消中消渴肾消》引《古今录验》曰："论消渴病者有三：一渴而饮水多，小便数，无脂似麸片甜者，皆是消渴病也；二吃食多，不甚渴，小便少，似有油而数者，此是消中病也；三渴，饮水不能多，但腿肿，脚先瘦小，阴痿弱，数小便者，此是肾消病也，特忌房劳。"本例患者多食、易饥、多尿、尿有甘味，是诊断消渴的主要依据。患者双眼酸困，视物昏花，夜寐梦多，头晕，舌象、脉象均为肝肾阴虚，气血不畅，虚阳上越证所致。

（2）消渴病常损及多脏腑。本例患者病程 10 年，年龄 62 岁，已是身体衰老之龄，此时肝肾多处于阴亏状态。消渴本是阴虚为本，燥热为标，肾阴亏损，肝失濡养，肝肾精血不能上承于目，故可并发目疾。如《黄帝素问宣明论方·燥门·消渴总论》云："而燥热消渴，然虽多饮……又如周身热燥怫郁，故变为雀目，或内障……"雀目是指夜间视物不清的一类病症，内障则是指瞳神疾病。

（3）初诊所选主方为七宝美髯丹。此方为明·邵元节所传，重在滋养肾精，兼补肝、益脾、养心，为助老人长寿之良药。本方以何首乌补益肝肾，涩精固气，为君药；枸杞子补肾养肝，菟丝子益肾水而强卫气，当归养肝血，共为臣药；茯苓渗脾湿而交心肾，牛膝强筋骨而益下焦，共为佐药；补骨脂助命门以固元阳，为使药。由于本例病证以阴虚为主，未及命门之衰，故不用温药补骨脂。另加黄芪、天花粉以补气养阴，可降血糖；丹参、赤芍活血化瘀，改善血液循环；茺蔚子、白菊花清头目，且可使上部瘀血下行，以改善脑血管的微循环状态。

（4）夏枯草"四月采收五月枯"，《本草纲目》记载夏枯草为"夏至后即枯，盖禀纯阳之气，得阴气则枯"。而半夏生长在夏至以后，"五月半夏生"，此时正是阴阳二气的盛衰开始发生变化的时候，阴气渐渐在地下开始萌动，故古人谓夏至一阴生。半夏、夏枯草配伍，顺应了天地间阴阳盛衰的自然规律，也暗合了人体营卫循行的节律。二诊加夏枯草、清半夏，清头目而安神，是毛德西教授常用的一组对药，有调节阴阳使之平衡的作用。《医学秘旨》曰："盖半夏得至阴而生，夏枯草得阳而长，是阴阳配合之妙也。"二药配伍，交通阴阳，和调肝胆，并可化痰和胃，顺应阴阳之气而安神。

病例 2

（1）《景岳全书·杂证谟·三消干渴》云："上消者，渴证也，大渴引饮，随饮随渴，以上焦之津液枯涸。古云其病在肺，而不知心、脾、阳明之火皆能熏炙而然，故又谓之膈消也。中消者，中焦病也，多食善饥，不为肌肉，而日加消瘦，其病在脾胃，又谓之中消也。"《医贯·先天要论下·消渴论》曰："上消者，舌上赤裂，大渴引饮。《逆调论》云：心移热于肺，传为膈消者是也……中消者，善食而瘦……"口渴喜饮、口干唇燥与肺相关，也与心、脾相关；多食易饥与脾胃相关；烦躁寐差、视物昏花不清皆因阴亏阳亢、津涸热淫所致，与肝肾相关。

（2）患者舌质淡红、苔黄，说明有热象；脉细数，表明不仅内有热，还有热伤阴津、虚火妄动之象。治疗需"壮水之主，以制阳光"。

（3）津液不足有两种原因，一为生成不足，二为丧失过多。本例患者内热炽盛，热则伤津，津少不能滋养皮肤，故出现皮肤瘙痒。

（4）患者津液因热而伤，津能载气，津液流失的情况下气随津脱，出现气虚不能推动血液正常运行至下肢，下肢得不到气血的温养，血脉瘀阻经络，而出现刺痛。

（5）初诊所选主方为玉泉丸。玉泉，乃指口中津液，又名玉液。玉泉丸有两张方子：一张是朱丹溪的，出自《丹溪心法》，由麦冬、人参、茯苓、甘草、黄芪、天花粉、葛根组成；另一张是叶天士的，出自《种福堂公选良方》，由葛根、天花粉、麦冬、生地黄、五味子、甘草、糯米组成。后世医家用叶天士的玉泉丸比较多。叶氏所拟玉泉丸以滋肾阴为主，方中生地黄、麦冬为滋阴补肾之要药；五味子可收藏精气，使气不耗散；葛根、天花粉均有清热生津之功；糯米补肺气，养胃阴；甘草清热和胃。如此使先天肾阴充足，又有后天胃阴的补充，加上清热之药力，消渴病的"三多"症状就会随之消失。

（6）消渴病的病机变化常伴有阴虚、气虚。阴虚、气虚又可以导致血瘀的发生，如阴虚生热，热灼津亏，津血同源，津亏血稠，血行不利，血流缓慢，瘀阻脉络，所以治疗中加入丹参、赤芍等活血化瘀之药。

【学习小结】

消渴病是一类威胁人类生命健康的慢性疾病。随着社会环境和生活方式的改变，消渴的发病率在不断上升，常病及多个脏腑，病变影响广泛，治疗不及时或不正确，患者不遵循健康的饮食和生活方式，常可并发多种疾病，甚至致残。本病有先天禀赋不足的原因；有家族病史者往往较同龄无家族史者发病概率高、发病年龄早。此类家庭成员平素要控制体重，控制脂肪和糖分摄入，多食粗纤维食物，少食高能量食物，多参加体育锻炼。

至今为止，还没有彻底治愈本病的方法。坚持服用西药降糖的同时，服用中草药既可以辅助降糖，保持血糖平稳，又可以很好地保护各个靶器官，减少并发症，降低致残率，提高患者的生活质量。因此运用"治未病"思想对消渴病进行管理尤其重要。正如《备急千金要方·消渴》所说："论曰：凡积久饮酒，未有不成消渴，然则大寒凝海而酒不冻，明其酒性酷热，物无以加。脯炙盐咸，此味酒客耽嗜，不离其口，三觞之后，制不由己，饮啖无度……木石犹且焦枯，在人何能不渴？治之愈否，属在病者。若能如方节慎，旬月可瘳；不自爱惜，死不旋踵……其所甚者有三：一饮酒，二房室，三咸食及面。能慎此者，虽不服药而自可无他；不知此者，纵有金丹亦不可救，深思慎之。"

【课后拓展】

1. 学习《金匮要略·消渴小便利淋病脉证并治》相关内容。

2. 了解西医学对本病的认识及相关研究进展。

3. 了解"治未病"思想在本病中的运用。

4. 参考阅读：

（1）毛德西. 毛德西临证经验集粹 [M]. 上海：上海中医药大学出版社，2009.

（2）禄保平. 中国现代百名中医临床家丛书：毛德西 [M]. 北京：中国中医药出版社，2013.

第三节　汗　证

汗证是由于阴阳失调、腠理不固而致汗液外泄失常的病证。汗证分为自汗与盗汗，其中不因外界环境因素的影响，白昼时时汗出，动辄益甚者为自汗；寐中汗出，醒来自止，称为盗汗。

西医学的甲状腺功能亢进、自主神经功能紊乱、风湿热、结核病等疾病均可出现自汗、盗汗。

【辨治思路】

汗液为人体正常津液的一种，为血液所化生，为心所主。生理性的出汗与外界气温密切相关；病理性的出汗多与人体气虚、阴虚、阴阳不和及邪热郁蒸、血瘀相关。

毛德西教授认为，治疗本病时应先辨虚实，再辨阴阳。虚者益气养阴，实者解热化瘀，不和者调和阴阳。如气虚汗出，基本方常选用玉屏风散；因虚汗出，基本方选用知柏地黄丸，女性患者还可以考虑用二至丸；有明显湿热者，以四妙散为基本方；产后大汗不止者，还要用上炮附子、炙黄芪、桂枝汤等，以温阳益气，收敛汗液。还有一种躁汗，就是一急躁就头上冒汗，这是阳明热越之象，要用人参白虎汤或清胃散治之。儿童夜间出汗，伴有磨牙、说梦话，这是消化不良之证，必须配上助消化药，如生山楂、生麦芽、谷芽、乌梅等。绝经期妇女常常有心胸出汗，这是瘀血在胸证，要用血府逐瘀汤作为基本方治疗。常用方药还有桂枝加附子汤、滋阴固表汤、护卫止汗汤、当归六黄汤、黄芪桂枝五物汤等。

【典型医案】

病例 1　张某，男，35 岁。2002 年 11 月 7 日初诊。

［主诉］夜间汗出不止，醒后汗止 3 年。

［病史］患者夜间睡时汗出不止，晨醒后衣被湿透，曾服六味地黄丸、杞菊地黄丸之类药物，症状有所减轻，但总不如意。

［现症］精神不振，形体偏于消瘦，面白少华，记忆力减退，夜寐汗出。舌质红赤，苔薄白少津，脉弦细。

问题

（1）本病例的辨证依据是什么？

（2）为何使用六味地黄丸、杞菊地黄丸之类方药效果不好？

［治疗过程］

初诊方药：地骨皮 30g，霜桑叶 30g，麦冬 30g，天冬 30g，五味子 10g，桂枝 10g，生白芍 10g，生甘草 10g。7 剂，水煎服。

二诊：11月15日。患者汗出明显减少，食欲减退，舌苔白厚。上药加炒鸡内金15g，生麦芽15g。7剂，水煎服。

三诊：11月23日。患者饮食尚可，精神较好，面色润泽，偶有夜汗，记忆力较前提升。处方：霜桑叶15g，麦冬15g，天冬10g，五味子5g，桂枝10g，生白芍10g，生甘草10g。14剂，水煎服。

1个月后随访，患者无恙。

问题

（3）如何理解初诊的处方？

（4）治疗盗汗为何使用霜桑叶？

病例2 柴某，女，31岁。1986年6月15日初诊。

［主诉］产后汗出不止已3个月。

［病史］患者产后出现白天多汗，稍动或吃饭时汗出更多，汗出后恶风怕凉。曾按产后病治疗，少有效果。

［现症］内着毛衣，外着长袖布衣，头汗多，不时饮热水。脉浮而微弱，舌质淡，舌苔薄白而润。

问题

（1）本病例的辨证依据是什么？

［治疗过程］

初诊方药：炮附子15g（先煎30分钟），肉桂10g，白芍15g，生黄芪30g，麻黄根10g，甘草10g。3剂，水煎服。

二诊：6月19日。患者汗出减少，身寒减轻。上方加浮小麦30g，防风10g。10剂，水煎服。

三诊：6月30日。患者汗出近无，衣着亦减，自述像换了个人一样。处方：生黄芪120g，炒白术180g，防风90g。共研细末，每日3次，每次5g，白开水冲服。

1 个月后随访，患者健康无不适。

问题

（2）初诊选用处方的依据是什么？

（3）三诊用药的意义是什么？

病例 3　龚某，男，50 岁。2014 年 4 月 16 日初诊。

[主诉] 多汗 3 日。

[病史] 3 天前患者白天易出汗，动辄汗出如水，时常胸闷、胸痛，长吸气呼气感觉舒服。血压正常，服药控制。

[现症] 多汗，乏力，胸闷，心悸，胸痛，夜间入睡困难。心电图检查示：心肌缺血。胸部 CT 示：胸部无异常。自服丹参滴丸，症状有所缓解。舌暗红，有瘀斑，苔薄黄，脉涩不畅。

问题

（1）本病例的辨证依据是什么？

[治疗过程]

初诊方药：桃仁 12g，红花 10g，当归 10g，生地黄 20g，川芎 15g，桔梗 10g，赤芍 15g，枳壳 10g，柴胡 6g，甘草 6g，郁金 10g，香附 10g。7 剂，水煎服。

二诊：4 月 25 日。患者夜寐差，上药加夜交藤 20g，茯神 10g。7 剂，水煎服。

三诊：5 月 6 日。患者症状减轻。处方：桃仁 10g，红花 10g，当归 10g，生地黄 15g，川芎 10g，桔梗 6g，赤芍 10g，枳壳 6g，柴胡 6g，甘草 6g，山萸肉 15g，玉竹 12g，麦冬 15g。7 剂，水煎服。

四诊：5 月 15 日。患者汗已不出，夜已能寐，精神好，体力正常，无胸闷，胸痛。舌质淡，舌苔薄白，脉有力。

问题

（2）初诊选用的处方，其主方是什么？

（3）三诊为何加山萸肉、玉竹、麦冬？

【问题解析】

病例1

（1）《医学正传·汗证》云："盗汗者，寐中而通身如浴，觉来方知，属阴虚，营血之所主也。"患者夜间汗出，醒后即止，应为阴虚盗汗。《证治准绳·杂病·杂门·盗汗》论述了盗汗的病机："阴气既虚，不能配阳，于是阳气内蒸，外为盗汗，灼而不已，阳能久存而不破散乎？"汗为津液所化生，血与津液又同出一源，因此有"血汗同源"之说。《灵枢·邪气脏腑病形》曰："十二经脉，三百六十五络，其血气皆上于面而走空窍。"所以失汗者如同失血者，血虚不能荣养于头面，故患者出现精神不振，面白少华，舌苔白；血虚不能载气，气虚则脉细。本病例辨证为阴虚兼有气虚之盗汗。

（2）患者服用六味地黄丸、杞菊地黄丸这些滋阴药，效果并不满意。究其原因，概因前期一味使用滋阴药物，却忽略了补气药物在其中的重要作用，也就是说忽略了阴阳的互根互用性。《医贯砭·阴阳论》云："阴阳又各互为其根，阳根于阴，阴根于阳；无阳则阴无以生，无阴则阳无以化。"滋阴药物属阴，补气药物属阳，只有加入补气药物，滋阴药物才能发挥其药效。若不知用药之奥妙，就会出现类似于"孤阴不生，独阳不长"的用药失衡，疗效自然不好。

（3）初诊所选方系毛德西教授经验方——滋阴固表汤。方中主药为地骨皮和桑叶；天冬、麦冬、五味子是为阴虚而设；桂枝、白芍、甘草为桂枝汤之义，以调和营卫为目的。若是气虚自汗，可减少天冬、麦冬、五味子用量，加大白芍量，再加黄芪、防风即可。地骨皮、霜桑叶为毛德西教授常用的一组对药，地骨皮退有汗之骨蒸，霜桑叶解腠理之浮热，两者配伍具有良好的止汗作用。毛德西教授特别强调，运用此方时地骨皮、桑叶、麦冬用量要大一些，一般可用至 30 ～ 60g。如果是女性产后出汗较多，还可以加用炮附子，以增强阳气，使卫气"温分肉，肥腠理，充皮肤，司开阖"的功用更完善。

（4）霜桑叶为治疗风热表证之药，何以能治疗盗汗？毛德西教授认为，不论自汗、盗汗，其汗皆从皮毛而出；而皮毛者，肺主之。若内热盛，热邪不得从二便出，必然上迫于肺，肺欲散热，则皮毛开泄，大量汗液随之而出。桑叶性寒，专走肺络，可使内热从皮毛而散，则不动扰阴分。阴分不失，盗汗自然趋愈。

病例 2

（1）患者产后出汗，且已 3 个月，足以说明患者气虚为主，病久耗阴，又有阴虚在内。初诊时，已是 6 月份，天气已非常炎热，患者穿毛衣，喝热水，脉浮弱，舌苔白，说明阴虚日久，不能济阳，阴阳不能互根，虚阳外越，汗出不止。证属营卫不和，卫虚表不固。患者不仅有"头汗"，还有"饮食汗"。清·李用粹《证治汇补》曰："头汗者，以六阳之脉，上循于头，三阴之经，至颈而还。阴虚阳浮，故汗出头颈，不能周身。""饮食汗者，因正气空虚，反为饮食慓悍之气所胜，故食入汗出。"

（2）《伤寒论》第 53 条云："病常自汗出者，此为荣气和，荣气和者，外不谐，以卫气不共荣气谐和故尔……宜桂枝汤。"第 54 条云："病人脏无他病，时发热，自汗出而不愈者，此卫气不和也……"第 20 条云："太阳病，发汗，遂漏不止……桂枝加附子汤主之。"本病例所选护卫止汗汤是毛德西教授的老师张文甫先生的经验方。张先生在讲述其治疗产后大汗经验时随口诵曰："产后大汗如水泼，附子要得八钱多，肉桂黄芪亦须用，麻黄净根一大握。"还说："产后大汗，谨防亡阳之变，故用附桂回阳救逆，黄芪固表止汗，麻黄根从阳引阴，止汗如神。"

（3）经过治疗，患者阳虚症状已明显减轻。《杂病源流犀烛·诸汗源流》曰："脏腑之阴，拒格卫气，浮散于外，无所依归者，必多汗（宜玉屏风散）。"故三诊时用玉屏风散，以益气敛汗。

病例 3

（1）患者舌暗红，有瘀斑，苔薄黄，脉涩不畅。服用丹参滴丸后症状减轻，说明患者有瘀血存在。

（2）本病例初诊所选主方为血府逐瘀汤。王清任《医林改错·血府逐瘀汤所治之症目》云："竟有用补气、固表、滋阴、降火，服之不效，而反加重者，不知血瘀亦令人自汗、盗汗，用血府逐瘀汤。"患者胸闷、胸痛，舌脉均有血瘀之象，血行不畅，气机阻滞，阳气郁闭，开阖失司，迫津外泄，故而汗出。血府逐瘀汤本从桃红四物汤合四逆散加桔梗、牛膝而来。桃红四物活血祛瘀而养血；四逆散行气活血而疏肝；牛膝通利血脉，引血下行；桔梗开肺气，引药上行。诸药配合，使血活气行，瘀化热消，诸脉通畅，开阖有权，外泄之汗自止。

（3）汗为心之液，汗多则伤心君之阴，故加山萸肉、玉竹、麦冬以复心之阴液。

【学习小结】

汗证虽非大病，却可严重影响人体健康，还可衍生许多其他病症。如汗出过多，伤及心阴，出现心悸；伤及气血，则无力上荣头脑，出现眩晕、耳鸣；不能荣养心神，则出现失眠。毛德西教授辨治汗证时，注重以"治未病"思想指导临床，强调要兼顾相关脏腑，以防止轻病变重、小病变大。在使用收涩敛汗药物时，强调此类药物只为及时敛其耗散，需配伍他药，以达标本同治、治病求本的目的。

【课后拓展】

1. 查找《伤寒论》中桂枝汤类方的运用。

2. 深入学习王清任诸逐瘀汤（通窍活血汤、会厌逐瘀汤、血府逐瘀汤、膈下逐瘀汤、少腹逐瘀汤、身痛逐瘀汤、补阳还五汤），并比较其组成与主治的不同。

3. 学习《毛德西方药心悟》（人民卫生出版社 2015 版）中的"护卫止汗

汤"篇。

4. 参考阅读：中医古籍《证治准绳》《景岳全书》《杂病源流犀烛》。

第四节　虚　劳

虚劳又称虚损。是由多种原因所致的以脏腑亏损、气血阴阳不足为主要病机的多种慢性衰弱证候的总称。

西医学的自身免疫功能低下、免疫功能稳定失调、内分泌腺体功能混乱、造血功能障碍、代谢紊乱、营养缺乏、神经功能低落或过分抑制，以及其他多个器官系统功能衰退性疾病等，凡以慢性功能减退或虚性亢奋为主要临床表现者，均可按虚劳辨证论治。

【辨治思路】

毛德西教授认为，虚劳的辨证须以气、血、阴、阳为纲，五脏虚候为目。虚劳的病因很多，或因虚致病、因病成劳，或因病致虚、久虚不复成劳；其病性主要为气、血、阴、阳的虚损；病位主要在五脏，尤以脾、肾更为重要。由于气血同源，阴阳互根，所以在虚劳的病变过程中常互相影响。一脏受病，累及他脏；气虚不能生血，血虚无以生气；气虚者，日久阳也渐衰；血虚者，日久阴也不足；阳损日久，累及于阴；阴虚日久，累及于阳；以致病势日渐发展，而病情趋于复杂。

补益是治疗虚劳的基本原则，但应注意以下三点：一是重视补益脾肾在治疗虚劳中的作用；二是对于虚中夹实及兼感外邪者，当补中有泻、扶正祛邪，也可先祛邪，再补虚；三是虚劳病的病程较长，影响因素较多，要将药物治疗与饮食调养及生活调摄密切结合起来，方能收到良好的效果。

毛德西教授治疗虚劳的主要原则是：甘温扶阳，重视脾胃，扶正祛邪，缓中补虚，调理阴阳，重视饮食。常选处方有小建中汤、黄芪建中汤、左归丸、六味地黄丸、右归丸、全真一气汤、酸枣仁汤等。

【典型医案】

病例 1 苏某，男，46 岁。2013 年 10 月 13 日初诊。

[主诉] 极感疲劳、大便溏薄近 1 个月。

[病史] 患者近 1 个月来极感疲劳，精神不振，语言低怯，大便溏薄，每日 2～3 次，夜眠似睡非睡，白日头昏不爽，并有口咽干燥、咽痛，或有口腔溃疡发作。

[现症] 乏力，精神疲惫，语言低怯，溏便，一日两三次，眠差，口咽干燥，咽痛，口腔溃疡。舌苔白滑，舌质淡红，脉弦细而数。

> 问题
>
> （1）本病例的辨证依据及证治分型是什么？

[治疗过程]

初诊方药：患者将要去外地出差，服用汤剂不便，予金匮肾气丸（水蜜丸，如梧桐子大）2 盒。每次 8 粒，每日 3 次，温水冲服。

二诊：10 月 29 日。患者服用药物半月后，见效不明显。处方：熟地黄 15g（砂仁 5g 拌），麦冬 10g，炒白术 10g，炮附子 5g，党参 15g，五味子 5g，川牛膝 5g，煨肉豆蔻 10g，炙甘草 10g。14 剂，水煎服。

三诊：11 月 16 日。服用上方后，患者症状有所缓解，精神有所振作，大便成形，别无他变。上方加用砂仁 8g，黄柏 8g，山茱萸 15g。14 剂，水煎服。

四诊：12 月 2 日。患者症状明显改善，精神如常，无困顿之感，下肢有力，但有一次梦遗。脉象仍弦细数。上方加用生龙骨 15g，生牡蛎 15g。14 剂，水煎服。

五诊：12 月 18 日。患者自述病去七八成，口腔溃疡未发作，但感同房时阳举不坚。给予滋膏方巩固之。处方：熟地黄 60g（化橘红 10g 拌），麦冬 60g，五味子 30g，炒白术 60g，炮附子 30g，牛膝 30g，生晒参 60g，山茱萸 60g，砂仁 10g，黄柏 10g，石斛 10g，茯神 30g，金樱子 60g，炒芡实 60g，鹿角胶 30g，龟甲胶 30g，炙甘草 10g。4 剂，水煎 3 次，浓缩，蜂蜜为膏，约 1000mL。每次 15mL，每日 3 次。或用沸水冲服。

上方服用完后，又配一次滋膏。服用 50 天后追访，患者身体康健，无特殊不适。后嘱咐其养生之法，以养其心身。

问题

（2）为什么初诊选用金匮肾气丸疗效不好？

（3）二诊所选用的处方，其主方是什么？

病例 2 陈某，男，42 岁。2014 年 4 月 9 日初诊。

［主诉］全身怕凉、乏力 2 年。

［病史］患者患慢性胃炎 10 年，平素胃痛时常服一些治疗胃病药物，近 2 年胃痛发作频繁，饥饿时胃痛较甚，得食痛减，泛吐清水，食欲差，渐渐出现神疲乏力，全身怕凉。

［现症］面色萎黄，神疲乏力，少气懒言，形寒肢冷，大便溏泄。舌质淡，苔白，脉虚弱。做胃镜检查示：十二指肠球部溃疡。

问题

（1）本病例的辨证依据及证治分型是什么？

［治疗过程］

初诊方药：炙黄芪 15g，桂枝 10g，炒白芍 15g，炙甘草 10g，陈皮 10g，茯苓 10g，干姜 8g，姜半夏 6g，红枣 10g，饴糖 50g（烊化冲服）。7 剂，水煎，饭前服。

二诊：4 月 18 日。患者诸症减轻，脉象较前稍有力。上方加党参 15g，炒白术 15g，补骨脂 10g。10 剂，水煎，饭前服。

三诊：4 月 29 日。患者精神好，面色润，身寒轻，纳食可，大便成形。处方：炙黄芪 15g，桂枝 10g，炒白芍 15g，炙甘草 10g，陈皮 10g，茯苓

10g，干姜 10g，姜半夏 6g，红枣 10g。10 剂，饴糖 500g 制膏。每日 2 次，每次 10g，饭前服。

问题

（2）初诊所选用的处方，其主方是什么？

【问题解析】

病例 1

（1）本例的致病因素，与患者工作时间长和房事不节制有关。脾胃为先天之本，肾为后天之本，长期过度工作劳累，造成五脏虚损，脾气虚弱，发展为脾阳亏虚，不能运化水谷去助长体力，故极感疲劳、精神萎靡、语言低怯、大便溏薄；房事不节，肾脏虚损，下焦虚弱不固，上焦虚火显现，故见口咽干燥、咽痛、口腔溃疡。舌、脉、症综合分析，乃系脾肾气虚，肾阳虚馁，下焦相火上越所致。治宜补益脾肾，扶阳培元，引火归原。

（2）金匮肾气丸是由干生地、山药、山茱萸、泽泻、茯苓、牡丹皮、桂枝、附子等八味药组成，具有温补肾阳的作用。本例患者不仅有肾阳虚证，还有脾肾气虚、下焦相火上越的症状，此时仅用金匮肾气丸不能全面治疗，故疗效不佳。

（3）二诊所选主方是全真一气汤。该方出自《冯氏锦囊秘录》，为明清间名医冯兆张的得力方药。冯氏受明代薛立斋、赵献可之影响最深，推崇命门学说，温补法为其基本治疗思想。全真一气汤全方仅七味药，其药效有三：一是补气，如人参、白术、附子；二是滋阴，如麦冬、熟地黄；三是敛纳，如牛膝、五味子。冯氏凡遇阳气虚弱，不能潜藏，虚阳上浮者，善用人参、白术、附子甘温补气，以固其真元；滋补肾阴，善用熟地黄、麦冬，以阴配阳；而对于虚火上炎，不能归原者，善用牛膝以接引、五味子以收纳。三法结合，主治真阴、真阳之亏虚，虚阳浮越者。毛德西教授认为，此方能治疗许多疑难杂病，因为它注意到了阴阳、气血、三焦等失衡状态，选用了最具扶阳、益气、滋阴作用的药物；它还注意到了五脏六腑的升降之序，选用了降而不沉、敛而不滞的牛膝、五味子等药物。这样就使该方在补益的前提下，使气机升降有序，阴阳互应，气血互生，呈现出一派生机。

病例2

（1）本病例的辨证要点首先是患者有胃脘痛病史10年，久病多有虚；其次患者面色萎黄，神疲乏力，少气懒言，形寒肢冷，大便溏泄，舌质淡、苔白，脉虚弱，是一派阳虚生寒之象，病属脾胃虚寒型。

（2）所选主方为黄芪建中汤。《金匮要略·血痹虚劳病脉证并治》曰："虚劳里急，诸不足，黄芪建中汤主之。"黄芪建中汤即小建中汤加黄芪一两半，有温中补气、和里缓急的作用。黄芪建中汤和小建中汤均为温中补气方，但前者甘温益气作用较强，后者以温阳见长。方中饴糖甘温质润，益脾气，养脾阴，温补中焦，兼缓肝之急；黄芪益气升阳；桂枝温阳气；芍药益阴血；炙甘草甘温益气，既助饴糖、桂枝益气温中，又合芍药酸甘化阴，益肝滋脾；生姜温胃；大枣补脾。诸药共奏温中补气、和里缓急之功。

【学习小结】

《内经》开启了虚劳病机之先河。《内经》和《难经》最早论述了与虚劳相关疾病的内容，如"虚""劳""损""脱"。《伤寒杂病论》首次创立虚劳之病名，阐述了该病的脉证、治法、方药。

虚劳的产生有各种病因，但不外乎张景岳所述，《景岳全书·杂证谟·虚损·论证》曰："凡虚损之由，具道如前，无非酒色、劳倦、七情、饮食所致。故或先伤其气，气伤必及于精；或先伤其精，精伤必及于气。但精气在人，无非谓之阴分。盖阴为天一之根，形质之祖，故凡损在形质者，总曰阴虚，此大目也。"

虚劳的发病部位不尽相同，病因病位不同，治法亦不同。《难经·十四难》云："损其肺者，益其气；损其心者，调其荣卫；损其脾者，调其饮食，适其寒温；损其肝者，缓其中；损其肾者，益其精。此治损之法也。"程国彭治疗虚劳时，在前人补气血理论的基础上提出，治疗虚劳应当在阴血未枯、真阴未槁之时，防患于未然，提前滋阴养血。"虚则补之"，补益是治疗虚劳的基本原则。但虚劳不完全是纯虚之证，对于虚中夹实及兼感外邪者，当补中有泻，补泻兼施，防止因邪恋而进一步耗伤正气。

【课后拓展】

1.学习《金匮要略·血痹虚劳病脉证并治》的相关内容。

2.阅读毛德西教授主编的《治验三部曲·经方治验录》（人民卫生出版社2013 版）中有关虚劳治疗的内容。

3.通过对本病的学习，写出学习心悟。

4.参考阅读：

（1）中医古籍《冯氏锦囊秘录》。

（2）毛德西.名老中医话说中药养生 [M].北京：华夏出版社，2015.

第九章　妇科病证

第一节　带下病

正常带下是肾气充盛、脾气健运，由任、带所约束而润泽于阴户的一种无色、质黏、无臭的阴液，其量不多，是女性的正常生理现象。带下量明显增多，色、质、臭气异常，或伴全身或局部症状者，称带下病。本病首见于《素问·骨空论》，有广义和狭义之分。广义的带下病是对妇女疾病的总称；狭义的带下病始载于《诸病源候论》，《校注妇人良方》认为"病生于带脉，故名带下"。

本节所论带下病是指狭义而言，相当于西医学的盆腔炎、宫颈糜烂、阴道炎等疾病。

【辨治思路】

毛德西教授认为，带下病的病因虽多，但以湿为主，湿邪的轻重多少，直接关系病情的深浅程度，湿重则带多，湿轻则带少。治疗时应先辨虚实，再辨寒热。其治疗带下病往往着重脾胃，强调扶持人之正气，常常白术、山药同用，既照顾了脾阴，又注重了胃阳。同时，脾与肝关系密切，在重补脾的同时，轻用疏肝药物。

毛德西教授指出，由于任脉循行"起于中极之下，以上毛际"，总任一身之阴经，维系胞宫之所；带脉循行"起于季胁，回身一周"，约束诸经。二者与带下病关系密切。因此，在重视脾胃的同时，还需调整任带二脉，使带下得以收敛。其常用方有薏苡附子败酱散、完带汤、二妙散、四妙丸、桂枝茯苓丸、五味消毒饮等。

【典型医案】

病例1 周某，35 岁。1989 年 3 月 6 日就诊。

［主诉］白带量多，色白黏稠 3 个月余。

［病史］患者患带下病 3 个月余，带下色白黏稠状，小腹坠胀，伴有腰腿酸困，无力劳动，食欲不振。妇科检查示左侧附件增厚，诊为"盆腔炎"。

［现症］小腹胀痛，腰痛腰酸，白带量多，带下清稀，后呈白色黏稠状，体乏无力，饮食不振。舌质偏暗，脉象弦细。

> 问题
>
> （1）本病例的辨证依据是什么？

［治疗过程］

初诊方药：炒山药 30g，炒苍术 10g，炒白术 10g，陈皮 10g，柴胡 10g，党参 15g，炒白芍 10g，车前子 30g（包煎），炒枳壳 10g，白芷 10g，败酱草 15g，生甘草 10g。7 剂，水煎服。

二诊：3 月 14 日。患者白带量减少，小腹坠胀有好转，仍食少纳差，腰酸困痛。上方加桑寄生 15g，盐杜仲 10g，鸡内金 15g，藿香 10g。11 剂，水煎服。

三诊：3 月 29 日。共服草药 18 剂后，患者诸症均有明显好转，身感有力，食量增加。改用逍遥丸合归脾丸（均为水蜜浓缩丸），以巩固疗效。每次各 8 粒，每日 3 次，温开水送服。

服用 1 个月后随访，患者无不适。

问题

（2）处方中选用的主方是什么？

（3）处方中为何用白芷、败酱草？

（4）三诊为何用逍遥丸合归脾丸巩固疗效？

病例2 路某，女，33岁。2014年8月28日就诊。

［主诉］带下色黄，有秽浊气味。

［病史］患者痛经2年，几乎每次临经前腹痛如绞，月经周期正常，行经7天，量少，带下色黄，有秽浊气味，大便黏腻。

［现症］带下色黄，有秽浊气味，经前腹痛如绞，月经周期正常，量少色红质黏，大便黏腻。舌苔黄厚腻，脉象濡滑。

问题

（1）本病例辨证属哪一证型？

（2）患者为何会出现痛经？

［治疗过程］

初诊方药：炒苍术10g，怀牛膝10g，黄柏8g，生薏苡仁30g，藿香10g，厚朴花10g，赤芍15g，稻芽15g，甘草10g。7剂，水煎服。

二诊：9月5日。上方服用后，患者带下减少，舌苔变为薄白腻，脉濡。处方：岷当归10g，炒川芎10g，赤芍10g，泽泻10g，生白术20g，茯苓10g，生麦芽15g，槟榔5g，甘草10g。3剂，水煎服。

三诊：9月8日。上药服用第3天，患者月经至，自述毫无痛经之感，两年来这是第1次无痛经，经行非常顺利，唯有尿频。上方加益智仁30g，炒乌药10g。7剂，水煎服。

四诊：9月17日。患者月经干净后，服三诊方14剂。

3个月后随访：患者近两个月白带色、量、周期均正常，行经未发生腹痛。

> 问题
>
> （3）处方中选用的主方是什么？
>
> （4）二诊中槟榔有什么作用？
>
> （5）患者为何会出现尿频症状？

病例 3 朱某，女，31 岁。1998 年 3 月 10 日就诊。

[主诉] 白带量多半年。

[病史] 患者白带量多，腰骶下腹酸困胀痛。妇科检查示：附件增粗，小腹两侧有压痛。彩超示盆腔积液，诊断为"慢性盆腔炎"。

[现症] 白带量多，色黄腥臭，难以近人，腰酸，腰骶胀痛，肛门下坠，月经衍期半月。舌质暗淡，舌苔厚腻，脉弦细。

> 问题
>
> （1）本病例的辨证依据及证治分型是什么？

[治疗过程]

初诊方药：薏苡仁 30g，炮附子 10g，柴胡 10g，败酱草 30g，炒枳壳 10g，赤芍 15g，生甘草 10g。14 剂，水煎服。

二诊：3 月 26 日。服药后患者症状明显减轻，但仍有下坠感，且大便干结难排。上方加生白术 30g，火麻仁 10g，升麻 6g。20 剂，水煎服。

三诊：4 月 23 日。患者诸症消失，嘱咐患者服用知柏地黄丸以扶助正气，清利湿热。

> 问题
>
> （2）处方中选用的主方是什么？
>
> （3）使用知柏地黄丸的意义是什么？

【问题解析】

病例1

（1）《诸病源候论·妇人杂病诸候·带下候》云："带下者，由劳伤过度，损动经血，致令体虚受风冷，风冷入于胞络，搏其血之所成也。冲脉、任脉，为经络之海。任之为病，女子则带下……冷则多白，热则多赤，故名带下。"患者体乏，无力劳动，脉细，是虚证；白带量多，质地清稀或色白黏稠，是寒证；食欲不振，为脾虚；脉弦，属肝郁。综合分析，本案当辨为脾虚兼有肝郁。脾虚则湿土之气下陷，脾精不守，不能输为荣血，而下白滑之物，而此"皆由风木郁于地中使然耳"。

（2）所选主方为完带汤。该方出自《傅青主女科》带下篇，为治疗带下第一方。傅氏说："夫带下俱是湿症，而以'带'名者，因带脉不能约束，而有此病，故以名之。"究其原因，乃是"脾气之虚，肝气之郁，湿气之浸，热气之逼，安得不成带下之病哉！""夫白带乃湿盛而火衰，肝郁而气弱，则脾土受伤，湿土之气下陷。是以脾精不守，不能化荣血以为经水，反变成白滑之物，由阴门直下，欲自禁而不可得也。"论其治法，当"大补脾胃之气，稍佐以舒肝之品，使风木不闭塞于地中，则地气自升腾于天上，脾气健而湿气消，自无白带之患矣。"方中白术、山药、人参、苍术、陈皮健脾益胃；柴胡、白芍疏肝养血；车前子利湿达下；荆芥本为散风热、清头目之药，而荆芥穗炒黑，入于血分，是治疗带下、血崩之妙品；甘草和中。全方肝、脾、胃三经同治，寓补于散之中，寄消于升之内，开提肝木之气，则肝血不燥，何至下克脾土。补益脾土之元，则脾气不湿，何难分消水气！

（3）毛德西教授指出，加用白芷、败酱草，是针对"炎症"而设。白芷，味辛性温，对于妇科病有燥湿止带作用，又有抗菌消炎的功效；败酱草为苦寒之品，是清热解毒要药，且可散瘀排脓，尤适于下焦湿热之患。数十年来，凡遇此类带下证，用完带汤加白芷和败酱草二味，常能获效。

（4）虚性体质多为长时间脏腑气血亏虚所致，治疗非一时能够改变体质，应注重后期调养。故三诊时用逍遥丸、归脾丸疏肝健脾，补虚强体，以巩固疗效。

病例2

（1）患者带下色黄，有秽浊气味，应为热证无疑；大便黏腻，舌苔黄厚腻，脉濡滑，表现出热中携湿。故患者辨证当属湿热下注。《傅青主女科》云："夫带下俱是湿症。"《沈氏女科辑要笺正》则说："若湿热则今病最多，而亦最易治，其所下者，必秽浊腥臭。"

（2）湿热内蕴，犯及下焦，流注冲任、胞中，阻滞气血正常运行；经前则血海气血充盈，与湿热胶结相搏，故发痛经。

（3）所选主方为四妙丸。本病例为湿热下注，湿热蕴积于下，损伤任带二脉，湿邪易遏阳气，郁久化热。治疗采用清化之法，湿热分流，阳气得升，浊湿得降，湿热去，则带自止。四妙丸中黄柏苦以燥湿，偏入下焦；苍术苦温，燥湿健脾；薏苡仁渗湿降浊；牛膝活血通络，引药直达下焦。诸药合用，热祛湿除。方中又加健脾之药，以利化湿，湿无生处，带下自愈。

（4）妇人以血为本，经带胎产的生理活动与血有密切联系。带下日久不愈，易瘀阻脉络，湿瘀交错盘结，增加治疗的难度。二诊时患者月经将至，故方中运用当归、川芎、茯苓等活血健脾利水药，并加用槟榔活血化瘀、凉血解毒。如《药性论》所言，槟榔能"宣利五脏六腑壅滞，破坚满气，下水肿，治心痛，风血积聚"。

（5）患者因湿热蕴结下焦而致带下病，湿热之邪缠绵难去，迁延日久，则热郁伤阴，湿遏阳气，或阴伤及气，致脾肾两虚，膀胱气化无权，故出现尿频。此时病从实证转为虚证，而加用益智仁、乌药以益肾止尿。

病例3

（1）带下辨证，首辨色、量、质、气味。本案患者带下色黄，有秽浊之气，属热证。带下量多，属脾虚湿盛。湿热蕴积于下，损伤任带二脉；带脉又通于任督二脉；督脉行走于腰骶部，故出现腰骶部酸困胀痛；带脉受损，约束胞宫无力，故带下量多。本案辨证应为：正气不足，湿热蕴结于下。

（2）所选主方为薏苡附子败酱散。《金匮要略·疮痈肠痈浸淫病脉证并治》云："肠痈之为病，其身甲错，腹皮急，按之濡，如肿状，腹无积聚，身无热，脉数，此为肠内有痈脓，薏苡附子败酱散主之。"方中薏苡仁甘淡微寒，利湿排脓散壅结；败酱草苦寒，清热解毒，排脓除秽；炮附子辛温，扶助元阳，鼓舞正气。三味配伍，清热排脓而不伤元阳，温阳扶正而不助热毒。药虽三味，但可使血行、脓排、结散、热清。凡下焦之湿热瘀结、有形或无形之疾，均可使用之。本例初诊之方加入四逆散，目的在于舒达肝气，有利于下焦气机通畅，血脉运行。二诊加入生白术、火麻仁，以利于大肠传导功能；升麻升提中气，可使清气得升，浊气下降。毛德西教授特别指出，应用本方时必须具备下焦湿热之候，舌苔厚腻是重要指征，有关检查提示也应考虑在内，如某脏腑有积液、包块或脓肿等，亦是湿热蕴积之明证。

（3）患者病愈后，因前期湿热较重，运用薏苡附子败酱散可能会损及阴津，故嘱咐患者服用知柏地黄丸以补之、清之，促进体质恢复。方中熟地黄、山茱萸、山药补肝肾之阴；知母、黄柏、牡丹皮清肾中之伏火；茯苓、泽泻引热由小便下行。

【学习小结】

从本节病案可以看出，毛德西教授治疗带下证注重肝、脾、肾三脏功能调节，以治湿邪为主，主要运用健脾温阳祛湿、清热祛湿等法。在治疗过程中，注重徐图缓攻，攻补兼施，先攻后补或先补后攻，顾护正气，邪去正复，巩固疗效。历代医家对带下证的认识非常完善。如《妇科玉尺·带下》云："带下之因有四：一因气虚，脾精不能上升而下陷也；一因胃中湿热及痰流注于带脉，溢于膀胱，故下浊液也；一因伤于五脏，故下五色之带也；一因风寒入于胞门，或中经脉，流传脏腑而下也。"《沈氏女科辑要·带下》曰："带下有主风冷入于胞络者，巢元方、孙思邈、严用和、杨仁斋、楼全善诸人是也；有主湿热者，刘河间、张洁古、张戴人、罗周彦诸人是也；有主脾虚气虚者，赵养葵、薛立斋诸人是也；有主痰湿者，朱丹溪是也；有主脾肾虚者，张景岳、薛新甫是也；又有主木郁地中者，方约之、缪仲淳是也。其所下之物，严主血不化赤而成，张主血积日久而成，刘主热极则津液溢出。"治疗也颇为具体，《傅青主女科》《景岳全书》《万氏妇人科》《医学心悟》《妇科玉尺》等著作都详细论述了带下病的辨证治疗。

【课后拓展】

1. 学习《金匮要略·妇人杂病脉证并治》相关内容。

2. 了解带下证的外治方法，如针灸、外洗等。

3. 查阅、了解薏苡附子败酱散的现代应用。

4. 参考阅读：中医古籍《傅青主女科》《景岳全书》《万氏妇人科》《医学心悟》《妇科玉尺》。

第二节　乳　癖

乳癖是一种乳腺组织的良性增生性疾病。其特点是单侧或双侧乳房疼痛并出现肿块，乳痛和肿块与月经及情绪变化密切相关。

本病相当于西医学的乳腺增生病。

【辨治思路】

乳癖多由情志不遂，忧郁伤肝，急躁恼怒，肝气郁结，气机不畅，瘀滞蕴结于乳房胃络；肝气久郁化热，灼津为痰，气质痰凝血瘀，形成乳房肿块；冲任失调，肝肾阴虚，经脉失养，气血瘀滞，积聚于乳房，形成结块。

毛德西教授认为，胃经、大肠经、胆经、心经、冲脉、任脉的经络循行均通过乳房，这些经络通畅，乳房肿块自消。治疗方法主要有健脾疏肝法、化痰散结法、补益肝肾法、调理冲任法等。常用处方有逍遥丸、疏肝解郁汤、解郁化痰消癖汤、绀珠正气天香散、消瘰丸、二仙汤等。

【典型医案】

病例1　尤某，女，36岁。2007年3月15日就诊。

［主诉］两侧乳房有块状物半年余。

［病史］患者两侧乳房发现块状物已半年余，由隐隐作痛渐至加剧，尤以月经前痛甚，并及胁肋，曾在外院诊为"乳腺小叶增生"。

［现症］左右乳房外侧各触及一圆形肿块，大小约 4.3cm×3.5cm 和 4cm×3cm，质地偏硬，边界不清，皮色正常，按之有轻度痛胀感，便秘。舌质暗红，苔薄白，舌边偏厚腻，脉象弦细。B 超示：双侧乳腺符合 BI-RADS 3 级。

问题

（1）本病例的辨证依据是什么？

（2）哪些经络循行与乳房相关？

［治疗过程］

初诊方药：柴胡 15g，生麦芽 30g，炒香附 10g，苏叶 10g（后下），陈皮 10g，橘络 10g，郁金 10g，炒乌药 10g，浙贝母 10g，夏枯草 30g，生牡蛎 30g，玄参 10g，生甘草 10g。10 剂，水煎服。

二诊：3 月 27 日。服药后患者乳内结块变软，疼痛减轻，但原患便秘未见好转。于上方加生白术 30g，全瓜蒌 30g。15 剂，水煎服。

三诊：4 月 13 日。患者乳房疼痛消失，胁肋亦感舒畅，大便每日 1 次，排便通顺。改为膏滋剂续服。处方：柴胡 30g，生麦芽 30g，生白术 60g，橘络 30g，郁金 30g，炒香附 30g，苏叶 30g，夏枯草 30g，生牡蛎 30g，浙贝母 30g，玄参 30g，龟甲 30g，佛手 30g，连翘 30g，生甘草 30g。2 剂，蜂蜜适量，制成膏滋剂 1000mL，每次 10mL，每日 3 次，直接口中含化服之，或用开水冲服亦可。以上可服 30 天左右。服药期间，少食油腻、辛辣、腌制食品等。

2 个月后随访，患者乳房内未再触及包块，病告愈。

问题

（3）本病例的主方选用的意义是什么？

病例2 韩某，女，38岁。2005年9月10日就诊。

[主诉] 左侧乳房胀痛5个月余。

[病史] 患者言其5个多月前由于工作紧张，家庭事务繁忙，脾气急躁，而渐感左侧乳房隐隐作痛。开始时自购逍遥丸治疗，似有减轻，未加注意。近1个月来隐痛持续，加大逍遥丸用量已不见效，且于月经来临前疼痛加剧。

[现症] 左侧乳房隐隐作痛，月经前疼痛加重。B超室检查提示为"左乳腺小叶增生"，左侧乳腺符合BI-RADS 3级。舌质暗红，舌苔薄黄，脉弦滑数。

问题

（1）本病例的辨证依据及辨证分型是什么？

[治疗过程]

初诊方药：夏枯草30g，浙贝母12g，玄参15g，生牡蛎30g，黄连6g，黄芩6g，橘红10g，橘络10g，茯苓16g，清半夏10g，炒枳实10g，淡竹茹15g，生麦芽30g，生甘草10g。10剂，水煎服。

二诊：9月22日。患者乳房疼痛有所缓解。上方加橘核仁15g。10剂，水煎服。

三诊：10月9日。服用3剂后，9月26日患者月经来临，本次月经前乳房疼痛比较轻微，月经色量正常，5天后月经结束。经期停药，经后继续服用二诊药物。患者外出公差，改为免煎剂以善后。在上方基础上加苏叶、荷叶各10g，开水冲服。

经3个月治疗，患者复查彩超示肿块消失。

问题

（2）怎样理解初诊处方？

（3）为什么后来服用逍遥丸效果不好？

【问题解析】

病例 1

（1）肝经经络循行"向上通过膈肌，分布胁肋部"；胃经经络循行"经乳中"。肝气郁结，气机瘀滞，蕴结于乳房胃络；乳络经脉阻塞不通，积久成块，表现为乳房有块状物，且乳房胀疼痛；肝郁化热，灼伤津液，气滞、痰凝、血瘀加重，所以月经前症状尤为明显。本病例辨为肝郁并痰瘀互结型。

（2）经络循行与乳房有关的主要有胃经、脾经、心包经、胆经、肝经，以及冲脉、任脉等。治疗乳房疾病时，把这些经络循行路线考虑进去，并选用相应的归经药物，疗效会更好。具体为：①胃足阳明之脉，"其直者，从缺盆下乳内廉"；胃之大络，名曰虚里，"出左乳下"；足阳明之筋，"上循胁"。②脾足太阴之脉，"脾之大络，名曰大包，出渊腋下三寸，布胸胁"；足太阴之筋，"循腹里，结于肋，散于胸中"。③心主手厥阴心包络之脉，"起于胸中……其支者，循胸出胁"；手厥阴之筋，"前后夹胁；其支者，入腋，散胸中"。④胆足少阳之脉，"其支者……以下胸中……其直者，从缺盆下腋，循胸，过季胁"；足少阳之筋，"其直者……系于膺乳"。⑤肝足厥阴之脉，"布胁肋"。⑥冲脉"起于气冲，并足阳明之经，夹脐上行，至胸中而散也"。⑦任脉"循腹里，上关元，（过胸）至咽喉"。

此外，手阳明经别"从手循膺乳"，手少阳经别"散于胸中"，手太阴经筋"下结胸里……抵季胁"；手少阴经筋"夹乳里，结于胸中"。

（3）本案所选主方为解郁化痰消癖汤，系毛德西教授的经验方，由绀珠正气天香散与消瘰丸加减而成。前方来自罗知悌，《证治准绳》改其药物用量，名"绀珠正气天香散"，由香附、干姜、苏叶、陈皮、乌药组成，以理气疏肝解郁见长；后方消瘰丸出自《医学心悟》，由牡蛎、玄参、贝母组成，以清热化痰散结为功。所加柴胡、麦芽、橘络舒达肝气，疏通乳络；郁金、夏枯草清痰热，散郁结。有的患者还可以加入适量小金丹，以增强散结止痛功用。毛德西教授指出，治疗本病不可急于求成，忌攻伐太过，否则会影响疗效；另外，清淡饮食亦是治疗之必须。

病例 2

（1）《医宗金鉴·外科心法要诀·胸乳部·乳中结核》云："乳中结核梅李形，按之不移色不红，时时隐痛劳岩渐，证由肝脾郁结成。"患者脾气急躁，肝气易郁，伤及脾胃，湿蕴成痰；又冲任二脉同起胞宫，冲任之气血上行为乳，下行为月水，故患者出现乳房结块疼痛，月经前加重。本案辨证属肝气不舒，痰热内结。

（2）本案初诊所选处方为消瘰丸合黄连温胆汤。近年来，毛德西教授治疗乳腺增生，每以消瘰丸加味而治。此疾多由肝气郁结、痰热内伏所致。消瘰丸中浙贝母清化痰热，与玄参、生牡蛎并用，其软坚散结之力更强；夏枯草功能清肝热、散热结，不但能清头目，还可散体内癥瘕，而广泛应用于头痛、甲状腺功能亢进、淋巴结炎、乳腺增生、子宫肌瘤、脂肪肝、皮下脂肪瘤等病症。所用黄连温胆汤清热化痰；生麦芽、橘络是疏肝通络之品，其性平和，又利于健脾开胃，改善食欲，不论虚证、实证、热证、寒证都可选用。

此外，毛德西教授治疗本病时，还常配合使用以下两组药物：一是荔枝核与橘核仁，这是毛德西教授治疗乳腺病的常用对药，其中橘核仁用量应大于荔枝核；二是橘皮、橘络、橘叶，这三味药统称"三橘"，具有良好的疏肝行气、宣通经络、消肿散结作用。

（3）《疡科心得集·辨乳癖乳痰乳岩论》云：乳癖"治法不必治胃，但治肝而肿自消矣。逍遥散去姜、薄，加瓜蒌、半夏、人参主之（此方专解肝之滞，肝解而胃气不解自舒，盖以瓜蒌、半夏，专治胸中积痰，痰去肿尤易消也）"。可见，乳癖的治疗多首选疏肝解郁药物。本例患者初始选用逍遥丸有效，但患者未加重视，随着疾病发展，出现明显的痰郁现象。脾胃湿热壅滞，影响肝气条达，肝木本克脾土，此时却反受脾土所侮，故再服用逍遥丸效果不好。

【学习小结】

近年来乳癖病的发病率渐高，这可能与人们紧张的工作生活节奏有关，也可能与饮食习惯的改变有关。毛德西教授治疗本病时，非常强调"治未病"

思想，主要是三个方面：一要保持良好的心情和健康的心理，使肝气舒达，气机调畅。二要坚持健康的作息规律，保证充足睡眠，使冲任之气调和。冲脉之气盛，任脉之气通，气血疏导有序，月经正常，胸乳自不会有结块。三是平素坚持清淡饮食，勿多食肥甘厚味。痰湿是乳块产生的基础物质，过食肥甘则伤脾，使脾失健运，而生痰湿。

毛德西教授认为，健脾胃、理肝气、调冲任是防治乳癖病的基本原则和方法。理气时切不可急于求成，攻伐太过则易伤其正气。此外，本病宜早发现、早治疗，以免失治误治，渐变成乳岩。如《医宗金鉴》所言："此证乳房结核坚硬……形势虽小，不可轻忽，若耽延日久不消，轻成乳劳，重成乳岩，慎之慎之！"

【课后拓展】

1. 熟读背诵与乳房相关的经络循行条文。

2. 查阅了解消瘰丸、绀珠正气天香散的现代应用。

3. 了解西医学对本病的认识及研究发展。

4. 学习《毛德西医论医案集》（河南科学技术出版社2020年版）中"漫谈体质养生"篇，指导女性体质养生。

5. 参考阅读：中医古籍《医宗金鉴》《疡科心得集》。

第三节　脏　躁

凡妇人精神忧郁，情志烦乱，哭笑无常，呵欠频作，不能自控者，称为脏躁。

本病相当于西医学的更年期综合征、经前期紧张症、癔病等疾病。

【辨治思路】

脏躁病与人体五脏均有关，其根本在于脏阴不足，不能濡养五脏，五志之火内动，上扰心神。毛德西教授认为，本病的病位主要在心；病性在于五脏阴液不足，属于虚证。病因包括情志抑郁，思虑忧伤，积久伤心，劳倦伤脾，心脾受伤，化源不足，脏阴亏虚；或久病伤阴，产后亡血，精血内亏，五脏失养。治疗本病要抓住"脏阴不足，有干燥躁动之象"的特点，以甘润养脏为治疗纲领。其常用方剂有甘麦大枣汤、酸枣仁汤、二冬汤、麦味地黄丸、百合知母汤、百合地黄汤等。

【典型医案】

病例 1 刘某，女，21 岁。2011 年 11 月 2 日初诊。

［主诉］情绪异常、彻夜不眠 1 个月。

［病史］患者 1 个多月前因失恋而情绪异常，时而默默少语，时而哭泣不止，夜难入眠。病发月余，仅作针灸治疗，拒服安定片。今在家属陪同下，前来就诊。

［现症］表情淡漠，时而坐下，时而站起，呵欠频作，时常哭泣，夜不能眠，不愿叙述病情。舌质红赤，苔少，脉弦细数。

问题

（1）本病例的辨证依据及证治分型是什么？

（2）脏躁与百合病如何鉴别诊断？

［治疗过程］

初诊方药：生甘草 30g，小麦 10g，大枣 15 枚（剖开），炒酸枣仁 30g，竹叶 10g，灯心草 5g。3 剂，水煎服。

二诊：11 月 6 日。服药后患者未再哭泣，夜能入眠 3～4 小时，仍郁郁而闷，表情淡漠。上方加石菖蒲 10g，麦门冬 30g。10 剂，水煎服。

三诊：11 月 18 日。患者夜眠安然，精神有所振作。嘱其服用麦味地黄丸和逍遥丸以巩固疗效。

1 个月后随访，患者病情告愈。

问题

（3）处方中选用的主方是什么？如何理解处方的配伍？

病例 2　王某，女，41 岁。2015 年 8 月 2 日初诊。

［主诉］精神恍惚，烦躁悲伤 3 个月。

［病史］患者患类风湿病多年，久治不愈，心中懊恼不舒。近 3 个月出现情志烦乱，心烦易怒，时常悲伤欲哭，五心烦热，口苦咽干，彻夜难眠。虽经中西医治疗，症状未见好转，愈加烦躁。

［现症］心烦易怒，悲伤欲哭，五心烦热，口苦咽干，彻夜难眠，呵欠频作，大便干燥。舌质嫩红，苔少，脉弦细数。

问题

（1）本病例的辨证依据及证治分型是什么？

［治疗过程］

初诊方药：生百合 30g，生地黄 30g，甘草 10g，小麦 30g，当归 10g，大枣 6 枚，白芍 15g，茯神 15g，酸枣仁 15g，郁金 10g。7 剂，水煎服。

二诊：8 月 11 日。患者口苦消失，大便通畅。上药去郁金，7 剂，水煎服。

三诊：8 月 20 日。患者夜眠 5～6 小时，舌上布津。前方加入生山药 30g。10 剂，水煎服。

1 个月后随访，患者愈。

问题

（2）初诊选用的主方是什么？如何理解处方配伍？

（3）二诊中为何去郁金？

【问题解析】

病例 1

（1）患者郁怒伤肝，肝郁气滞，横逆犯脾，木郁乘土，致脾虚化源不足，津血虚少，不能润养肝木，肝郁化火，伤阴耗液，心脾两虚。《金匮玉函经二注·妇人杂病》云："《内经》以肺之声为哭，又曰并于肺则悲。《灵枢》曰：悲哀动中则伤魂。此证因肝虚肺并，伤其魂而然也。盖肝阳脏也，肺阴脏也，阳舒而阴惨，肝木发生之气不胜肃杀之邪，并之，屈而不胜，生化之火被抑，扰乱于下，故发为脏躁，变为悲哭，所藏之魂，不得并神出入，遂致妄乱，象如神凭。"本案患者表现为情绪失常，时而哭泣不止，时而默默少语，即为诊断依据；根据舌脉，可辨证为肝郁化火，阴血不足之证。

（2）《金匮要略·百合狐惑阴阳毒病证治》曰："百合病者，百脉一宗，悉致其病也。"百合病的病因是心肺阴虚。其病机分两种情况：一是阴血不足，影响神明，出现神志恍惚不定，语言、行动、饮食和感觉失调现象，症状如常，默默不言，欲卧不能卧，欲行不能行，想进饮食但不能食，有时胃纳甚佳，有时又厌恶饮食等；二是阴虚生内热，表现为口苦小便赤，脉微数。治疗应着眼于心肺阴虚内热，以养阴清热为法。

《金匮要略·妇人杂病脉证并治》曰："妇人脏躁，喜悲伤欲哭，象如神灵所作，数欠伸，甘麦大枣汤主之。"脏躁的病因多为情志不舒或思虑过多；其病机为肝郁化火，伤阴耗液，心脾两虚；临床表现为精神失常，无故悲伤欲哭，频作欠伸，神疲力乏等；治疗多以甘润补中缓急为法。

（3）所选主方为甘麦大枣汤。方中小麦养心气，护心阴；甘草、大枣甘润缓急，正合《素问·脏气法时论》"肝苦急，急食甘以缓之"之旨。本例所加酸枣仁在于养心安神，竹叶、灯心草清心火以除烦。李彦师《伤寒金匮条释》云："妇人脏躁，谓妇人血虚，子脏干燥也。经云或有忧惨，悲伤多嗔，此皆带下，非有鬼神；今妇人脏躁，悲伤欲哭，象如神病属带下，非有鬼神所凭也。《内经》云：肾为欠。又阳引而上，阴引而下，阴阳相引，故数欠。数欠伸者，此肾虚阴阳相引也。甘麦大枣汤交阴阳、安魂魄，故主之灵所非，此也。"《金匮玉函经二注·妇人杂病》云："木气被抑而不前，筋骨拘束而不舒，故数作欠伸。然治相并之邪，必安之和之。用小麦养肝气止躁，甘草、大枣之甘，以缓气之苦急，躁止急缓，则脏安而悲哭愈。"

本方亦治男子。如岳美中先生曾治一男子，嬉笑无常，不时伸欠，状如"巫婆拟神灵"，投甘麦大枣汤而愈。

病例2

（1）患者心烦易怒，呵欠频作，悲伤欲哭，是脏阴不足、五脏躁动的表现，是脏躁病的辨证特点。脏属阴，阴虚而火乘，阴脏既伤，不能濡润，则出现口苦咽干、大便干燥；阴虚阳浮，燥热内生，热扰神明，则入夜难眠；热扰心神，则五心烦热、易怒；舌质嫩红，苔少，脉弦细数，亦属阴虚燥热之象。

（2）初诊所选主方为甘麦大枣汤合百合地黄汤。甘麦大枣汤为治疗脏躁的主方，百合地黄汤出自《金匮要略·百合狐惑阴阳毒病证治》。百合是一味清热养阴的良药，善"解利心家之邪热则心痛自瘥"，具有安心、定胆、益志、养五脏的作用；生地黄益心营，清血热，乃肾家之要药，益阴血之上品。本例五脏之阴受损，导致阴亏，五脏失于濡养，上扰心神，而出现脏躁。何任先生说："余遇患热性病之后阶段，有口苦、尿黄或赤，并有某些神经系统见证者，往往先考虑分析其是否符合本证。"强调口苦、尿黄赤是百合类方的应用指征。由此可见，经方的使用范围决不局限于条文本身，而应从证候的角度去分析选用。

（3）郁金味辛、苦，性寒；归肝、胆、心经；功能行气解郁，清心凉血。配百合地黄汤可治口苦，但其没有滋阴作用，为治标之药。根据"中病即止"的原则，二诊时患者口苦症状已消，故去郁金，以免过于寒凉而伤阴津。

【学习小结】

脏躁属内伤虚证，病位在心，涉及五脏，虽有火而不宜清降，有痰而不宜温化，当以甘润滋养法治之。毛德西教授认为，本病与五脏都有关系，躁是由于气血虚少，脏气躁急不安，五脏俱病而以五脏虚损为本。"喜悲伤欲哭"乃肺金津虚而然；"数欠伸"是肝肾之虚而见周身疲惫；心肝血虚则神乱，"象如神灵所作"。治疗常用甘温润燥加健脾益气药物，使气血津液充沛，得以培补他脏；五脏之阴充盛，则躁动自灭。

历代医家对此也有论述。如《张氏医通·神志门》云："脏躁者，火盛烁津，肺失其润，心系了戾而然，故用甘草缓心系之急而润肺燥，大枣行脾胃之津，小麦降肝火之逆，火降则肺不燥而悲自已也……凡肺燥悲伤欲哭，宜润肺气、降心火为主，余尝用生麦散、二冬膏并加姜、枣治之，未尝不随手而效。若作癫疾，用金石药则误矣。"《医宗金鉴·订正仲景全书·妇人杂病脉证并治》云："脏，心脏也。心静则神藏，若为七情所伤，则心不得静，而神躁扰不宁也。故喜悲伤欲哭，是神不能主情也，象如神灵所凭，是心不能神明也，即今之失志癫狂病也。"

【课后拓展】

1. 熟读背诵《金匮要略·妇人杂病脉证并治》有关脏躁论述的条文。

2. 查阅、了解甘麦大枣汤的研究现状。

3. 学习《毛德西医论医案集》（河南科学技术出版社 2020 版）中"经方的特点与应用思路"一文。

4. 参考阅读：

（1）中医古籍《金匮玉函经二注》《医宗金鉴》。

（2）毛德西 . 治验三部曲·经方治验录 [M]. 北京：人民卫生出版社，2013.

第四节　不孕症

不孕症是指女子婚后未避孕、夫妇同居 2 年以上、有正常性生活、配偶生殖功能正常而未曾妊娠者。不孕症分为原发性不孕和继发性不孕，前者是指婚后未避孕而从未妊娠者；后者是指曾有过妊娠而后未避孕连续 2 年不孕者。

西医学的下丘脑垂体卵巢轴功能紊乱、全身性疾病、卵巢病变、输卵管炎症、输卵管发育异常等疾病导致的不孕，可参考本病辨证论治。

【辨治思路】

毛德西教授认为，不孕症的发病并非一脏一腑，而是涉及多脏腑、多经络。督脉与冲任二脉同起于胞中，三脉一体，共同主司胞宫与月经。不孕症与以下几点密切相关：首先是女子体虚，包括肾虚、气虚、血虚等；其次是作息不规律、多熬夜，喜食肥甘辛辣之品，心理压力大，导致癥瘕、肥胖等血瘀、痰瘀、气瘀之体质；三是女子体虚，湿毒之邪乘虚而入，湿热互结瘀阻，经络不通，导致不孕。本病的病位在胞宫；病因有虚、瘀、热毒之分；辨证有虚证、实证和本虚标实证。毛德西教授临证治疗本病注重以"女子以血为主""调经种子补肾为先""血旺则经调而子嗣"为原则；常采用益气养血、补肾健脾、解郁理气、解毒清热、化瘀消癥等方法，结合月经周期，调周助孕；常用方药有左归丸、桃红四物汤、五子衍宗丸、当归芍药散、寿胎丸、定坤丹、薏苡附子败酱散等。

【典型医案】

病例 1　韦某，女，32 岁。2012 年 6 月 3 日初诊。

［主诉］已婚 4 年未曾怀孕。

［病史］患者经常头晕，晕如虚空状，耳如蝉鸣，腰膝酸软无力，夜间盗汗，多梦寐差，经期错后，45 天左右来潮一次，经量少，每次 3 天，色暗如咖啡色伴少量血块。末次月经 2012 年 5 月 25 日。形体羸弱，大便干燥，不易排出。未曾有过怀孕史。

［现症］头晕，膝软，耳鸣，失眠，夜汗多。舌质暗，苔薄白，脉沉细。

问题

（1）本病例的辨证依据及证治分型是什么？

（2）患者为什么会出现"大便干燥，不易排出"的现象？

[治疗过程]

初诊方药：熟地黄30g，枸杞子10g，菟丝子15g，茯神15g，鹿角片10g，怀牛膝10g，龟甲胶15g，山药15g，山茱萸10g，黄芪15g。10剂，水煎服。

二诊：6月18日。患者头晕、膝软减轻，但仍有夜汗。上药加黄芪15g，浮小麦30g。10剂，水煎服。

三诊：7月8日。患者6月28日月经至，色暗红，少量血块，量较前多，经行4天，经期未服中药。二诊药物继续服用10剂，水煎服。

此后患者就诊，夜间盗汗消失。去浮小麦，以左归丸为主方，又经40剂中药的治疗，患者怀孕，后足月产一女婴。

问题

（3）如何理解初诊处方的配伍？

（4）二诊处方加入黄芪的意义是什么？

（5）不孕症患者在治疗时还应注意哪些方面？

病例2 江某，女，38岁。2015年5月20日初诊。

[主诉]5年前宫外孕手术后至今未孕。

[病史]5年前宫外孕，手术治疗后至今未再怀孕。在此期间多次中西医治疗。输卵管造影检查示：双侧输卵管通而不畅；输卵管炎；子宫内膜粘连。B超示：盆腔积液。1年前曾行输卵管通液术。平素时有小腹绵绵疼痛。末次月经2015年5月7日。

[现症]月经量少，质稀薄，色稍暗，周期正常，时有小腹绵痛，白带色

白量多，时有头晕、心悸，面部褐斑较多。舌质红，舌边齿痕多，舌苔厚腻，舌底络脉发紫，脉弦。

问题

（1）本病例的辨证依据及证治分型是什么？

[治疗过程]

初诊方药：当归15g，赤芍15g，川芎10g，茯苓15g，泽泻10g，白术10g，桃仁10g，红花10g，鸡血藤20g。7剂，水煎服。

二诊：6月2日。患者服药后，白带量减少，腹痛次数明显减少。上方加薏苡仁20g，莪术10g，三棱10g。14剂，水煎服。

三诊：6月23日。患者月经6月6日来潮，色红，量5天，无小腹痛。舌质紫暗较前明显减轻，舌苔白薄，脉弦。二诊处方继续服用。10剂，水煎服。

后又经2个月活血养血、疏肝理气药物治疗，患者肝郁脾虚之象已无。白带、月经之色、量及周期均正常。

此后经益肾助孕治疗半年，患者受孕，于2016年10月产一健康男婴。

问题

（2）如何理解初诊处方的配伍？

【问题解析】

病例1

（1）患者头晕，晕如虚空状，耳如蝉鸣，腰膝酸软，月经错后、量少，说明胞宫血海空虚，有肾虚现象；夜间盗汗多梦，大便干燥，说明有阴血不足存在；月经色暗有血块，舌质暗，是血瘀的表现；形体羸弱，脉沉细，是气虚的表现。综上诸症，患者应辨证为肾阴不足，气虚血瘀；证属以虚为主，虚实夹杂。

（2）《素问·金匮真言论》云："北方黑色，入通于肾，开窍于二阴，藏精于肾……"提出肾主大便。粪便的排泄，本是大肠的传化糟粕功能，但与肾的气化有关。肾阴不足，可致肠液枯涸，肠道失润而更行干槁，造成大便干燥；阴损及阳，真阳亦亏，则不能蒸化津液，温润肠道，致大便干且不易排出。

（3）初诊所选主方为左归丸。该方出自《景岳全书》，是张介宾从六味地黄丸化裁而成。张氏谓其"治真阴肾水不足""凡精髓内亏，津液枯涸等证……宜此方主之"。方中熟地黄滋补肾阴；枸杞子明目益精；山茱萸益精补肾；龟、鹿为血肉有情之品，鹿角胶偏于补阳，龟甲胶偏于补阴，两胶合用益精填髓，包含"阳中求阴"之义，即"善补阴者，必于阳中求阴，则阴得阳升而泉源不竭"；菟丝子配牛膝强腰膝，健筋骨；山药滋补脾肾。诸药合用，共收滋肾补阴、育阴潜阳之效。本方纯补无泻，阳中求阴是其配伍特点。现代研究显示，左归丸用于西医骨骼系统、生殖内分泌系统、神经系统、免疫系统等方面的疾病，均有良好疗效。

（4）患者肾虚日久，阴津亏虚。"肾为先天之本，脾为后天之本。"肾藏精，是人体生命的本源，肾与脾胃又是相互滋生、相互依存的。肾的精气有赖于水谷精微的充养；脾运化水谷精微的功能必须借助于肾阳的温煦。二诊时加入黄芪健脾益气，能够最大化地发挥左归丸补真阴的作用。

（5）引起不孕症的原因很多。患者要注意改善身体状况，不断增强体质；还要坚持做到戒烟、戒酒，饮食起居有规律，性生活有节制，心情愉悦乐观等。

病例 2

（1）患者久病体虚，耗气伤血，表现为月经量少，质稀薄，头晕，心悸；时有小腹绵痛，白带色白量多，系脾虚不运、寒湿下注所致，属虚寒证；多年不孕，情志不舒，肝气郁结，血行不畅，故面部褐斑较多，月经色稍暗。综合舌、脉、症，本病辨证属肝郁脾虚，血虚气滞证。

（2）初诊所选主方为当归芍药散。该方见于《金匮要略·妇人妊娠病脉证并治》，原文云："妇人怀娠，腹中疠痛，当归芍药散主之。"原方由当归、芍药、川芎、茯苓、泽泻、白术六味药物组成。后人将其功效总结为养血疏肝、健脾利湿、止痛安胎。所治疾患包括月经不调、妊娠高血压、胎位不正、阴道出血、卵巢囊肿、子宫肌瘤、更年期综合征，以及脑血栓形成、老年痴呆、内耳性眩晕等。

毛德西教授认为，此方药物可以分为两组：一组为血分药，一组为气分药；或者说一组为心肝经药，一组为脾肾经药。归、芍、芎为心肝经血分药，术、苓、泽为脾肾经气分药；前者可以养血活瘀，后者可以健脾利湿。两组药结合在一个方子内，对妇科许多疾病都有益，因为其病机都可以归纳为气郁、血虚、血瘀。正如陈修园《女科要旨》所说："妇人腹中诸疾痛，当归芍药散主之。此为妇人腹中诸疾痛而出其方治也。"著名中医学家赵锡武先生曾说：治疗妇科病要抓住气、血、水三字。当归芍药散中有三味血药、三味水药，而血药又兼能疏肝健脾，使气血得和，郁散气化，腹痛自除。故对妇人腹痛诸症，如痛经、月事不调等，赵老多用此方加减治之。毛德西教授在治疗妇科疾病时，亦非常推崇此方，并每获良效。

【学习小结】

不孕症是妇科常见病之一，历代医家多有论述。如《诸病源候论·妇人杂病诸候二·无子候》篇云："然妇人夹疾无子，皆由劳伤血气，冷热不调，而受风寒，客于子宫，致使胞内生病，或月经涩闭，或崩血带下，致阴阳之气不和，经血之行乖候，故无子也。"《备急千金要方·求子》曰："凡人无子，当为夫妻俱有五劳七伤、虚羸百病所致，故有绝嗣之殃。夫治之法，男服七子散，女服紫石门冬丸，及坐药、荡胞汤，无不有子也。"《校注妇人良方·求嗣门·无子论》说："然妇人无子，或劳伤气血，或月经闭涩，或崩漏带下，右尺浮则为阳绝，或尺微涩，或少阴脉浮紧，或尺寸俱微弱者，皆致绝产。若调摄失宜，饮食失节，乘风袭冷，结于子脏，亦令无子也。"古代医家还论述了有子之道。如《灵枢·绝气》曰："两神相搏，合而成形，常先身生，是谓精。"《女科正宗·广嗣总论》曰："男精壮而女经调，有子之道也。"

强调了卵子与精子的质量好才易受孕。

毛德西教授治疗本病时，重点解决两个问题：一是充盈肾气，提高卵子质量；二是通畅血脉，使卵子、精子择氤氲之候，合阴阳以利于成孕。案一使用左归丸加减，通过滋阴养肾，阴中求阳，提高卵子质量而增加受孕概率；案二患者有肝郁脾虚症状，故治疗时先用疏肝健脾、活血通经之药，以去宫内瘀滞，再行补肾填精之药，以利于受孕。毛德西教授指出，对于虚实夹杂的病例，最忌只知补虚、不知去实。他认为，若实邪不去，久而伤正，体虚加重，更不利于受孕。这种情况下必须采用分步治疗法，先祛邪，再补虚，方可达到"邪祛正安"的目的。

【课后拓展】

1. 强化对"阴中求阳，阳中求阴"的理解。

2. 查阅、了解左归丸、桃红四物汤、五子衍宗丸、当归芍药散、寿胎丸的现代研究运用。

3. 了解西医学对不孕症的认识和研究进展。

4. 参考阅读：

（1）毛德西. 毛德西医论医案集 [M]. 郑州：河南科学技术出版社，2019.

（2）毛德西. 毛德西. 毛德西用药十讲 [M].2 版. 北京：北京科学技术出版社，2018.

（3）毛德西. 名老中医养生经 [M]. 郑州：河南科学技术出版社，2018.

第十章 疑难杂症

第一节 发　热

发热是指体温高于正常，或虽体温正常，自感身热不适的病证。可分为外感、内伤两类。外感发热，常因感受六淫之邪及疫疠毒邪所致；内伤发热，多由饮食劳倦或七情变化，导致阴阳失调、气血虚衰所致。

本病相当于西医学的感染性、传染病及非感染疾病，如细菌、病毒、真菌、支原体等感染，无菌组织损伤，中枢发热、癌热、变态反应引起发热、产热散热异常及不明原因发热等。

【辨治思路】

毛德西教授认为，发热应首先辨明外感、内伤。外感发热多有明确外感史，发病快、症状重，治疗应遵循仲景六经辨证及温病卫气营血辨证之法。若辨证准确，治法得当，多能短时奏效。内伤发热多为迁延较久的疾病或慢性疾病的一种表现，患者往往合并多种疾病或特殊体质状态，辨证、治疗均有一定困难，且难速效。辨治内伤发热应以阴阳统领，分清虚实。实则分气郁、血瘀、食积、湿热，虚则分气、血、阴、阳。亦有虚实夹杂、气血双虚、阴阳两虚等，分其主次而治。

相对而言，外感发热易辨易治。外感六淫以六经辨治，麻黄汤、桂枝汤、小柴胡汤、柴胡桂枝汤最为常用，根据外感症状、时间等，选用原方及变方多能效验；外感瘟疫以卫气营血辨证，银翘散、白虎汤、承气汤、清营汤、犀角地黄汤等为代表方剂。内伤发热多病势缠绵，辨证首分虚实。实证中气郁发热选丹栀逍遥散，血瘀发热选血府逐瘀汤，食积发热选保和丸，湿热发热选三仁汤；虚证中气虚发热选补中益气汤，血虚发热选归脾丸，阴虚发热选清骨散，阳虚发热选金匮肾气丸。

毛德西教授在长期临床实践中总结出"青白退热饮"一方，基本组成：青蒿30g，白薇30g，银柴胡15g，北柴胡15g，黄芩15g，生石膏30g，知母10g，连翘30g，苏叶5～10g（后下），薄荷5～10g（后下），生甘草10g。适用于感冒发热，或内伤发热，或伴有轻微恶寒，无汗或少汗，或头痛，或昼安夜热，舌苔薄白，脉浮滑而数者。方以青蒿鳖甲汤清阴分之热（里热），白虎汤清气分之热（表热），小柴胡汤清半表半里之热。另有开发腠理之药，如苏叶、薄荷，使腠理开泄，溱溱汗出，热势自然消退。所用连翘，是吸取张锡纯的经验。张氏云："连翘用至一两，必能发汗，且其发汗之力甚柔和，又甚绵长。"连翘另一个特点是能透发经络之热，解毒之力较强，即具有较强的抗菌、抗病毒作用。另用柴胡清气分之热，银柴胡清阴分之热。临床以此方治疗发热，特别是对于发热无汗的患者，效果明显。但湿温发热者不宜。

【典型医案】

病例1 李某，男，52岁。1998年9月10日就诊。

［主诉］发热1个月余。

［病史］患者1个月前因胆囊癌在某省级医院行手术治疗，术后即发热不止，体温多在39.0～40.0℃，虽经多种抗生素治疗，病情不见好转。西医束手无策，遂荐之中医就诊。

［现症］发热，体温40℃，无恶寒、咳嗽、腹泻、恶心、尿频等，面色萎黄，语音不弱，睡眠、饮食未见异常。舌质红赤，舌苔白腻，脉细数无力。

问题

（1）本案应诊断为外感发热还是内伤发热？

（2）如何把握本病的虚实？

[治疗过程]

初诊处方：生黄芪30g，太子参30g，麦冬30g，北沙参50g，白扁豆30g，草河车15g，半枝莲15g，虎杖15g，牡丹皮30g，黄柏10g，青蒿30g，薏苡仁30g，三棱10g，莪术10g，冬瓜皮30g，桂枝10g，苏叶10g，生甘草10g。3剂，水煎服，每日1剂。

二诊：9月13日。上方服用3剂，患者体温已降至37.6℃。感到惊喜，治疗显效，继用上方。

三诊：9月18日。上方服用5剂，患者体温在36.6～36.9℃之间。患者因单位与家庭均在外地，要求带药回家续服。上方加入藿香10g，佩兰10g，砂仁6g。

1个月后四诊，患者言未再发热。嘱服归脾丸、鳖甲煎丸以健脾补气，软坚化瘀。

问题

（3）本病的基本治法是什么？

（4）本病对于清热解毒药物的选择有何讲究？

（5）所选活血药物有何特点？

（6）三诊时加入藿香、佩兰、砂仁，可以看出哪些脏腑在疾病后期调养中占有重要地位？

病例2 谢某，女，17岁。1995年6月18日就诊。

[主诉] 发热3天。

[病史] 患者于3天前不慎淋雨，出现恶寒发热，腰背困疼，鼻塞声重，

当时体温 37.8℃，自服阿司匹林与感冒通片，略有好转，但寒热仍未去。

［现症］发热恶寒，体温 37.8℃，苦闷病容，身困肢疼，时值夏月，却着夹层衣服，口苦不欲咽，咽干不欲饮。舌苔薄白而润，脉象浮弦。

问题

（1）本病是外感发热还是内伤发热？

（2）患者所患为六经中的何经病证？

（3）六经正常的传变顺序是什么？

［治疗过程］

初诊处方：柴胡 15g，桂枝 6g，炒白芍 6g，黄芩 6g，太子参 6g，清半夏 6g，生姜 6g，大枣 10 枚，炙甘草 5g，藿香 10g（后下），香薷 10g（后下）。

二诊：6 月 21 日。上方服用 1 剂，患者似有汗出；3 剂后，身徐徐汗出，顿感身体轻快，食欲略增，鼻塞已通，欲饮水润咽，唯体温仍在 37.3℃左右，身困肢疼未去。上方加入羌活、独活各 5g。服用 3 剂，体温 36.8℃，余症悉除。

问题

（4）本案所选主方是什么？试进行方义分析。

（5）何为太阳少阳并病？

（6）太阳病以六七日传少阳为长，为何三日及少阳合病？

（7）方中为何加入藿香、香薷？

（8）二诊加入羌活、独活有何意义？

【问题解析】

病例 1

（1）患者无明显外感史，无发热、恶寒、脉浮等外感表现，故属内伤发热。

（2）患者四诊可见高热，面色微黄，舌质红赤，舌苔白腻，脉细数无力等。面色微黄，脉细数无力，是虚证表现；舌质红赤，舌苔白腻，属实证表现。患者术后发热，必有元气损伤；但原有癌症，舌红苔腻，系湿邪热毒未除。综合分析，本病为虚实夹杂，本虚与标实并重。

（3）治宜益气养阴，清热解毒，化湿活瘀。

（4）所选清热解毒药物主要有草河车、半枝莲、虎杖。三药均入肝经，与病变部位在胆有关，且均有明显的抗肿瘤作用。

（5）所选活血药物主要有牡丹皮、三棱、莪术。三药均入肝经，仍与病变部位有关。患者舌质红赤，为阴分有热的表现，而牡丹皮凉血活血，善清热伏阴分之发热；肿瘤常归于"癥瘕""痞块"范畴，而三棱、莪术功能行气破瘀，善治癥瘕、痞块。

（6）脾胃为后天之本，气血生化之源。三诊加入藿香、佩兰、砂仁，可以看出脾胃在疾病后期调养中具有重要地位。

病例 2

（1）患者有外感史，且有恶寒、发热、脉浮等外感表现，故属外感发热。

（2）患者症见发热、恶寒、脉浮，以及口苦、咽干等，为太阳经、少阳经病证。

（3）按照外感病由表及里的传变顺序，太阳经属表，阳明经及三阴经属里，少阳经则介于太阳、阳明之间，称为半表半里。风寒邪气外袭，首犯太阳经，若正胜邪却，则疾病告愈，不再发展；若正不胜邪，则外邪循太阳经→少阳经→阳明经顺序内传。

（4）所选主方为柴胡桂枝汤。方中柴胡、桂枝为君，柴胡疏肝气、散肝火，一切外感寒热，皆可转枢升出；桂枝疏风散寒、调和营卫，黄芩清热，芍药调营卫为臣；半夏通阴阳、和表里、降逆气，人参、大枣、甘草调和脾胃，振中焦以达表，生姜发散宣通。

（5）太阳少阳并病证，是指感冒太阳之证未罢，又波及少阳，出现少阳证。临床以发热微恶风寒、肢节烦疼、微呕、心烦、心下支结为主症。如《伤寒论·辨太阳病脉证并治》云："太阳与少阳并病，头项强痛，或眩冒，时如结胸，心下痞硬。"

（6）少阳经介于太阳与阳明之间，风寒邪气外袭首犯太阳经，若正不胜邪，则外邪循太阳经、少阳经、阳明经顺序内传。因此，少阳病代表着疾病在发展过程中邪气已离太阳之表，尚未深入阳明之里，正处在表里之间的过渡阶段，说明患者正气减弱但未至衰败，尚存抗御外邪能力。所以少阳感冒多见于素体虚弱之人，或妇女经期产后等正气不足之时，或感冒日久失治误治，正气损伤，邪气内传。本病证应考虑患者体弱所致。

（7）患者病在夏月，加入藿香、香薷，以利祛除暑湿。

（8）二诊时加入少量辛温利窍的羌、独活，有利于表邪的疏散。

【学习小结】

通过对本节内伤发热及外感发热病例的分析，可以明确发热的诊治思路。毛德西教授治外感发热遵六经辨证，以经方为基础，结合三因制宜，灵活选方用药。治内伤发热则以虚实辨证为纲，细分虚实之不同，分别选用理气、清热、活血、滋阴、益气、温阳、补血等法，参照药性药理等，合理选方用药，临床疗效如期。

【课后拓展】

1. 复习《伤寒论》太阳病、少阳病证相关内容。

2. 深入学习卫气营血辨证法及相关方药。

3. 进一步理解气郁发热、血瘀发热、气虚发热、阴虚发热及其相应方剂。

4. 参考阅读：中医古籍《内外伤辨惑论》《医林改错》。

第二节　痰　核

痰核是指皮下肿起如核的结块，多由湿痰流聚而成，结块多少不一，不红不肿，不硬不痛，用手触摸，如同果核状软滑而能移动，一般不会化脓溃破。大多生于颈、项、下颌部，亦可见于四肢、肩背。生于身体上部的多兼风热，生于身体下部的多兼湿热。

本病病名首见于《医学入门·脑颈部》："痰核在颈全不痛，在臂或痛亦不红，遍身结块多痰注，湿痰下体却宜通。"《杂病源流犀烛·颈项病源流》对其临床表现进行了详细描述："痰核者，湿痰流聚成块……亦有胸中胃脘至咽门，窄狭如线疼痛，及手足俱有核如胡桃者……亦有咽喉结核肿痛，颈项不得回转，两腋下块如石硬者……亦有风痰郁结而成核者……亦有酒怒气发，肿痛溃脓，痰核生于腋下，久不能瘥者……亦有生于耳后连项下，三五成簇，不红不肿，不作脓者……亦有项后少阳经中疙瘩，赤硬肿痛者……亦有痰核红肿寒热，状如瘰疬者……亦有枕后生痰，正则为脑，侧则为痹者……"

本病相当于西医学的淋巴结核、慢性炎症、脂膜炎、风湿结节、脂肪瘤、纤维瘤、粉瘤等疾病。

【辨治思路】

历代医家对痰核的成因多责之痰湿、风热、湿热等。毛德西教授认为，本病多因风、气、血、火、痰、瘀等病理因素所致。

风为百病之长，易夹寒、湿、热等合而发病，其性开泄、浮越，有向上、向外的特性，而本病多于皮下腠理之间，于外可见，且有多发、渐长的特点，与风之善行多变相似。《素问·举痛论》曰："百病生于气也。"七情的变化，如喜、怒、忧、思、悲、恐、惊等，均可影响人体的气机升降出入，导致气机逆乱，百病丛生。而本病主要与气滞有关。气机郁滞多因情志不遂而脏气不舒所致，以全身气机不畅或局部气机郁阻为特征。因气机郁滞所在部位不同，其证候表现各具特点，但临床总以胀闷疼痛为主。气滞可导致气血运行异常，导致痰湿、瘀血的产生，为本病的致病因素之一。本病一些患者，特别是女性患者，因忧思不遂等因素，导致现在的一些疾病如甲状腺疾病、乳腺疾病、纤维瘤等，亦可从痰核辨治。《素问·调经论》言："五脏之道，皆出于经隧，以行血气，血气不和，百病乃变化而生。"痰核的产生与血气不和密切相关，主要表现为热结、寒结、血瘀等。寒热均可导致血液凝滞不前，聚为结块，表现于皮下则为痰核。痰核与火邪的关系主要表现在火热入血，聚于局部，或火邪郁于皮肤腠理之间，不得宣发而表现的各种结节。古人皆认为痰核与痰湿有关。毛德西教授认为，脂肪瘤等疾病多发生于嗜食肥甘厚味、形体肥胖之人，与痰湿密切相关，行气化湿、温阳化湿等治法每多有效。《血证论》说："平人之血，畅行脉络，充达肌肤，流通无滞，是谓循经，谓循其经常之道也。"若血瘀不行，则为害广泛，内而脏腑，外而肌肤，上至颠顶，旁及四肢，皆可因血瘀不行而为病。瘀血为病，亦有形可征，如腹中积块、瘿瘤、皮下结节、包块等，或伴其他瘀血征象。

毛德西教授根据本病的病机特点，结合患者的体质、发病因素、疾病过程、四诊资料等，临床采用疏风、理气、清热、泻火、化痰、祛浊、凉血、活血等治法治疗本病，灵活变通，每获奇效。

【典型医案】

病例 1　谢某，男，37 岁。1982 年 2 月 17 日就诊。

［主诉］皮下结节 9 年。

［病史］患者于 1973 年秋季，全身出现皮下结节多处，大如枣，小如豆，质硬、推之不移，且色红热痛。当地医院疑为"风湿结节"，给服抗风湿药无效。同年 11 月赴某医院诊治，病理检查报告为"脂肪纤维组织慢性炎症（病变符合结节性脂膜炎，即 Weber–Christian disease）"，给予扑尔敏及强的松治疗，有短期止痛效果，但重复使用无效。后到某大学附院治疗，服用清热凉血剂，收效不大。1977 年 8 月赴北京某医院检查，病理报告为"纤维结缔组织呈高度慢性炎症，伴有肉芽形成、脂膜炎及坏死"。返里后仅作对症治疗，病情日渐加重，痛苦非常。

［现症］四肢、胸、腹及背部均有大小不等的皮下结节，色红、质硬且痛，全身酸困，难以站立讲课，饮食、二便尚可。舌质红有朱点，苔白腻，脉象沉细。

问题

（1）本病案应归属于中医学何种病证？

（2）该病的八纲辨证如何把握？

（3）久病入络理论在本患者中有何体现？

[治疗过程]

初诊方药：荣卫返魂汤加减（何首乌、当归、木通、赤芍药、白芷、茴香、土乌药、枳壳、甘草等）。20剂，水煎服，每日1剂。

二诊：3月11日。上方服用20剂，患者疼痛略减。原方稍做增损，继服10剂。

三诊：3月21日。患者病情无推进。改方：生水蛭、川芎、当归各10g，赤芍、益母草各15g，忍冬藤、生地黄、薏苡仁各30g，知母12g。水煎30分钟，每日1剂。服15剂。

四诊：4月5日。患者疼痛明显减轻。原方加路路通12g，15剂，水煎服，每日1剂。

五诊：4月20日。患者全身皮下结节消失殆尽。

六诊：5月5日。停药半月，患者因劳累双下肢各复出一个皮下结节，如枣核大。原方加木瓜20g，以柔筋舒肝。服15剂，结节消退。

半年后随访，患者病未再复发。

问题

（4）营卫返魂汤的功效、主治是什么？

（5）三诊改方的辨证思路是什么？

（6）本方应用水蛭有何特点？

（7）从本案例分析，血分瘀热证的治疗应注意什么？

病例2 吴某，女，21岁。2006年5月8日初诊。

[主诉] 反复起红斑结节2年。

［病史］患者 2 年前开始双下肢膝以下反复起红斑结节，红斑直径 1～3cm 大小不等，疼痛，有时发热。曾经用强的松、非甾体抗炎镇痛药等治疗，初病情能缓解。近 4 个月来结节红斑多次复发，经激素、消炎痛、芬必得等治疗，效不显著。

［现症］双小腿时起结节红斑，色呈暗红，边界分明，触之微热，疼痛、低热（37.6℃），伴口微渴，小便黄，膝关节痛。舌淡嫩红，苔薄白腻，脉细数。化验检查：红细胞沉降率（ESR）60mm/h，抗链球菌溶血素 "O"（ASO）302U/mL，C- 反应蛋白（CRP）22mg/L，白细胞计数 $9.8×10^9$/L。

问题

（1）结合四诊，本案例应如何辨证？

（2）该病的治法是什么？

［治疗过程］

初诊方药：苍术 10g，黄柏 10g，生薏仁 15g，川牛膝 12g，赤小豆 30g，川萆薢 15g，牡丹皮 10g，赤芍 15g，金银花 20g，六月雪 15g，青蒿 20g，生地黄 20g，露蜂房 10g，砂仁 3g，生甘草 6g。15 剂，水煎服，每日 1 剂。嘱忌食辛辣之品，注意休息。

二诊：5 月 23 日。服药半月，患者结节性红斑仅余两个未消退外，其他红斑已消退，膝关节痛及低热消失。查 ESR 35mm/h，CRP 8.9mg/L。舌质淡红，苔薄白，脉细。原方去川萆薢，加白花蛇舌草 15g。15 剂，续服。

三诊：6 月 7 日。患者双下肢结节红斑完全消退，局部留有轻微色素沉着，二便正常，舌脉如前。原方去露蜂房，生地黄减量至 12g 续服，以巩固疗效。

四诊：6 月 22 日。患者红斑结节未发作。查 ESR 15mm/h，CRP 0.3mg/L，ASO 202U/mL。舌质淡红，苔薄，脉细。原方加黄芪 20g，续服 15 剂。

随访半年，患者病未再复发，已告愈。

问题

（3）初诊时以何方为主进行加减？试进行方义分析。

（4）四诊时加黄芪的意义是什么？

（5）从诊治过程中舌脉、用药的变化，提示治疗热性疾病应注意什么？

【问题解析】

病例1

（1）可归属中医学"痰核""结核""流注""瘰疬"等范畴。

（2）患者皮下结节，脉沉，为里证；结节红、硬、痛，舌红有朱点，为热证；里热属实、属阳。故本案八纲辨证总属里热实证。

（3）"久病入络"最早见于《内经》。《素问·痹论》云："病久入深，荣卫之行涩，经络时疏。"最早指出了久病可入深，致营卫功能失调的发展趋势。《金匮要略》中辛温通络之大黄䗪虫丸、虫类通络之鳖甲煎丸等的治疗，发展了"久病入络"的思想。叶天士认为"大凡经主气，络主血，久病血瘀""初病气结在经，久则血伤入络""经年宿病，病必在络"；病久则因"血伤之络""痰火阻络""内风袭络""阴邪聚络""寒邪入络"而致病情日重，痼结难解。治之之法，当从治络入手。言"医不明治络之法，则愈治愈穷矣"，明确了"久病入络"并加以发展。"久病入络"的络病学说体现了疾病发展的慢性、长久的过程，并有疾病的难治性、缠绵性、复发性等特点。络脉是由经脉支横别出的分支，因而络病易瘀、易于成形。

本患者病史9年，结节反复，治疗效果差，符合久病入络、缠绵、难治、成形等络病学特点。

（4）荣卫返魂汤出自《仙传外科集验方》，又名通顺散、何首乌散。此方有和气匀血、扶植胃本、荡涤邪秽等功效，主治流注、痈疽、发背、伤折。现常用于治疗各种结节性疾病。

（5）成方、验方治疗数十剂无效，考虑辨证之误差，理应更方。痰核固属湿痰流聚而成，但痰聚日久，未有不及血者。朱丹溪有"痰夹瘀血，遂成窠囊"之说。患者有结节红肿疼痛及舌赤之征，此为痰郁伤血，当辨为血热夹瘀证。故更用四物汤加味凉血活血，知母清热消肿，益母草化瘀通滞，忍冬藤通络止痛，佐薏苡仁健脾渗湿、滑利血脉。

（6）方中用水蛭祛瘀生新。张仲景对于疟母及内脏癥瘕喜用水蛭，近人张锡纯更有发挥，称"水蛭最善食人之血，而性又迟缓善入。迟缓则生血不伤，善入则坚积易破，借其力以消既久之滞，自有利而无害也"。毛德西教授善用水蛭治疗腹中积聚，亦未见有伤血之弊。

（7）血分瘀热指热邪瘀积于血分或热邪深陷营血分，阻滞血络而成瘀，或瘀热互结于血分。对本证的治疗，应把握活血、清热、养血等的轻重，活血不可耗血、动血，清热不可使血液凝滞，同时应注意养血以推陈出新。

病例2

（1）从四诊来看，患者的结节具有红、热、痛的特点，并伴口渴、小便黄、脉数，为热证；苔白腻，为有湿。故本案证属湿热下注，热毒蕴结于肌肤，伤及血脉，血积于皮下，造成结节红斑。

（2）治宜清热利湿，凉血解毒，散结消斑。

（3）初诊时方选四妙散加减。方中用四妙散清热利湿解毒，以清利下焦湿热；加用赤小豆、牡丹皮、赤芍、六月雪、金银花、青蒿凉血活血、清热解毒、散瘀消斑，其中金银花解毒之中兼有清宣作用，可透邪外达；露蜂房通络消肿；牛膝活血通络，引药下行；砂仁顾护胃气，以防寒凉解毒药伤胃；甘草解毒，又能调和诸药。

（4）四诊时患者苔薄，舌质淡红，脉细，说明湿热之征已不明显。寒凉药物有伤正之弊，此时加用黄芪，既可益气活血、扶正祛邪，又能防止寒凉药物使血行凝滞之弊。

（5）本案初诊时舌淡嫩红，苔薄白腻，脉细数；二诊、三诊舌质淡红，苔薄白，脉细；四诊时舌质淡红，苔薄，脉细。从舌脉变化来看，湿热逐渐消退，有转虚之象。方中加砂仁、黄芪，主要是防止寒凉药物伤胃，阻碍气血运行。提示对热性疾病，应用寒凉药物时应考虑脾胃功能，顾护胃气；不能用药过度，阻碍气血运行，要中病即止。

【学习小结】

本节学习了痰核的定义、病因病机等，重点介绍了毛德西教授对本病病因病机的认识及辨证、治疗方法，从风、气、血、火、痰、瘀等方面对痰核进行探讨。通过病例分析，进一步明确了本病的辨证思路及方药应用，体现了毛德西教授从瘀热辨证治疗的过程。本证临床并不少见，但中医对之论述较少。应结合现代社会疾病发病特点，灵活运用疏风、理气、清热、泻火、化痰、祛浊、凉血、活血等法，方能奏效。

【课后拓展】

1. 查阅中医古籍中痰核、结核、瘰疬等相关内容。

2. 本病的现代致病因素有哪些？

3. 探讨痰、瘀在本病中的地位与作用。

4. 参考阅读：中医古籍《临证指南医案》《丹溪心法》。

第三节　痹　证

痹证是指因风、寒、湿、热等外邪侵袭人体，闭阻经络而导致气血运行不畅的病证。主要表现为肌肉、筋骨、关节等部位酸痛或麻木、重着、屈伸不利，甚或关节肿大灼热等。临床上具有渐进性或反复发作的特点。初起易治，晚期病程缠绵难愈。

本病相当于西医学的风湿热、风湿性关节炎、类风湿关节炎、骨性关节炎、强直性脊柱炎、痛风性关节炎、骨质疏松症、坐骨神经痛，以及骨质增生性疾病；其他如布氏杆菌病、血栓闭塞性脉管炎、硬皮病、结节性红斑、结节性脉管炎、系统性红斑狼疮、多发性肌炎等，也可见到痹证的证候。

【辨治思路】

毛德西教授认为，痹证的病因不外乎风、寒、湿、热、瘀、虚等，临床上多是几个方面的结合，而在某一方面较为突出。对于痹证的辨证应分阶段进行。一般来说，初得此病，因风寒湿热侵袭所致，以邪实为主，主要分清寒热性质；中期多虚实错杂，表现为外邪未去，正气已虚，或兼夹痰瘀等；后期正虚邪恋，外邪不甚突出，往往体虚明显。临证将痹证分为风寒湿痹证、风湿热痹证、正虚久痹证三型，统领辨证，易于掌握；将痰瘀等病理表现作为兼夹证，散于各证之中；注重行气、养血、活血、通络等治法在痹证中的运用。

对于方药的选择，风寒湿痹证常用蠲痹汤加减，风湿热痹证常用白虎加桂枝汤、桂枝芍药知母汤加减，正虚久痹证常用独活寄生汤加减。活血通络以桃红四物汤合土鳖虫、全蝎、蜈蚣、乌梢蛇等加减；化痰通络以二陈汤合白芥子、胆南星等。此外，在祛风湿、止痹痛方面，毛德西教授喜用藤类药物，如海风藤、络石藤、忍冬藤、鸡血藤、钩藤等。

【典型医案】

病例1 曹某，男，19岁。2005年7月7日就诊。

［主诉］腰背及双髋关节痛5年余。

［病史］患者于5年前不明诱因出现腰痛及双髋关节痛，腰痛尤以夜间为甚，白天活动后稍缓解，晨起感脊背僵硬；近1年来出现腰部僵硬，活动受限，双膝关节交替性痛。询问其祖父患有强直性脊柱炎史。患者2年前曾有眼睛虹膜炎病史。曾间断服柳氮磺胺吡啶、非甾体抗炎镇痛药治疗，效果不显著。

［现症］腰背僵痛，双髋及腰骶部疼痛，行走困难，如鸭行；伴有倦怠乏力，腰膝酸软，平素畏寒喜暖，四肢不温，食纳尚可。舌质暗红，苔白，脉沉细、尺弱。查体：双侧"4"字试验阳性，弯腰指地距15cm。双侧骶髂关节CT示：双侧骶髂关节面有囊状性破坏，骨密度增高；双侧骶髂关节

炎。化验检查：类风湿因子（RF）0.3IU/L，ESR 70mm/h，CRP 66.5mg/L，HLA-B27 阳性。

问题

（1）该病与何脏关系最为密切？

（2）肾痹的主要临床表现是什么？

（3）古医籍中有关肾痹的描述有哪些？

［治疗过程］

初诊方药：金毛狗脊 30g，大熟地黄 12g，鹿角胶 10g（烊化兑服），骨碎补 10g，补骨脂 10g，独活 10g，川续断 20g，桑寄生 25g，炒杜仲 10g，青风藤 10g，鸡血藤 30g，怀牛膝 15g，土鳖虫 6g，赤白芍各 10g，制川乌 6g，延胡索 10g，甘草 6g。水煎服，每日 1 剂。嘱适当锻炼活动，原柳氮磺胺吡啶继服。

二诊：8 月 10 日。服上药 30 余剂，患者腰骶部痛及双髋关节、膝关节痛均减轻，行走活动较前灵活，晨起仍感腰背僵硬，四肢不温好转，但仍感畏寒怕冷。舌脉如前。原方改桑寄生 30g，土鳖虫 10g，青风藤 15g，加蜈蚣 2 条（研面冲服），菟丝子 20g，继服。

三诊：9 月 15 日。患者畏寒喜暖、四肢不温已缓解，膝关节疼消失，腰痛，髋关节痛继见减轻，但仍感腰背僵硬。舌质淡暗红，苔薄白，脉沉细。近来有轻度口干、咽燥。查 ESR 30mm/h，CRP 16mg/L，WBC 5.9×10^9/L。上方去怀牛膝、菟丝子，加女贞子 10g，黄柏 6g，以减少温热药化燥伤阴之弊，继续服用。

四诊：10 月 31 日。患者腰骶痛轻微，晨僵感也较前缓解，髋关节痛已消失；因虑柳氮磺胺吡啶副作用，已自行停服半月。复查 WBC 4.5×10^9/L，ESR 25mm/h，CRP 9.8mg/L。嘱原方加乌梢蛇 10g，将汤药改制成绿豆大小的水丸，每次 8g，每日 3 次口服，坚持服用，进一步巩固疗效。

五诊：2006 年 11 月 8 日。丸药坚持服用 1 年，患者病情稳定，腰、髋、膝关节均不痛，腰背晨僵感消失，行走活动正常。复查 ESR 11mm/h，CRP 0.8mg/L。嘱原丸药坚持长期服用，巩固疗效。

2009 年 9 月随访，患者外出到南方打工，原丸药服至 2008 年底，腰骶部和髋关节很少疼痛。停药半年多来也未见疼痛。

问题

（4）本病的辨证思路是什么？

（5）本病应辨证为何种证型？治法是什么？

（6）初诊所用方剂以何方为主加减？原方组成是什么？

（7）试对初诊用方进行分析。

（8）患者发病年龄较早，应考虑何种因素？

病例 2 仇某，女，35 岁，工人。2004 年 7 月 16 日就诊。

［主诉］关节肿胀、疼痛 5 个月余。

［病史］5 个月前患者受寒后出现双手和腕关节肿胀、疼痛，活动不利，逐渐出现双肩、髋关节疼痛，每受风寒等加重。服中西药治疗，效果差。

［现症］双手指、腕关节肿胀疼，晨僵＞2 小时，伴有双肩、髋关节疼痛，握力下降，平素每受风寒、着凉水关节疼加重；纳差，大便偏溏，形体较胖。舌质淡嫩红，苔薄白腻，脉弦滑细。查 ESR 45mm/h，CRP 49mg/L，RF 98IU/L，抗 CCP 抗体 46RU/mL。

问题

（1）本病应归属于中医学何种病证？相当于西医学何种疾病？

（2）本病的主要临床表现是什么？

（3）本案应如何分析辨证？

［治疗过程］

初诊方药：党参 12g，白术 10g，茯苓 20g，黄芪 20g，羌活 12g，独活

12g，青风藤 15g，鸡血藤 30g，白芥子 10g，露蜂房 10g，制川乌 6g，细辛 6g，桂枝 10g，生地黄 10g，蜈蚣 2 条（研冲），地龙 15g，甘草 8g。水煎服。

二诊：7 月 26 日。服药 10 剂，患者肿胀消退，诸关节疼痛明显缓解，晨僵小于半小时，握力增加。效不更方，原方生地黄改熟地黄 10g，加全蝎 6g。继服之。

三诊：8 月 27 日。上方继服 1 个月，患者诸关节疼痛、肿胀消失，晨僵 < 10 分钟，病情已缓解。嘱原方药制成绿豆大小丸剂，每次 6 ～ 8g，每日 3 次，坚持服用。

2009 年 2 月复诊，患者诸关节不疼，活动灵活。舌质偏暗红，苔薄白根部微腻，脉滑细。查 RF 49IU/L，CRP 0.48mg/L，ESR 1mm/h，血常规、肝肾功能均正常。原方去细辛，加赤白芍各 10g，仍制成水丸服用。

问题

（4）本病的治法是什么？

（5）试对初诊用方进行方义分析。

（6）虫类药在痹证治疗中有何作用？

【问题解析】

病例 1

（1）腰为肾之府，患者腰背疼痛明显，故与肾脏关系最为密切。

（2）腰痛，腰背偻曲不能伸，下肢拘挛、疼痛，关节肿胀。

（3）《素问·五脏生成论》曰："黑脉之至也，上坚而大，有积气在小腹与阴，名曰肾痹。"《素问·痹论》曰："肾痹者，善胀，尻以代踵，脊以代头。"《症因脉治·肾痹》曰："肾痹之症，即骨痹也。善胀，腰痛，遗精，小便时时变色，足挛不能伸，骨痿不能起。"《圣济总录·肾痹》曰："骨痹不已，复感于邪，内舍于肾，是为肾痹。其证善胀，尻以代踵，脊以代头。盖肾者胃之关，关门不利，则胃气不行，所以善胀，筋骨拘迫，故其下挛急，其上踡屈，所以言代踵代头也。"

（4）患者病史较长，表现以功能痿废为主，倦怠乏力，腰膝酸软，畏寒喜暖，四肢不温；舌质暗红，苔白，脉象沉细尺弱。虚弱之症明显，应归属虚痹辨治。

（5）证属肾虚督寒证。治宜补肾壮督，强筋壮骨，散寒活瘀。

（6）初诊所选方剂是以独活寄生汤为主加减。其原方组成为：独活三钱（9g），桑寄生、杜仲、牛膝、细辛、秦艽、茯苓、肉桂心、防风、川芎、人参、甘草、当归、芍药、干地黄各二钱（各6g）。

（7）初诊方中以狗脊补肝肾，壮督脉，强机关，利俯仰，用为主药。辅以大熟地黄、鹿角胶补肾填精，强骨壮腰。其中鹿角胶为血肉有情之品，主入督脉，补肾强骨，壮腰膝；骨碎补、补骨脂、杜仲、川断等补肾阳，祛骨风，壮腰膝，强筋健骨；独活、青风藤、桑寄生、制川乌、蜈蚣等益肝肾，助筋骨，祛风除湿，通调督脉，蠲浊止痛。佐以赤白芍、鸡血藤、怀牛膝、土鳖虫、延胡索活血、通络、止痛。甘草调和诸药为使。全方配伍，既能除风、寒、湿、痰、瘀、浊之邪，又能补肝肾，填精髓，壮筋骨，强腰膝，标本兼治，通补互承。

（8）患者青少年患病，应考虑先天禀赋不足，风寒湿邪侵袭。即所谓"正气存内，邪不可干""邪之所凑，其气必虚"。

病例2

（1）本病可归属于中医学"痹证""尪痹"等病证范畴，相当于西医学的类风湿关节炎。

（2）本病的主要临床表现：关节肿胀、疼痛、活动不利。

（3）综合四诊，患者素体脾虚不运，湿浊内生，风寒湿邪阻于经络，凝滞关节，痰瘀互结，形成痹证。证属脾虚失运，寒湿痹阻。

（4）治宜健脾祛湿，散寒除风，活瘀通络。

（5）方中用党参、白术、茯苓、黄芪健脾益气，运湿化痰；羌活、独活、青风藤、制川乌祛风除湿，散寒蠲痹，通络止痛；白芥子利气豁痰，且能祛皮里膜外之痰浊；露蜂房、蜈蚣、全蝎搜风通络，消肿止痛；鸡血藤、地龙逐瘀活血，通络止疼；桂枝、细辛散寒通络止痛；佐生地黄以滋阴补肾，防止诸风药伤阴之弊；甘草调和诸药。全方共达健脾祛湿、散寒除风、活瘀通络、消肿止痛之功效。

（6）痹证多顽固缠绵，既本质亏虚，又加风寒湿热之邪侵袭，气血瘀滞，络脉痹阻。风寒湿三气合而为痹，经年累月，外邪留着，气血皆伤，其化为败瘀凝痰，混处经络，深入骨骱，胶着不去。用虫类药搜剔，以动药使血无凝着，气可宣通，借其"俾飞者升，走者降"，搜剔经络瘀血的特点治疗痹证。

【学习小结】

本节主要学习了痹证的基本概念，以及毛德西教授对痹证病机的认识、选方用药及用药特点。通过案例分析，进一步了解了毛德西教授在辨治痹证方面的思路及诊治特点，明确了久痹是一个虚实错杂的疾病，应注重补虚祛邪。同时，也体现了毛德西教授辨治痹证注重体质调整及善用藤类药、虫类药等特点。

【课后拓展】

1. 复习《中医内科学》中痹证的相关内容。

2. 深入学习《金匮要略》中有关痹证的病因病机及方药。

3. 了解养血活血药物在痹证治疗中的作用。

4. 了解祛风湿、止痹痛药物的特点及其临床运用的注意事项。

5. 参考阅读：

（1）中医古籍《症因脉治》。

（2）毛德西.毛德西临证经验集粹 [M].上海：上海中医药大学出版社，2009.

第四节　颤　证

颤证，又称"振掉""颤振""震颤"，是以头部或肢体摇动颤抖、不能自制为主要临床表现的一种病证。轻者表现为头部摇动或手足微颤；重者可见头部振摇，肢体颤动不止，甚则肢节拘急，失去生活自理能力。

本病相当于西医学的某些椎体外系疾病所致的不随意运动，如震颤性麻痹（帕金森病）、舞蹈病、手足缓动症、特发性震颤、甲状腺功能亢进症、肝豆状核变性、姿势性震颤等。

【辨治思路】

历代医家对震颤的病因病机各有论述，多归咎于风、虚、痰、火、瘀、寒等。毛德西教授认为，本病的主要病机为虚、为风所致。《素问·至真要大论》云："诸风掉眩，皆属于肝。"掉即震颤之义，与肝、风有关。颤证之风邪为内风，与肝脏关系最为密切，有阴虚风动、肝阳化风、血虚生风、热极生风等不同，临床表现为眩晕、震颤、四肢抽搐，甚则颈项强直、角弓反张等。风主动的特点决定了颤证与风密不可分，肝主筋则为从肝论治提供了理论依据。肝肾同源，从肝论治即从肝肾论治。滋阴、祛风、柔筋是本病的基本治法。毛德西教授根据其病因病机特点，自拟滋阴柔筋熄风汤治疗各种颤证，临床效果显著。

【典型医案】

病例　杜某，男，38岁。2003年1月16日就诊。

［主诉］两手震颤2个月余。

［病史］患者从事办公室工作，长期看文件、打电脑，引起头晕脑胀，两手震颤，双脚无力，走路困乏。因无暇治疗，延误2个月余，方才求治。

［现症］形体一般，营养良好，精神欠振作，两手震颤明显，记忆力有减

退趋势。舌质淡红，苔薄白，脉弦细而紧。血压 130/78mmHg。经颅多普勒超声（TCD）检查示：椎体动脉硬化兼血管痉挛。

问题

（1）试述肝在颤证中的地位及作用。

（2）王肯堂《证治准绳·杂病》中说，颤振"壮年少见，中年以后始有之，老年尤多。夫年老阴血不足，少水不能制肾火，极为难治"。对此如何理解？

（3）此案应辨为何种证型？治法是什么？

[治疗过程]

初诊方药：何首乌 15g，生白芍 15g，川木瓜 15g，双钩藤 30g（后下），生麦芽 30g，桂枝 10g，桑枝 30g，僵蚕 10g，生甘草 10g，水煎服。7 剂，水煎服，每日 1 剂。

二诊：1 月 23 日。患者精神振作，头脑较前清晰，手颤减轻，感到走路有力。上方加山萸肉 15g。10 剂，水煎服，每日 1 剂。

三诊：2 月 3 日。患者手颤已止，头晕未发，脉象转为柔和。嘱服左归丸巩固之。

问题

（4）试对滋阴柔筋熄风汤进行方义分析。

（5）本方的组方特点是什么？临床应如何加减治疗？

【问题解析】

（1）《素问·六节脏象论》曰："肝者，罢极之本……其充在筋。""罢极之本"的基本含义是耐受疲劳，主司运动。也就是说，人肢体运动的能量来源于肝的藏血充足和调节血量的作用。"肝在体合筋"，筋膜有赖于肝血的滋养。

《素问·经脉别论》谓："食气入胃，散精于肝，淫气于筋。"肝的血液充足，才能养筋；筋得其所养，才能运动有力而灵活。《素问·痿论》篇指出："宗筋主束骨而利机关也。"故肝脏功能正常，则关节俯仰自如，屈伸有度。肝的阴血不足，筋失所养，可出现手足震颤、肢体麻木、屈伸不利。同时肝经热盛，筋膜失养，亦可出现震颤动摇等。如《素问·痿论》所言："肝主身之筋膜……肝气热，则胆泄口苦筋膜干，筋膜干则筋急而挛。"故《素问·至真要大论》说："诸风掉眩，皆属于肝。"

（2）王肯堂在《证治准绳·杂病》中说：颤振"壮年少见，中年以后始有之，老年尤多。夫年老阴血不足，少水不能制肾火，极为难治"。这段论述表明，肝肾不足在颤证发病中具有重要地位。肝藏血，在体合筋，其华在爪；肾藏精，主骨生髓，通于脑。人到中老年，脏腑功能开始衰减，肾气渐衰，肝精不足，则精亏血少，上不能荣于脑，脑髓失养，神失所荣，身体失于主持；外不能灌溉四肢百骸，经络失用，筋脉失濡，则肢体颤振不已，肌肉挛急而强直失灵，动作不利。如《素问·上古天真论》所云："五八，肾气衰，发堕齿槁……七八，肝气衰，筋不能动；八八，天癸竭，精少，肾脏衰，形体皆极。"年老体衰，诸脏不足，营卫亏虚，防御功能减退，易招致外邪侵袭。若平素肝肾亏损，筋、髓不足者，则邪毒易阻于筋脉、留滞脑络，致阴血不能濡养筋脉、精气不能上奉于脑而引发为本病。久病及肾，迁延日久亦致肝肾精血亏损。若外邪侵袭，亦多因肝肾不足，筋脉、脑络先虚，方能乘虚而入，痹阻脑络、筋脉而发为本病。总之，本病的发生主要是由于年老脏气虚衰，以肝肾不足为本。

（3）患者由于用脑过度，引起肝肾阴血暗耗，致使筋脉失养，出现头晕、手颤等症。综合分析，本病应辨为肝肾阴亏，筋脉失养，内风袭络。治宜滋补肝肾，柔润筋脉，活络息风。

（4）滋阴柔筋熄风汤是毛德西教授临证经验方。方中何首乌、生白芍滋阴补益肝肾，为主药；木瓜、麦芽柔润筋脉，为辅药；钩藤、桑枝、桂枝、僵蚕活络息风，为佐药；甘草和中缓急，为使药。诸药合用，共奏补益肝肾、柔润筋脉、息风止颤之功。

（5）①组方特点：全方突出一个"滋"字、一个"柔"字。阴血充足，筋脉柔和，则麻木、震颤等症自然消失。此外，方中基本不用风燥药，以免伤阴动血，风从内生。②临证加减：若肝肾阴虚，头晕较重者，可加怀菊花、枸杞子；血压偏高者，可加杜仲、天麻；头痛甚者，可加茺蔚子、白蒺藜、沙苑子；大便干结者，可加郁李仁、火麻仁、生大黄等。

【学习小结】

本节学习了颤证的基本概念及毛德西教授对颤证病机的认识、治法及用药特点。通过病例分析，进一步了解了毛德西教授在辨治颤证时以肝肾阴血不足为本、祛风活络为标的治疗理念，明确了颤证虚实夹杂的病机特点。同时，颤证也是一个慢性病，治疗时应注意不可伤及阴血。

【课后拓展】

1. 复习《中医内科学》中颤震相关内容。
2. 学习中医古籍中对颤证病名沿革及病因病机的认识。
3. 深入了解祛风药物及活血化瘀在颤证治疗中的作用。
4. 参考阅读：中医古籍《素问》《证治准绳》。

第五节　狐惑病

狐惑病是一种以咽喉、口腔、眼及外阴溃烂为主症，并见精神恍惚不安等为主要表现的疾病。该病名首载于《金匮要略·百合狐惑阴阳毒病证治》："狐惑之为病，状如伤寒，默默欲眠，目不得闭，卧起不安，蚀于喉为惑，蚀于阴为狐，不欲饮食，恶闻食臭，其面目乍赤、乍黑、乍白。"

本病与西医学的白塞病类似。

【辨治思路】

本病早期多由感受湿热毒气，或温邪内侵，郁久化热，以致热毒内攻而引起；中晚期则因湿热毒邪内蕴日久，邪热灼伤阴液，或由他病汗、吐、下太过伤阴，或热病伤阴，阴虚生内热，与湿浊相合所致。早期多为实证，中晚期多为本虚标实。其病位涉及肝、脾、心、肾诸脏，病机主要是热邪内扰，湿热毒气熏蒸，内则扰乱神明，外则发为痈疡。初期治疗以清热利湿、解毒祛邪为主，中晚期则以补虚佐以祛邪解毒为法。

毛德西教授认为，狐惑病急性发病多与湿热、瘀毒有关，可由外感引起，也可因饮食劳倦等产生；多数为标实证，如素体虚弱，也可表现为标实为主，兼有本虚证；治疗应以祛邪治标为主，可根据病情少用固本药物；方药选用龙胆泻肝汤、甘草泻心汤、黄连解毒汤、清热解毒汤等。慢性期由于热毒消耗，致气阴亏虚、肝肾不足，表现为本虚为主；部分兼有邪毒留恋，表现为本虚标实；治疗应以扶正为主，兼顾祛邪；方药选用生脉散、地黄汤类、一贯煎等加减。后期若出现阳虚证候，常以金匮肾气丸等加减治疗。

【典型医案】

病例 王某，女，36岁。2002年4月12日就诊。

［主诉］口腔及阴部溃疡反复发作3年。

［病史］患者3年来口腔及阴部溃疡反复发作，伴上肢结节性红斑，关节酸疼，时发低热，上腹不适，神疲乏力，口干，双眼涩痛。曾在某省级医院诊为"白塞病"，口服强的松治疗，病情时轻时重，效不显著。本次发作半月有余。

［现症］口腔及舌体多个黄豆大小溃疡，大小阴唇处亦见多个直径约1.0cm大小的溃疡，边沿有红晕，有触痛。舌质红，边有齿印，苔根部薄黄腻，前部少苔；脉象细滑而数。

问题

（1）结合症、舌、脉等，分析该患者的病机。

（2）狐惑病累及口、眼、外阴等部位，与十二经脉中的哪些经络有关？

[治疗过程]

初诊方药：自拟参芪知柏益气养阴汤。处方：黄芪 30g，太子参 20g，龟甲 15g，北沙参 15g，生地黄 20g，知母 10g，黄柏 10g，女贞子 15g，土茯苓 30g，黄连 6g，茯苓 15g，鸡血藤 30g，生甘草 8g。水煎服，每日 1 剂。

二诊：4 月 22 日。服药 10 剂，患者口腔及阴部溃疡均明显好转，仍有口干。上方加石斛 10g，另用吴茱萸、栀子各等分，研面，晚睡前外敷双足涌泉穴。

三诊：5 月 28 日。服上方月余，患者口腔及阴部溃疡均愈合，结节性红斑消失，未再发热，精神亦佳，自觉较前有力。为巩固疗效，嘱守方继服 3 个月。

1 年后随访，患者病未见复发。

问题

（3）本病的中医辨证、治法是什么？

（4）试对所选方药进行方义分析。

（5）外用吴茱萸、栀子研面敷贴涌泉穴有何意义？

（6）本病急性期治疗应清热燥湿解毒，常用药物有哪些？根据部位不同，如何选用？

（7）本病外用药物如何选用？

【问题解析】

（1）患者病史较长，溃疡红痛不甚，有关节酸痛、低热、神疲乏力、口干，舌边有齿印、舌前部少苔，脉细等，为气阴亏虚表现；溃疡边有红晕，有触痛，舌根部黄腻，脉滑数，为湿热表现。综合分析，本案辨证以气阴亏虚为本，兼有湿热留恋；治当扶正为主，兼清湿热。

（2）《灵枢·经脉》云：大肠手阳明之脉，"其支者，从缺盆上颈贯颊，入下齿中，还出夹口，交人中，左之右，右之左，上夹鼻孔"。胃足阳明之脉，"起于鼻之交颏中，旁约太阳之脉，下循鼻外，入上齿中，还出夹口，环唇，下交承浆"。脾足太阴之脉，"夹咽，连舌本，散舌下"。心手少阴之脉，"其支者，从心系，上夹咽，系目系"。小肠手太阳之脉，"其支者，从缺盆循颈，上颊，至目锐眦，却入耳中；其支者，别颊上𬇙，抵鼻，至目内眦，斜络于颧"。膀胱足太阳之脉，"起于目内眦，上额，交巅"。肾足少阴之脉，"其直者……循喉咙，夹舌本"。胆足少阳之脉，"起于目锐眦""其支者……至目锐眦后""其支者……循胁里，出气街，绕毛际，横入髀厌中"。肝足厥阴之脉，"循股阴，入毛中，环阴器，抵小腹……连目系""其支者，从目系下颊里，环唇内"。

其中，手阳明大肠经、手太阳小肠经、手少阴心经、足少阴肾经均出自分支，足阳明胃经、足太阴脾经、足太阳膀胱经、足少阳胆经、足厥阴肝经则是本经络属。从经脉循行路线来看，与肝、脾、胃经关系最为密切。

（3）证属气阴两虚，虚火内扰，湿热内蕴。治宜益气养阴，清热利湿，佐以解毒。

（4）所选主方为毛德西教授自拟参芪知柏益气养阴汤。方中黄芪、人参、北沙参益气固表，化气回津，又能补气托毒，扶正达邪；龟甲为血肉有情之品，有大补肾阴之功，以养阴培本，共为主药。辅以知母、黄柏清理下焦之湿热，茯苓健脾益气，土茯苓清热利湿解毒，鸡血藤活瘀通络利关节；少用黄连清上焦湿热；甘草调和诸药。全方共奏益气养阴、清热利湿、解毒活瘀之功。

（5）外用吴茱萸、栀子研面敷贴涌泉穴，意在引火归原，使上扰之虚火下潜入肾，引火下行。

（6）常用清热燥湿解毒药物有黄连、黄芩、黄柏、栀子、龙胆草、苦参、败酱草、土茯苓、地肤子、炒槐角、密蒙花、决明子等。上焦火盛者用黄芩，中焦火盛者用黄连，下焦热盛者用黄柏，栀子则泻三焦之火。前阴溃疡者加用地肤子，肛门溃疡者加用炒槐角，眼部损害明显加用密蒙花、决明子等。苦参苦寒，具有清热燥湿杀虫的作用，对外阴溃疡者最为适宜，内服、外用均可。

（7）外用药作用于局部，其力专一而直达病所。可先以苦参汤加黄连、白矾、马鞭草、桃仁、甘草之属，水煎熏洗阴部；再以冰硼散外敷患处，以清热燥湿、止痛敛疮。口腔溃疡者可外用冰硼散或锡类散等药物。

【学习小结】

本节学习了狐惑病的基本概念及毛德西教授对本病病机的认识和选方用药特点。通过病例分析，进一步明确了毛德西教授辨治狐惑病急性期、慢性期的诊治思路和用药规律。本病急性期以清热解毒、理气化湿治标为主，慢性期以益气养阴、补益肝肾培本为主。慢性期多为正虚邪留，应用补虚祛邪应根据病情有所侧重。

【课后拓展】

1.复习《金匮要略》中狐惑病相关内容，归纳本病的特点。

2.查找中医古籍中有关狐惑病的病因病机、治法方药的记载。

3.了解西医学对狐惑病的认识和研究进展。

4.本病是一个综合征，应如何从中医学整体观念把握疾病？

5.参考阅读：中医古籍《灵枢》《金匮要略》。

第六节 皮痹病

皮痹病是指以局部或全身皮肤进行性肿硬、萎缩，严重者可累及脏腑为主要表现的痹病类疾病。其临床表现的轻重程度有很大差异。轻者皮肤病变局限，皮肤呈片状、点状或条状损害，皮肤颜色呈淡紫色或似象牙色，继之变硬、萎缩；重者皮肤病变广泛，四肢、胸颈、面部皮肤均可累及，皮肤坚硬如革，表面有蜡样光泽，不能捏起，手指伸屈受限，面无表情，张口不利，眼睑不和，胸背如裹，后期皮肤萎缩变薄。除皮肤损害外，还常伴有肌肉、关节及脏腑功能失调的症状。若累及脏腑，可见吞咽困难、腹胀纳呆、胸闷气短、心悸心痛等。

根据其临床表现及特点，本病与西医学所说的硬皮病相类似。轻者似局限性硬皮病，重者似系统性硬皮病，包括肢端硬化及进行性系统性硬化。

【辨治思路】

皮痹的产生多由正虚邪侵、经脉痹阻、肌肤失荣所致。初起多因邪侵肌表，留于肌肤发为皮痹，以实证多见；中晚期气血阴阳亏虚，痰浊瘀血渐生，痹阻肌肤发为皮痹，以虚证及虚实夹杂多见。

毛德西教授认为，皮痹作为五体痹之一，和其他痹证一样，风寒湿邪的侵袭是外在因素，是发病的直接因素，内虚则是疾病的根本所在，所谓"正气存内，邪不可干"。本病往往病史较长，病势缠绵，初有体虚或久病消耗等，最终都有虚弱证候，表现出气血阴阳的亏虚。且病久必生他证，如久病入络，瘀血阻滞，或痰湿内生，流窜全身等。辨证时须分清虚实主次、标本缓急等，做到标本兼治，抓住主症，兼顾次症，并根据病情变化灵活变通，方能达理想效果。

【典型医案】

病例 阿某，女，25岁，意大利人。2006年7月11日就诊。

[主诉] 皮肤紧胀5年。

[病史] 患者患硬皮病5年，在意大利确诊并经中西医多次治疗，效不明显。于2006年7月趁来中国学习太极拳之机，经拳师介绍前来就医。

[现症] 患者皮肤发亮，光滑，有绷紧肿胀感，无汗出，且闭经2年。舌质暗红，苔少，脉象弦细。

问题

（1）什么是五体痹？出自何处？

（2）"肺合皮毛"在皮痹发病中有何意义？

（3）本案患者应辨为何种证候？

[治疗过程]

初诊方药：桃红四物汤加味治之。处方：炒桃仁10g，红花10g，当归10g，赤芍30g，炒川芎5g，熟地黄10g，生麻黄5g，炒杏仁10g，鸡血藤30g。7剂，水煎服，日1剂。

二诊：7月18日。患者有轻度腹泻。上方加生山楂15g。7剂。

三诊：7月25日。患者部分皮肤有变红之兆，并少有汗出，已无腹泻之苦。加荆芥、防风以增卫外之功；黄精、麦冬以图补气养营；并加服乌鸡白凤丸，以调理月经。10剂。

四诊：8月4日。患者四肢皮肤出现红润之色，其绷紧感有所减轻，舌苔出现津液。继服原方，并嘱咐拍打大椎穴，以增强督脉温阳行血之力。

五诊：8月14日。患者病情继续好转，因学习期满，要求带药30剂，并书一方，回国后继续服用。处方：炒桃仁10g，红花10g，当归10g，赤芍10g，炒川芎10g，熟地黄10g，荆芥10g，防风10g，桂枝8g，炒杏仁10g，麦冬15g，南北沙参各10g，女贞子15g，旱莲草15g。此方加重了养阴之力，以期滋润皮肤，营养血脉。

六诊：2007年7月10日。患者病情逐日好转。肢体绷紧肿胀感已有明显减轻，但其皮肤感觉仍非正常。前方加用益母草、刘寄奴、泽兰、卷柏、柏子仁、牛膝等，以加强活血化瘀之力。服药近1个月，病情有继续好转趋势，带药及处方回国继续治疗。

问题

（4）简述桃红四物汤的组成、出处及方义分析。

（5）活血化瘀在本病治疗中有何意义？

（6）皮痹与肺痹的关系如何？

（7）试述营卫失调在本病中的作用。

（8）皮痹的传变规律是什么？

【问题解析】

（1）五体痹是指邪气聚集于肢体经络所产生的一类疾病。根据感受邪气的季节和部位不同，分为皮痹、肌痹、脉痹、筋痹和骨痹。《素问·痹论》曰："以冬遇此者为骨痹，以春遇此者为筋痹，以夏遇此者为脉痹，以至阴遇此者为肌痹，以秋遇此者为皮痹。"

（2）肺在体合皮，其华在毛。正常情况下，肺气宣发，宣散卫气于皮毛，发挥卫气"温分肉、充皮肤、肥腠理、司开阖"及防御外邪侵袭的作用；肺气宣发，输精于皮毛，将输送于肺的津液和部分水谷之精向上向外布散于全身皮毛肌膜以滋养之，使之红润光泽。若肺津亏、肺气虚，肺之宣发功能失常，营卫失和，则可致皮毛失濡而见枯槁不泽，皮肤肿胀、坚厚硬肿等皮痹表现，即清·董西园《医级》所云"邪之感人，非虚不痹"。此外，肺的生理功能失司，卫气功能和循行失常，也会导致风寒湿等外邪乘虚入侵关节，形成痹证。

（3）患者舌红、苔少，脉细，为阴血不足，虚热内生；舌暗为瘀血；无汗为玄府闭塞。综合分析，应辨为血虚血瘀兼玄府闭合证。

（4）桃红四物汤也称加味四物汤，是《玉机微义》转引《医垒元戎》中的一首方剂。"桃红四物汤"方名始于见《医宗金鉴·妇科心法要诀》。其组成为：当归、熟地黄、川芎、白芍、桃仁、红花。方中以强劲的破血之品桃仁、红花为主，力主活血化瘀；以甘温之熟地黄、当归滋阴补肝，养血调经；芍药养血和营，以增补血之力；川芎活血行气、调畅气血，以助活血之功。

全方配伍得当，使瘀血祛、新血生、气机畅。该方以祛瘀为核心，辅以养血、行气，化瘀生新是其显著特点。

（5）《素问·五脏生成》说："血凝于肤者为痹。"肺主一身之气，调节全身的气机，血的运行亦有赖于肺气的敷布与调节；气为血之帅，肺可辅佐心主以调节和治理百脉气血的正常运行。肺脏通过其宣发、肃降功能，在肺气的推动下，把气血津液散布全身，以充养脏腑经络、肌肉皮毛。一旦肺气虚损，气不行血，血行涩滞，肌肤失养，即可出现皮痹。瘀血既是病理产物，又可阻碍气机运行，成为病理因素。故治疗皮痹应注重活血化瘀，同时注意宣肺行气在瘀阻治疗中的作用。

（6）皮痹为五体痹之一，肺痹为五脏痹之一，两者关系密切。《素问·宣明五气》曰："五脏所主……肺主皮。"《素问·阴阳应象大论》曰："西方生燥，燥生金，金生辛，辛生肺，肺生皮毛。"《症因脉治》甚至说："肺痹之症，即皮痹也。"清·徐镛《医学举要》也说："皮痹属肺。"说明两者有着密不可分的关系。五体与五脏有对应的相合关系，这种体与脏的相合，不仅表现在生理方面相互促进，还表现在形体患病后对所合之脏的病理传化。因此，两者虽然是两种痹病，但也可看作同一疾病发展的不同阶段：皮痹为早期阶段，肺痹为晚期阶段。皮痹进一步发展可为肺痹。如《素问·痹论》所说："皮痹不已，复感于邪，内舍于肺。"因此，肺痹是在皮痹的基础上发病的，两者不是各自独立、互不相干的疾病，可以认为是同一疾病发展的两个阶段。皮痹致肺痹可视为系统性硬皮病累及于肺及消化道的表现，未出现呼吸困难时为皮痹，出现呼吸困难时为肺痹。

（7）营行脉中，卫行脉外，阴阳相贯，气血调畅，濡养四肢百骸、脏腑经络。营卫调和，则卫外御邪；营卫不和，则邪气乘虚而入。故营卫不和是风湿病发病的重要原因之一。《素问·痹论》云："病久入深，荣卫之行涩，经络时疏，故不痛；皮肤不营，故为不仁。"《伤寒论·平脉法》曰："寸口脉微而涩，微者卫气不行，涩者荣气不逮，荣卫不能相将，三焦无所仰，身体痹不仁。"《诸病源候论·风不仁候》曰："风不仁者，由荣气虚，卫气实，风寒入于肌肉，使血气行不宣流。其状，搔之皮肤如隔衣是也。"《类证治裁·痹证论治》亦云："诸痹……良由营卫先虚，腠理不密，风寒湿乘虚内袭。正气为邪气所阻，不能宣行，因而留滞，气血凝涩，久而成痹。"营卫之气在表，故皮痹初起，表现有寒热症状和肢节疼痛时，多认为是邪伤营卫所致；调和营卫、开泄腠理也是治疗皮痹的重要方法之一。

（8）皮痹的传变途径有三：一为五体间传变，二为表里相传，三为由外向内传变。①五体间传变，即皮痹→肌痹。五体是人体由浅入深的五个不同层次和部位，传变也由外入内，由浅入深。如《儒门事亲》曰："皮痹不已，而成肉痹。"②向相合之脏传变，即皮痹→肺痹。五体与五脏有对应的相合关系，形体患病后可向所合之脏传变。如《素问·痹论》曰："五脏皆有合，病久而不去者，内舍于其合也。故……皮痹不已，复感于邪，内舍于肺。"《诸病源候论》曰："皮痹不已，又遇邪者，则移入于肺。"《圣济总录》曰："皮痹不已，复感于邪，内舍于肺，是为肺痹。"③向脏腑痹传变，即皮痹→肺痹、肠痹等。五体痹日久不愈，逐步发展，则自外向内传变，而成脏腑痹。即《素问·痹论》所说："诸痹不已，亦益内也。"此处所言"诸痹"，当指皮痹等五痹；所言之"内"，当指五脏六腑。五体之痹，病久而不去，各以其时复感于邪，内舍五脏，可为多脏痹。如皮痹除易向肺痹发展外，还可累及多个脏器，形成多种脏痹；若因"风寒湿气中其俞，而食饮应之，循俞而入，各舍其腑"，则为六腑之痹。

【学习小结】

本节学习了皮痹病的基本概念及毛德西教授对本病的认识和选方用药特点。通过病例分析，进一步明确了毛德西教授辨治皮痹病以辨证论治为基础，注重活血、养血、开启腠理的治疗方法，体现了毛德西教授治疗疾病的原则性与灵活性。本病是感邪、正虚两方面因素综合作用的结果，辨证时应分清正虚邪实的轻重缓急，治疗上应有所取舍。

【课后拓展】

1.了解皮痹的特点及与其他痹病的关系。

2. 了解皮痹病的医学源流及相关医家对本病的认识。

3. 了解西医学对硬皮病的研究现状。

4. 参考阅读：中医古籍《素问·痹论》《诸病源候论》《类证治裁》。

第七节　燥　证

燥证是感受燥邪或机体津液亏损，以口、鼻、眼干燥，舌红乏津、唇红干裂、皮肤干燥，甚至肌肤甲错、毛发干枯为特征的病证。

本病相当于西医学的干燥综合征。

【辨治思路】

燥证的产生可因外感时邪，耗液伤津，或素体虚弱，肝肾亏虚，或七情所伤，暗耗津液，或瘀血内停，津液敷布失常，或热伤阴津，阴血亏耗，或痰湿内阻，津液敷布失常等，最终导致津液生成不足、消耗过度，或输布失调，机体失于濡养而成。久则痰瘀阻络，燥、毒、瘀互结致病，而致本病缠绵难愈。其主要致病因素为燥邪，瘀血、痰浊、毒邪是促进疾病发展及导致疾病迁延不愈的重要病理因素，而气血阴阳失衡、脏腑功能失调是本病发生的病理基础。治疗上扶正当以养阴益气为主，祛邪当以润燥化瘀解毒为先。

毛德西教授认为，燥证主要表现为少津、干燥症状，可以是机体本身津液不足，也可以是气虚、血瘀、痰湿等因素使津液输布失常所致。肾阴为一身阴液之根本，肝肾同源，因此，肝肾阴亏在本病发病中占有重要地位。其临床表现虽相似，但仍需细分病因，究其病机，查找本源，方能达到治疗效果。本证可单纯表现为虚证、实证，但更多的是虚实夹杂。临床治疗时，阴亏津伤者不可过于滋腻，益气、活血、化湿等不可伤津，终归要达机体上下内外得阴血滋润濡养，则疾病自除。

【典型医案】

病例 秦某，男，50 岁。2007 年 5 月 9 日就诊。

［主诉］口、咽、眼、鼻干燥半年余。

［病史］患者半年前出现口、咽、眼、鼻干燥，伴见手指关节与肩关节疼痛。在本省某医院诊为"干燥综合征"，中西药治疗效果不佳。

［现症］口、咽、眼、鼻干燥，手指关节与肩关节疼痛，并见腰膝酸软，两目干涩而羞明，耳鸣，皮肤干燥，大便干结。舌质红，苔薄白少津而呈花剥样，脉沉细。RF 阳性，ESR 23mm/h。

问题

（1）燥邪的特点及致病表现是什么？

（2）本证为津液生成、输布障碍所致，主要与何脏关系密切？

（3）分析干燥综合征的临床表现与各脏腑的关系。

（4）本患者应辨为何种证型？

［治疗过程］

初诊方药：熟地黄 15g，山萸肉 15g，怀山药 30g，女贞子 15g，旱莲草 15g，玄参 15g，北沙参 15g，生白术 30g，决明子 30g，秦艽 12g，威灵仙 15g，生甘草 10g。水煎服。

二诊：5 月 17 日。服用 8 剂，患者大便通畅，面部清窍干燥减轻，余症未减，舌脉如故。上方去决明子，加杭菊花 15g，金石斛 10g。

三诊：5 月 28 日。继续服用 10 剂，患者两目干涩羞明好转，舌苔津液增多，花剥处略有苔生，关节疼痛未减。上方加四藤饮（忍冬藤、鸡血藤、海风藤、络石藤各 15g）。

四诊：6 月 7 日。继服 10 剂，患者诸关节疼痛有所缓解，其他"干燥"症状已有明显减轻，唯疼痛显得突出。将上方改进之，处方：忍冬藤 30g，鸡血藤 15g，海风藤 15g，络石藤 15g，秦艽 15g，威灵仙 15g，穿山龙 30g，赤芍 15g，丹参 30g，牡丹皮 15g，地骨皮 15g，生甘草 10g。水煎服。

五诊：6 月 18 日。上方服用 10 剂，患者关节疼痛有明显减轻，活动亦感灵便。RF 呈弱阳性，ESR 16mm/h。继服 10 剂，以冀巩固。

六诊：6 月 28 日。患者诸恙均安，唯时感口咽干燥。嘱服麦味地黄丸（浓缩丸），每次 10 粒，每日 3 次，以增液润燥。

问题

（5）简述六味地黄丸的组成、出处并进行方义分析。

（6）试对本患者的辨证治疗思路进行分析。

（7）本病虚证治疗以"甘寒滋润"为主，试从方药等方面进行论述。

（8）试述血瘀与本病的关系。

【问题解析】

（1）燥是秋天的主气，燥邪伤人多见于气候干燥的秋季，故又称秋燥。燥邪多从口鼻而入，其病常从肺卫开始。燥邪致病，易伤津液，表现为体表肌肤和体内脏腑缺乏津液、干枯不润，如口鼻干燥、皮肤干燥皲裂等。肺为娇脏，外合皮毛，外感燥邪，最易伤肺，而致干咳少痰、口鼻干燥等症。

（2）《素问·经脉别论》云："饮入于胃，游溢精气，上输于脾；脾气散精，上归于肺；通调水道，下输膀胱。水精四布，五经并行。"可见，津液的生成、输布与肺、脾、肾三脏均密切相关；而肝主疏泄，能调畅全身气机，促进血液和津液的运行输布，故燥证常由脾、肝、肾、肺四脏为病。涎为脾之液，泪为肝之液，唾为肾之液，故本病所表现的口眼干燥与脾、肝、肾三脏密切相关。

（3）干燥综合征为慢性且累及多系统的病症，迁延日久可致多脏受损，导致诸脏腑气血阴津亏虚。肺为"水之上源"，肺的功能直接影响津液的敷布和扩散，津液输布障碍，诸脏腑及关节失其濡润，常见鼻咽干燥、干咳、皮肤干燥等；脾为后天之本、生化之源，津液的运行、代谢与脾的功能尤为密切，人体的一切营养成分、精微物质均需胃的受纳、脾的运化来完成。脾虚失运，津液上承受限，可见口干舌燥、舌红绛、无唾液等；脾与胃互为表里，脾为胃行其津液，胃燥则食道、胃肠道津液缺乏，吞咽不顺等；肝主疏泄，主藏血，开窍于目，肝阴不足，目失濡润，则眼干涩、泪少甚至无泪；肾为先天之本，肾之真阴乃生命之源，各脏腑之阴均赖于肾阴滋生濡养。肾主骨，肾阴亏，可见各脏腑及四肢百骸、五官九窍缺津的表现。

（4）患者口、咽、眼、鼻干燥，舌红少津，为阴虚内燥的表现；腰膝酸软、两目干涩，为肝肾亏虚的症状；久病入络，血脉瘀阻，则关节疼痛。综合分析，应辨证为肝肾亏虚，阴损腑燥，血脉不畅。

（5）六味地黄丸出自宋·钱乙《小儿药证直诀》卷下"地黄丸"方，系删减张仲景《金匮要略》肾气丸方中的附子与桂枝而成。其组成为熟地黄八钱，山萸肉、干山药各四钱，泽泻、牡丹皮、白茯苓（去皮）各三钱。该方具有滋补肾阴的作用，适用于肾虚所致头晕耳鸣、腰膝酸软、消渴、遗精等症。方中重用熟地黄滋阴补肾，填精益髓，为君药。山萸肉补养肝肾，并能涩精；山药补益脾阴，亦能固精，共为臣药。三药相配，滋养肝脾肾，称为"三补"。但熟地黄的用量是山萸肉、山药两味之和，故以补肾阴为主，补其不足以治本。配伍泽泻利湿泄浊，并防熟地黄之滋腻恋邪；牡丹皮清泻相火，并制山萸肉之温涩；茯苓淡渗脾湿，并助山药之健运。三药称为"三泻"，渗湿浊，清虚热，平其偏胜以治标，均为佐药。六味合用，三补三泻，其中"补药"用量重于"泻药"，是以补为主；肝脾肾三阴并补，以补肾阴为主。

（6）本例阴虚血燥明显，另有血脉不通之征。初用六味地黄合二至丸为主方，以期增液润燥。干燥症好转后，加入"四藤饮"（毛德西教授经验方），目的仍然不离润燥，但加重了祛风之力。或问，何不用羌活、独活或川乌、草乌祛风？这是因为前者祛风而不润燥，后者更有伤阴耗血之弊。后阶段的治疗改为四藤汤为主，并加用凉血活血的赤芍、牡丹皮，养血活血的丹参，以及清内热的地骨皮，除风止痛的秦艽、威灵仙。

（7）本病主要病机为肝肾阴虚、燥热内生，此属虚热、虚火，临床用药不宜苦寒直折。应将"甘寒滋润"具体落实在所涉及的肺、胃、肝、肾之脏；

常用益胃汤、玉女煎、一贯煎、杞菊地黄丸、沙参麦冬汤、百合固金汤等方剂；药物选用麦冬、沙参、生地黄、玉竹、生石膏、石斛、枸杞子、女贞子、菊花、山萸肉、牡丹皮、旱莲草、桑叶、天花粉、贝母等。养肺生津常用沙参、麦冬、玉竹、黄精、天花粉等。沙参味甘淡而性寒，既养阴又清肺；麦冬性寒味甘微苦，除养阴润肺外，尚可泻肺中之伏火，清胃中之邪热，对肺燥兼胃热者尤宜；玉竹、黄精质润，补养肺脾之阴，且补而不腻，对阴伤兼脾虚者尤佳。滋补肝肾每用地黄、山萸肉、何首乌、枸杞子、玄参等。地黄性味甘寒，滋阴增液；山萸肉、何首乌补肝肾而涩精气；枸杞子滋肾润肺而明目，常用于本病目干明显者；玄参苦咸而凉，清金补水，最宜于本病肾虚兼肺燥较盛者。

（8）津血同源，互生互化。津亏则血虚，血瘀则津枯。津枯血虚，脏腑失之滋养，五官九窍、四肢百骸失其濡润，故燥象丛生。《金匮要略》说："病人胸满，唇痿舌青，口燥，但欲嗽水不欲咽，无寒热，脉微大来迟，腹不满，其人言我满，为有瘀血。"最早提出了瘀血致燥的发病机制。《血证论》在论述瘀血致燥的病机时说："有瘀血，则气为血阻，不得上升，水津因不得随气上升。"说明瘀血内停致气机受阻、水津不布是瘀血致燥的病理所在。反之，燥证的形成也促使瘀血的产生。叶天士《临证指南医案》中言："燥邪延绵日久，病必入血分。"燥邪伤阴日久，煎熬津液，逐渐导致气血亏少干涸，津液枯竭。血液涩滞重浊，加上气虚无以运血，则瘀血内生。血虚、血瘀致营血不能濡养口、目、肌肤、脏腑，更加重干燥，可见口渴不欲饮，口唇甚则手指青紫，皮肤缺乏弹性。瘀血作为一种病理产物和继发性致病因素，在燥证的发生、发展过程中具有重要临床意义。血瘀致燥宜采用活血化瘀之法。《医学入门》云："盖燥则血涩而气液为之凝滞，润则血旺而气液为之流通。"所以活血化瘀也是燥证的主要治法之一。

【学习小结】

本节重点学习了燥证的基本概念及毛德西教授对其病因病机的认识。毛德西教授尤其重视补益肝肾、滋养阴血在燥证辨治中的作用，选方用药滋而不腻，同时注重不耗伤阴血。通过病例分析，进一步明确了毛德西教授在辨治燥证方面的思路及理法方药的选择特点，突出了滋润、宣通的治疗理念及随症灵活变通的中医特色。

【课后拓展】

1. 了解燥证的致病因素及病机特点。
2. 了解西医学对干燥综合征的研究现状。
3. 深入理解肺、脾、肝、肾在本病发病中的地位。
4. 掌握血瘀、痰湿在本病发病中的作用。
5. 学习金元四大家及中医古籍《医学正传》《辨证录》等对燥证的认识。

第八节　面　痛

面痛指面颊抽掣疼痛，是一种阵发性、短暂而剧烈的疼痛，多发于一侧面部，呈突发性、反复性及顽固性等特点。本病多为风寒、风热客于面部经脉，或肝胆胃热上冲所致。

本病类似于西医学的三叉神经痛等疾病。

【辨治思路】

面痛常见的病因病机有外感风寒、风热之邪，或情志化火，上扰清窍，或阴液耗伤，肝阳上亢，或阳明火热，上攻清窍，或痰火上攻，或脾虚、肝肾不足清窍失养，或瘀血阻络等。总体分为虚实两类，初病多因邪气太过，久病则多正气亏虚，或虚实夹杂。治疗当分清虚实，掌握扶正祛邪的先后。

毛德西教授认为，面痛多突然发作，与风邪性质相似；病情多缠绵不愈，有久病入络、久病血瘀的特点。故风邪入络、脉络瘀阻为其基本特点。临床辨证首先分清虚实寒热；治疗上主张祛风、活血、通络之法贯穿始终，在辨证的基础上均可酌情应用祛风、活血、通络药物，达到祛邪、散邪、止痛的效果。常用药物有白芥子、白附子、白芷、全蝎、芍药、麻黄等。

【典型医案】

病例　于某，男，37 岁。1998 年 5 月 26 日就诊。

[主诉] 右侧面痛 3 年余。

[病史] 3 年前患者右侧颊部并及右上齿连及右眼剧痛，痛如电击，发作无定时。发作时寒温不适，影响吃饭、说话与表情。曾用针灸、药物注射、外敷贴剂及维生素、中药汤剂等，均无显著效果。在多家医院均诊为"三叉神经痛（第 1、2 支）"。近 1 个月来，发作频繁，每日发作 1 次或数次，说话困难，张口痛甚，伴有面肌抽搐。

[现症] 表情痛苦，右侧面颊疼痛，连及右眼，患部有凉风吹样感，时有流涎。舌苔薄白而滑润，脉象细弦。

问题

（1）试分析本患者的病因。

（2）从三叉神经分布来看，本病发病与哪些经络有关？

（3）本病致病的外邪因素中，哪些最为重要？

（4）内伤致病因素中，与哪些脏腑关系较大？

[治疗过程]

初诊方药：方取麻黄细辛附子汤加味。处方：生麻黄 6g，炮附子 6g，细辛 3g，白附子 10g，全蝎 6g，炒白芥子 10g，白芷 10g，生甘草 10g。水煎服。

二诊：6 月 2 日。上方服 7 剂，患者疼痛发作明显减少，一日或两日发作 1 次，但右面颊仍感拘急不舒，张口不利。上方加蜈蚣 3 条，研末，分 2 次冲服。

三诊：6 月 17 日。上方继服 14 剂，患者疼痛消失。改用散剂，以巩固疗效。处方：生麻黄 30g，炮附子 15g，细辛 15g，白附子 30g，全蝎 30g，白芷

30g，生甘草 30g。共研细末，每次 3g，每日 3 次，温开水送服。

半年后随访，患者病未复发。

问题

（5）麻黄附子细辛汤在本病治疗中有何意义？

（6）祛风通络药物在本病治疗中有何意义？

（7）对于本病的治疗，应注意哪些方面？

（8）本病的外治方法有哪些？

【问题解析】

（1）患者舌苔白滑而润，多为寒邪或寒湿；结合疼痛剧烈，有凉风吹样感，当为风寒痹阻经络所致。

（2）三叉神经的眼支在眶上切迹，上颌支在上唇、鼻翼外侧，下颌支在下唇和舌侧缘。发病时，耳部周围亦有疼痛。从经络循行路线来看，三焦手少阳之脉，"其支者，从膻中上出缺盆，上项，系耳后，直上出耳上角，以屈下颊至；其支者，从耳后入耳中，出走耳前，过客主人前，交颊，至目锐眦"。胆足少阳之脉，"起于目锐眦，上抵头角，下耳后，循颈，行手少阳之前，至肩上，却交出手少阳之后，入缺盆；其支者，从耳后入耳中，出走耳前，至目锐眦后；其支者，别锐眦，下大迎，合于手少阳，抵于颐，下加颊车"。胃足阳明之脉，"起于鼻之交頞中，旁约太阳之脉，下循鼻外，入上齿中，还出夹口，环唇，下交承浆，却循颐后下廉，出大迎，循颊车，上耳前，过客主人，循发际，至额颅"。其临床表现部位与手、足少阳经及足阳明经在头面部的循行分布有着极为密切的关系。

（3）外邪因素中，与风、寒、火邪关系最为密切。因头居最高，风为阳邪，易袭阳位，易犯头面；寒邪阴凝，易致气血痹阻；火邪上炎，也常累及头面。

（4）内伤致病因素多与情志不遂、阳明燥热等有关。情志不遂，肝失条达，肝郁化火，肝火上扰头面，灼伤经络，则见头面疼痛；阳明燥热，循经上扰，亦可见头面疼痛。情志不遂，致气滞血瘀；或病久入络，亦可见有瘀象。故与肝胆、胃关系较为密切。

（5）麻黄附子细辛汤主治素体阳虚，外感风寒，为辛温入络之代表方剂。方中三味药均为辛温之品，其中麻黄走表，细辛走里，附子温通十二经。全方具有宣透、散结、温通之效，特别适合本病风寒客于经络不散之病机。

（6）本病的病因病机在于风夹寒、火、痰诸邪气客于三阳经络，气滞血凝，痰阻血瘀，阻遏经络，清阳不得舒展，导致"不通则痛"。风、火、寒、痰瘀结为患，是该病主要的病理关键所在，故祛风通络法在本病治疗中有重要地位。祛风通络药物最善走窜，易剔邪搜络、祛风止痛，善治顽疾、痛疾，常用药物如全蝎、蜈蚣、白芥子、白附子、白芷等。

（7）对于本病的治疗，主要是分清扶正、祛邪的关系。外邪中以风邪为主，可兼夹寒、热、湿等邪合而发病，故祛风的同时应兼顾散寒、清热、泻火、化湿等不同情况；内邪以火邪为主，主要为肝火、胃火上炎所致，应区分脏腑部位；瘀血阻络在本病中有重要地位，应注意活血通络止痛药物的应用；对于久病者，应注意养血柔经，不可过用辛燥药物，以防耗伤阴血，虚风内动。

（8）临床报道有应用针刺、电针、放血、刺络拔罐、药物涂抹、膏药贴敷、药膏点眼、药物热熨、药物搐鼻、药物熏耳、药物敷脐、药物足浴、药枕疗法等治疗本病者。最常用的是针刺疗法，常取合谷、内庭透涌泉为主穴。三叉神经眼支疼痛者，可加选太阳、攒竹、阳白、眉中、鱼腰、大冲等；上颌支疼痛者，加下关、四白；下颌支疼痛者，加颊车、承浆、下颌穴等。根据病情运用适当的手法，留针 20～30 分钟，1～2 天治疗 1 次。

【学习小结】

本节学习了面痛的基本概念、病因病机和临床治疗。毛德西教授对面痛的认识及用药有独到之处，尤其注重祛风、通络、活血药物在本病治疗中的重要地位。通过实例诊治，体现了毛德西教授采用祛风、温通法诊治本病的思路和用药特色。其临证注重区分寒、热、虚、瘀之不同,针对主证,用药精简,而效如桴鼓。

【课后拓展】

1. 了解面痛的致病因素及病机特点。

2. 学习十二经络中循行于头面部者。

3. 查阅学习三叉神经痛的西医学相关知识。

4. 了解活血通络在本病治疗中的作用。

5. 查阅近现代名老中医对三叉神经痛的认识及治疗经验。